W0333050

luftschacht

Kopjas Zwillingsbruder Jakop sprüht Aggressionen wie ein junger Vulkan. Als der Sechsjährige wie vom Erdboden verschluckt ist, muss der zarte, heitere Kopja die Lücke füllen. Über Jahre übt er ein Glaubensbekenntnis der Bruderliebe ein, formt den Verschollenen zur Religion, zur Mythologie und bekämpft toxische Übergriffe der Familie, der Mitschüler und der Gesellschaftsbilder auf sich als nicht-binären Körper in einem provinziellen Deutschland, in dem es vor unterschwelligen Ressentiments, Erniedrigungen und Körperfeindlichkeit wimmelt. Aber Kopja bleibt voller Hoffnung. Nachdem er von zu Hause ausreißt, stößt er auf eine heiße Spur: Wurde Jakop damals entführt? Die Suche nach dem Bruder beginnt. Queere Liebschaften, neue Freunde und eine vergessene Schwester reißen Kopja dabei in einen schrillen Sog, Antworten zu finden auf die Zweifel an Körper, Geschlecht und Sexualität, in der Männlichkeit stets eine Selbstausbeutung einfordert. Bis er sich in einem entblößenden TV-Casting wiederfindet, um diesen Vulkan in sich und auch seinen Bruder ein für alle Mal zur Ruhe zu bringen, während eine Naturkatastrophe alle bisherigen Siege erneut aufs Spiel setzt.

JCHJ V. DUSSEL, * 1988 in Niedersachsen, ist Autorj, Musikerj und Performance-Künstlerj. Jchj studierte in Braunschweig und Istanbul Film/Video, Performance, Malerei und Freies Schreiben. Diverse Veröffentlichungen in Literaturzeitschriften. J gründete mit Moritz Sauer das Performance-Kollektiv BR*OTHER ISSUES. Js Text *DARK ROOM* wurde 2019 am Schauspiel Hannover uraufgeführt und 2021 am Maxim Gorki Theater Berlin in überarbeiteter Form als Stream verfilmt. J war 2018–21 Mitherausgeber*in der Literaturzeitschrift Glitter und ist aktuell Stipendiat*in des Instituts für Digitaldramatik am Nationaltheater Mannheim.

Aus dem schlafenden Vulkan ausbrechen ist Jchj V. Dussels Romandebüt.

Jchj V. Dussel

AUS DEM SCHLAFENDEN VULKAN AUSBRECHEN

ROMAN

Luftschacht Verlag

© Luftschacht Verlag – Wien
luftschacht.com

Alle Rechte vorbehalten.

1. Auflage 2022

Umschlaggestaltung: Matthias Kronfuss studio | *matthiaskronfuss.at*
Umschlagbild: © Filip Henin | *filiphenin.com*
„Ocean drift“, 2020, Acryl und Öl auf Leinwand, 150×190 cm.
Lektorat: Teresa Profanter
Satz: Paul Frenzel
Gesetzt aus der Noe, der Metric, der Avenir, der BonaNova und der Menlo.
Druck und Herstellung: Finidr s.r.o.
Papier: Munken Print Cream 90 g/m^2, Surbalin glatt 115 g/m^2, Geltex 115 g/m^2.
ISBN: 978-3-903422-00-1
ISBN E-Book: 978-3-903422-01-8

FSC www.fsc.org
MIX
Papier aus verantwortungsvollen Quellen
FSC® C014138

Laufen die Kameras? Gut.

*Dies ist die Geschichte, wie ich meinen Zwillingsbruder aus Versehen … umbrachte, mich … aus Versehen … in ihn verliebte, als ich ihn Jahre später wiedertraf … Ja, wiedertraf! Und wie meine Freund*innen und ich während einer Naturkatastrophe erst herausfanden, was es bedeutet, ein echter Mann zu sein … Und warum die große Liebe mir selbst da wieder durch die Lappen ging … Also, die Story beginnt zunächst etwas toxisch, aber rasant, männlich eben, sind Sie bereit dafür? Ich bin es.*

Let's go …

TEIL I

MITLEID MIT DEM GIFT DER DEUTSCHEN MÄNNLICHKEIT

„Cause if you like the way you look that much
Oh, baby, you should go and love yourself"

– Justin Bieber

Ich glaube

„Fang an“, schnauzte Jakop, nur weil ich ihn berührt hatte.

Danach mordete er weiter und wurschtelte durch die Kiesel einer braunen Finsternis vor uns. Wir jäteten Unkraut. Seine immense Muskelkraft hypnotisierte mich. Jakop war ja krass und ich als Normalo musste das schlucken – seinen Anblick quasi aufessen, mit bloßen Händen fingernd verinnerlichen, fanatisch meine Nägel abbrechen an diesem Ausblick auf einen ackernden, besseren Bruder, ihn ganz in mich hineinschlingen, damit ich ein Schlingel wurde wie er.

„Nicht anfassen!“ Jakop schlug mich von seinem gejäteten Unkraut weg.

„Mach deinen eigenen Mist“, kläffte er. Wir waren sechs Jahre alt und mein Bruder Jakop reflektierte bereits alles, was die weiße deutsche Gesellschaft im Dorf von einem Menschen mit Penis erwartete. Ich daneben wirkte phlegmatisch und dachte, ich sei ohne meinen Bruder an nichts selbst beteiligt. Jakop war blond und blauäugig, ich rothaarig und zart. Folgerichtig sah ich nur nach etwas aus, wenn er völlig neben mir stand und sein Schlaglicht in mich reinboxte. Obendrein war unser Heimatort Witterse ein trostloses Loch, in dem es eine extreme Menschenenergie wie seine benötigte, um den täglich gräuelnden Landfrust wie einen inneren Dämon unter Wasser zu halten. Jakop lieferte diese magnetische Energie. Nicht aufgrund seines biederen, großkotzigen Herzumfangs. Nein. Er polarisierte durch aggressives Temperament, durch sein Aussehen, seine makellose Wertoberfläche. Ein winziger, gelbköpfiger Heldenprinz war er. Ein Generator. Und ich sein Zwilling, was heißt, dass ich zwar wusste, wie Jakop aussah, aber unter sehnsuchtsvollem Druck stand, immer wieder und immer genauer hinzusehen, weil er der Vollkommenere von uns beiden war. Ich musste ihn immer so sehr und so täglich als so viel besser ansehen, sah ihn auch deshalb an wie eine Lösung, einen Sinn, weil, so wie er, so nämlich sollte auch ich sein. Genau das strahlte er auf mich aus. Außerdem sagten es die Leute im Dorf und meine Eltern zu mir, wenn ich neben ihm rumfleckte wie so'n Fleck neben einem schönen, kleinen Reinheitsgebot. Hätte er den Leuten ins Gesicht gepisst – bedankt hätten die sich und drei Wochen lang nicht gewaschen. Die liebten, dass seine Haare sittlich und geschwollen glommen wie echtes völkisches Hortgold verdammt, und hofften, dass es auf sie überging. Seine Haut umspannte ihn so weißrosig, dass der Anblick mich schmerzte vor Schneefraß in den Augen. Ich war blind vor Überzeugung. Ahnte damals noch nicht, dass er nicht perfekt, nicht heilig sein konnte. Ahnte nicht, dass er nicht heilsam war, dass es Heiliges als solches nicht gab. Dass, wenn in der Bibel von Gott die Rede war, der Himmelfeste und Erdumfang zur Beschäftigung für nach oben oder unten zeigende Schäfte erschaffen hatte, dass das erstens nicht heilig und daraus folgend Jakop kein Göttlicher sein konnte. Ahnte ich alles nicht. Ich glaubte ihn an der Haut und den Haaren. Mein Brudi, ein Vordruck, dem ich immer nachdruckste. So musste Mann sein.

„Das macht Mann so", sagte Jakop immer. Sagten auch Leute im Dorf zu allem, was er eben so machte: So macht Mann das. Und aufgrund eines Geschlechtsorgans zwischen meinen Beinen musste auch ich darstellen, was „Mann" hieß – rassiger Herr sein, also mit Ketten rasselnder, bleichgesichtiger Herrscher werden oder so'n Kram. Ich musste das erst noch lernen – er war es bereits beim Unkrautjäten an jenem Tag, als alles anfing und seine giftige Wendung nahm.

Jakop war Mann, mänschlich, manisch, mannigfaltig und ich hatte diesen Sechsjährigen beim Malochen berührt, upsi, um mir mit dem Messer eine Scheibe oder Locke von diesem rabiaten Rübezahl abzuschneidern.

Da mischte sich plötzlich Mama in unser beider Ohrenbetäubung ein und bat uns, bittenderweise, doch sauber zu arbeiten, so was wie: Entwurzelt da das Unkraut, da, und die Schnecken macht mir auch tot! Jeder Halm hier, jeder, muss auf gemäßigte Tiefe gestutzt werden. Papa holt gleich den Rasenmäher.

Sie legte die durchblätterte Bibel hin und nahm ihre Häkelmasche wieder auf. Sie hatte immer studieren wollen, jetzt war sie zum zweiten Mal schwanger. Währenddessen glänzte der von ihr heraufbeschworene Zweit-Elter mit Abwesenheit, schaute sich noch schnell die gärtnerische Inspiration vom Sportrasen im Fernsehapparat ab.

In ihrem Buch der Bücher fingerte unsere Mutter – Magda von Tann zu Ficht – guter Hoffnung nach Namen für das baldige Geschwisterchen. Einige Wochen zuvor hatte sie uns noch die Leviten aus dem dicken Schinken gelesen, nun, seit alles von ihrem schwangeren Bauch abhing, lag dieses Buch ihr etwas verschlossener zwar am Herzen, aber trotzdem immer total daneben. Das Gebibel veränderte die Luft in einem Menschen nämlich von saurer Stofflichkeit zu verheißungsvollem Odem, Geschenk Gottes und so weiter. Dabei atmeten selbst folgsame Lämmer des Herrn so was wie Abgase und Fürze in sich ein. Also echt. Als Mutter zweier sogenannter Männer in spe stand Magda jedenfalls über den Dingen, zu denen man auch ihre Kinder rechnete, und mal ehrlich, selbst mit Pullermann zählen Kids nicht mehr als Erwachsene, sind nur halbe Wesen, solange sie keine potenten Männerlenden hin und her schwenken.

Einer von diesen halbgaren, latenten Lakaien war augenscheinlich wütend auf seine „MenschMama!", denn erst hatte sie ihn, Jakop, am meisten geliebt, dann die versöhnliche Kirche, samt Glockenturm des Vaters, wieder in ihr „Dorf" reingelassen und bums. Schwanger. An jenem Sonntag hatte Magda uns wie als Entschuldigung Liebesknochen rausgestellt, dieses Spritzgebäck, quasi als ihr siebentes Rippchen serviert, süße Liebe, damit man sich um ihre Gärten kümmerte. Jakop warf mir den angeknabberten, vollgesabberten Puddingmops in den Nacken, „Warum ist die so fett?!" Oh, Boy. Wenn es nur einen Gott gab in der Welt und wenn Familie diese Welt beschrieb, so musste er, Jakop, unser Gott sein. Ein Gott, der sich allwissend nannte und dann doch überrascht war von dem Firlefanz, den die Leute um ihn herum trieben. Dennoch musste er der sein, der mächtig wirkte, und strafte und entschied über Schwester oder Nicht-Geschwister, über Himmel und Erde. Stattdessen aber hatte die Mutter dieses Gottes entschieden. Und ihn zur Gartenarbeit in ein langsam, aber sicher faulendes Paradies verknackt. Ich beleidete und bemitneidete Magda um seine immergeile Aufmerksamkeit. Für sie machte er sich die Hände schmutzig. Aber Magda hatte keine Zeit dafür. Ich schon. Über menschliche Verhältnisse braucht man mehr vielleicht gar nicht berichten. Für seine ihm bisher eigene MutterGottes, kurz MG, entwurzelte er in einem vergeblichen Schrei nach Aufmerksamkeit blindlings alles, was ihm zu viel in ihrem Paradiesgürtel war. Weder ein Schäufelchen noch eine Hacke verlangte er dafür von ihr, Nein!, er betätigte schon höchstselbst seine eigensten, unsterblichen Überreste. Das gewöhnliche Gras hatte er weit hinter sich gelassen. Regenwürmchen bohrten sich vor seiner abtropfenden Schnupfnase verschreckt in die tiefere Erde, aber Jakops Ellenbogen steckten beide senkrecht und mittendrin. Er machte keinen Halt. Und braun war die Erde, braun wie eine Finsternis, in die mit Segen von ihm hineingesargt wurde, während Magda auf der Veranda glühte wie ein Schmiedefeuer in der Esse.

ER gebarte sich näher. Weinerlich schmollte, huldigte, zerknautschte Jakop unter der Gewichtung, die er dieser MutterGottes gab, die ihm ein ratterndes MG-Feuerwerk der Gefühlskälte antat. Warum beachtete Magda ihn nicht?

„Magda!“ Aufmüpfig strampelnd zerfetzte er sich daran, an diese unsichtbare Mauer gestellt zu sein. Ich watete indessen durch die Minuten, albern, plattfüßig, versagte dabei, ihn aufzuheitern, aber verzagte nicht. Ich war mit einer merkwürdigen Freude geboren, mit der ich jedes „So macht Mann ...“ zwar hin-, aber nicht persönlich nahm.

„Guck mal, Jakop, ich hab einen Schokoladenbart!“

Die Bibel als Schiedsrichter hielt dabei stille, wie sie es immer tat, kurz bevor ein epochaler Krieg anbrach. Die MG-Munition traf. Peng. Zisch. Autschi. Mein Bruder fasste sich an die Brust. Ein romantischer Sprühwind kratzte durch beide Äuglein des Jakop und schnipste ihm glitzernd seine Jungentrauer aus den Winkeln, als drinnen der Ehemann der MG grölte: „TOOOOR!!“

Die Augäpfel Jakops leuchteten wie vor Radiolumineszenz berstende, mit Lava gefüllte Kristalle. Sein Haupthaar schimmerte weißblond, weil er ein geborener, bornierter Knabe war. Und ich versuchte, mich ihm aufs Neue mit dem Küchenmesser zu nähern, um mir selbst eine Schippe draufzulegen von ihm. Das sah er. Gott sieht alles. Hastig umschlang er den Spaten. Spaltete damit nur knapp an meinem Kopf vorbei, hinterließ einen Riss in der dünnen Luft und seine Stimme blutete daraus hervor, das könne sie nicht mit ihm machen, die Mama! ER, gebrochenes Männlein, rupfte unter dem schweren Fadenkreuz seiner Herzkrämpfe mir näher schlurfend jetzt all jene Gewächse, die noch wuchsen, als

Feinde aus Mutters feuchtem Beet. ER schielte bibbernd über die Schulter zum konkurrierenden Fötus, dem heiligen Spirit, der vollends seine Magda ausgestopft hatte. Jakop schälte sich gebeugt dunklen Grünschleim plus Fasern unter den Fingernägeln hervor, die unsere Mutter ihm und uns zu schneiden nun andauernd vergaß. ER warf dramatisch, wie nur ein sich selbst behauptender Kindskopf es kann, die leblosen Landsträucher in ein krass hervorgefertigtes, tiefschwarzes Loch. Planlos und blödelnd tat ich weiterhin Gestrüpp auf die Karre, hihi, hach, schubidu, um irgendwie seine Show zu relativieren.

„Guck ma, hab 'nen Clown gefrühstückt!", zeigte ich Schoßhund ihm den zerkauten Knochen Liebe auf meiner Zunge, als wollte ich, dass er ihn von dort absaugt. Mich drückt.

Mordlüstern, übersät mit toten Pflanzen, glühend, verwahrloste Bruderjakop an womöglich solchem Emotionsstau: Wer hat Mamas arme Seele bloß verklumpt? Den Fokus ihrer Mutterliebe verstellt? Dieser reinen Frau in die Knospe geschraubt? Ihr mit einem Bienenstich das florale Motiv bestäubt und diese grotesk genabelte Monatshefe in der Wabe festgespeichelt? Jakop wusste alles nicht so genau, strengte sich merklich an, die Welt wieder zu meistern, ihr Herr zu werden, Herrgott noch mal, aber sie, die große, immer größer werdende Mutter, erhörte keinen seiner wimmernden Wünsche, als sie den Ruf zur liebesknöchernen Messlatte mit lang winkenden Worten wie Lanzen in seine perfekten Gehörgänge einstößelte: „Kein Süßkram heut, Jakop? Magst die Liebesknochen nicht? Schau mal, die Mama, so schwanger! Ist das nicht schön? Brüderchen, Schwesterchen", er konnte es nicht mehr hören, „ganz klein, ganz Baby, ganz süß, freust du dich schon?"

Sein Gesicht schrie wie eine Stimme: NEIN!

„Vorsichtig, gleich bewegt es sich, nicht so grob, Jakop! Hier, fühl mal, fass ruhig an, FÜHL MAL!“

Unlängst übersäten all seine Abfälle den äußersten Rand des Gartens. Selbst nackendicken Wurzeln schnipselte das Bübchen haargenau die Gurgel durch, als sei ein Wurz jemandes Atemwerkzeug, gerade als sich das Familienunglück Bahn brach, weil Magda der Dotter im Ei donnerte.

Eine Packung mogelte sich aus unserer Mutter Schmauchstelle hervor, zunächst tröpfchenweise. Sie vermutete den Vorgang nur, während Jakops Augen vor Sterbenswut zu platzen drohten. Denn zu allem Überfluss begann Magda ein Lied zur Beruhigung ihres Kugellagers zu singen. *Sein* Lied. Damit wählte sie die ganz falschen Strophen für ihren Unterleibskampf und entfächerte ein Brennen in Jakops Überlebenskrampf mit dem von ihm sonst so geliebten –

„Bruder Jakob, Bruder Jakob“

Viel interessanter als einen Bruder Jakop fand sie dann nämlich doch die unfassbare Gärung unter ihrem Busen, streichelte die Wände dieses reifenden Früchtchens, dieses bald namentlich heißenden Heißluftballons. Das waren doch Wehen gewesen, oder wehte der Wind? Kind, himmlisches, klemmt's etwa?

„Schläfst du noch, schläfst du noch?“

ER jedenfalls schlief nicht. ER flüsterte und bettnässte wie in Trance, sprühte Verachtung schäumend aus seinem Schandmaul heraus, „Mannooo“, sich an dieser beschissenen Schöpfung mit gutgemeinten Geschenken zu rächen.

„Hier die Blumen, Mama!“

Das Lied singend überhörte unsere MG aber sowohl ihn als auch das schiedsgerichtete Gejohle ihres Gatten beim zweiten „TOOOR!“

(Jakop und ich nannten den Vater lieber Förster, aber dazu später Mär. Der Typ stellte den Fernseher sowieso lauter, wenn Jakop rotierte. Fußballpublikum heulte unverständliche Anfeuerungsrufe so wie auch Förster unverkennbar „Ja, MACH IHN REIN“ grölte.)

Und Jakop heilte den Strauß schräg in die Luft wie ein Faschist: „Für dich hier die Blümchen!“ Wahnwitzig spie er Schnodder über schwellgekaute Lippen, biss sich närrisch in sich fest, wollte mal sehen, wen sie lieber mochte, ihn, blumigen Mann, oder das baldige Baby, wollte das offene Feuer der MG erwidern, wenn ihr Neuankömmling die Kampfansage nicht bald zurücknahm. Wozu hatte Magda ihn denn hergestellt, wenn er ihr jetzt nicht mehr gefiel? Gefiel er ihr nicht mehr?

„Muttiii? Oh Manno!“ Das gestattete er nicht. Niemals. Nein. „Bitteee, Mamaa!“

Knapp schaute die Überforderte ihm direkt vor die Füße, bloß ein Reflex. Das genügte. Darauf zerplatzten die zarten Knötchen in seinem Hirn. Jaulend raffte Jakop alle letzten lebenden Dinge nun komplett aus der verbliebenen Rasenaufschüttung, viel war ja nicht mehr übrig, außer mir und meinem Schokoladenvollbart. Das merkte auch Jakop. Er verlor völlig die Kontrolle über sich, schubste mich in die von Dornstrippen umdrahteten Bombeneinschläge, die er händisch ins Geblüm geprotzt hatte. Boxte mich. Schlug. Das war ein herrlicher Körperkontakt. Und ich, Ulknüdelchen, von Wonne benebelt, würde mich nun drei Wochen nicht waschen.

„Hörst du nicht die Glocken, hörst du nicht die Glocken?“

ER drückte meinen Kopf in die weich durchwurmte Braunerde, schlug seine Empörung mit der gerechten oder rechten Faust von oben nach. Sicher ist sicher, und „ICH WILL KEINE SCHWESTER“, hackte diese Bestie mit Handkante auf mich nieder, während unser Muttertier umstandsmodisch die neue kleine Kreatur in sich beschwor.

„Ding dang dong, ding dang dong"

Ihre Breitengrade reibend, setzte sie sich in Bewegung, sodentbrannt. Zu laut störte es mittlerweile von der Kinderarbeit zu ihr hinüber, diese Faxen hätten sie kirre gemacht, kreischte sie verzweifelt, noch ehe ihr die Hutschnur riss. Rief nach Hilfe, doch vom Fernseher nur Tribünengesänge. Fahrig gestikulierend verließ sie den Sessel, stieß ihn von sich, breitbeiniger als immer, kreißend. Es traf, wie es eintraf. Entkorkt parfümierte Magda die Sintflut aufs Unterholz, woraufhin Bruder Jakop mir den frisch enthobenen Garten mit einem ähnlichen Planschen in meine Schnute direkt hineinservierte, mich abrichtete, Kirchenglocken einläutete, ding!, ich hätte es gewusst, dang!, was für ein Verrat, dong!, sein eigen Fleisch und Gut! „ICH WILL DAS WEGHABEN, SCHEISSE", von schräg oben jätete er schräg auf mich herunter, dass ich Pflanzenleichen sogar in die HalsNasenOhren bekam, „DIESER FETTBAUCH, SCHEISSE", stopfte er rasend mehr Rasen hinzu, um noch schneller zu vollziehen: „SO! NICHT! MEHR!"

Jakop, sechs Jahre, wahrlich ein Richter. STIMME, oh, Gott in meinem Kopf. Und ich glaubte: So soll Mann sein.

Ich wollte alles daransetzen, mir die bereits erwähnte Scheibe von ihm abzuschneiden, ich wusste nur noch nicht wie. Aber ich würde es tun. Ich freute mich so darauf. Das Leben würde großartig werden, als eine Scheibe von Jakop!

*

Würmchens Geburtstag
erwischte uns auf dem falschen Fuß.

Vor allem den Förster überfiel der Einwurf eines neuen Familieninsassen so abrupt, wie ein TV-Testbildschirm in die Übertragung des WM-Halbfinales knallt, im Jahrhundertmatch Deutschland gegen Schießmichtot. Förster blieb das Herz stehen. Er fühlte sich zum ersten Mal seit unserer Geburt von der Reservebank der Liebe in ein lebendiges Zuspiel zurückgefordert.

Förster, das war natürlich unser Vater. Eigentlich hieß er Isaak von Tann zu Ficht. Förster war sein Mädchenname gewesen, den er für Magda von sich geworfen hatte, um geliebt zu werden und sozial aufzusteigen. Doch der Namenswechsel hatte das Gegenteil bewirkt, den Nachnamen einer Frau anzunehmen, was für ein Unding, Urning, Weichei, flüsterten die Leute im Dorf. Kein echter Mann. Und Magda hatte nur noch Augen für die Kinder gehabt danach, und seit sie den Traum vom Studium für ihn an den Haken gehängt hatte.

Konnte er sich jetzt also einmal beweisen? Fühlte sich so eine große Chance an, oder war er schlicht besoffen? Er schaute auf die sechs Flaschen Bier und wusste die Antwort. Nur was war die Frage gewesen?

Während an diesem 11. Mai 1997 unsere schnaufende Mutti auf einen Krankentransporter gehoben wurde, eilte Jakop hölzern zum weißgekleideten, weißhäutigen Krankenwägler hin. Die Mama habe sich in die Hose gemacht! Da passiere schon nix Schlimmes, ihr Mennekens, die kriege bloß das Baby, wiegelte Förster den kleinen Täter geniert vom Sanitäter ab. Die Türen des motorisierten Karrens schlossen zu und die MG wurde mit Lalülala weggefahren.

„So eine Scheiße, gerade heute!", zischte Förster, hin- und hergerissen zwischen Mattscheibe und Matriarchin.

„Scheiße scheiße", wiederholte Jakop. Das Spiel im Fernsehen schien Förster glatt das Wichtigere zu sein. Die sicherere Option. Laut seiner abendlich hörbaren Beschwerden, bezüglich den seiner Meinung nach zu selten stattfindenden Heimspielen auf der Liegewiese, war im Grunde ihm ja nichts wichtiger gewesen, als den Kreis der Familie mit einem weiteren Spielkreis potenziell aufs Spiel zu setzen. Zittrig griff er irgendeine Videokassette und schob sie in das Aufnahmegerät, um auch ja kein Spiel zu verpassen. Auf dieser „irgendeinen" VHS-Kassette mit der Aufschrift „Die Zwillinge" sollte Förster ein Jahr später das dusslige Fußballspiel sehen und heulend die Mattscheibe verprügeln, doch in diesem Moment fiel es nicht ins Gewicht. Da eine neue Geburt vor der Tür stand, konnte die alte mit Fußtritten und Kickern überspielt werden.

Die körnigen Aufnahmen davon, wie Jakops Hand schon rauslugte, sie an unseren zappelnden, schleimigen Körper zogen, mich zuerst rausgepflückt, umwickelt und JUNGE notiert hatten. Elf Minuten Altersunterschied. Als die Uhr zwölf geschlagen hatte, kam das zweite BÜRSCHCHEN durchgeschleust. Mit sofortiger Tobsucht forderte dieses welke Zärtelchen seine Liebe vom zermarterten Gehäuse, das nun, dank ihm, eine Mutter geworden war. Glückwunsch! Was für ein Schöner, notierte jemand und: JUNGE. Jakops Faust hatte als Erstes die Welt erblickt und unsere baldige Schwester lief nun Gefahr, ebendiese Faust anzulocken. Laufend lief man Gefahr mit ihm. Geburt war sein erstes Attentat gewesen, mich aus seiner Mutter zu verbannen und schon bald würde auch das Schwesterchen daran glauben müssen. Aber vorher wurde unsere Geburt wie durch Geschichtsklitterung überschrieben und wir wurden vom Förster in ein Fahrzeug Richtung Zukunft übertragen.

Der Vater warf sich schockschwer von der wiederholten Befruchtung geohrfeigt auf den verlorenen Posten des hauseigenen Automobils. Selbstverständlich verpackte der reizbare Ahnherr uns liebreizende Lieblingskinder „lieb" in das Kraftfahrzeug mit ein. Er gefährdete uns dann nur milde über Stock und Stein, rote Ampeln, fuhr „gemäßigt" über den Kieselflur vor dem Krankenhaus, zwang Jakop förmlich aus dem Vehikel in das Debakel, der Mama einmal aufs Leder zu schauen, als die das neue, eben fertig geborene, quietschrosane Balg an ihrer Milch abfertigte. Es ist ein MÄDCHEN, klang aus den außerordentlichen Lautsprechern einer Ärztin diese festliche Melodie, als spreche sie es ins Mikro einer Gameshow. SIE HABEN EIN MÄDCHEN GEWONNEN! Jakop verstand den Spaß in diesem Halligalli nicht. Für ihn war es Hölle und roch nach Gülle. Ein MÄDCHEN wurde notiert: Der Entschluss fürs ganze Leben, meine Damen und Herren. Der Endschuss für unsrer Schwester ganzes Leben war nun also, ein „ädchen" am M zu tragen. Willkommen! Die war ab sofort Jakops Schwester und das dann ganz allein ihr Problem.

„Schau mal, sieh mal, ist dein Schwesterchen!"

„Schlampe", nuschelte Jakop.

Süße Nase, liebes Kleinchen, so ein winziges Würmchen! Ungeniert meldete sich die Ärztin zu Wort, die den Jakop, weil er so goldig war, zunächst mal abknutschte. Das erste Mädchen in der Familie, was? Da müsse der Sportsfreund aber Acht geben, Mädchen seien etwas anders.

„Anders?"

Ja, die Kleine werde ganz anders als er, junger Mann!, piesackte ein weiterer Kittelmensch den Jakop schlimmer als notwendig. Was habe die, was er nicht habe? Die sei doch noch voll klein, da sei doch nix dran! „Was ihr fehlt, meinst du wohl, sie wird ja noch größer!", neckte der beglückwünschende Überarzt altmodisch, wobei er breit grinsend eintrat und dem Förster seine fette Hand reinschleuderte. „Was ihr fehlt?", fügte Jakop seins und meins zusammen, um bei elf Minuten Zwischenstand hängenzubleiben. Was fehlt denn? Was fehlt denn der? Niemand reagierte. Alle schütteten Hände in die andern Hände rein. Das duldete er nicht. Das duldete er jetzt echt nicht mehr. Stapfte auf und ab im Zimmer, während dem Förster, und ausschließlich dem Förster, mehr und mehr Hände entgegenbecherten. HEY, HALLO! Was die weißen Kittel unbedingt aus der Tiefe der MG hatten hervorschürfen müssen, was die „Frischgebackene" Jakop nun kumpelhaft in die Fresse hielt, sieh nur!, es zu begutachten, den Schmerz zu leugnen, als wär es sein eigenes – dieses Neugeborene schmatzte überhaupt ganz ekelhaft, schwächlich und gähnte, schrie trostlos nach – was eigentlich? Was fehlte dem Ädchen denn? Was wollte es? Seine MUTTA etwa!? Sei es nicht furchtbar niedlich, atmete die schweißnasse MG ihn an und hielt es ermutigend auch über meine dabeistehenden Beistandsaugen. Im Gewimmer des kleinen Brötchens erlosch selbst Försters erste Antipathie, nüchterte ihn vermutlich aus. Er lächelte dumpf. Nur Jakop schüttelte den Kopf, von A bis Z auf Hiebe eingestellt. IHN trog Frischgebackenes nicht. Er aß ja auch keine Liebesknochen mehr. ER krachte hervor, sein gelbgelbes Haar stach flammend in den faulen Odem der mit Turnschuhen abgelaufenen Aufbahrungskammer, ER stampfte mit roher Faustung auf die unnachahmliche Lazarettpritsche seiner Ma. Ein für alle Mal verlangte er Antwort, UND JETZT? Jetzt? JA, JETZT! Jetzt müsse man die Kleine selbstverständlich taufen. Taufen, ja und dann?, ballerte seine Munition in ihre treubiblische Leere. Taufen, antwortete die MG ruhig, und auf alle kommenden Fragen zupfte sie gelassen die drei flaumigen Rosshaare dieser neuen, lebendigen Harfe. Magda, die Heilsheilige, nutzte ihre mütterlichsten Engelsschwingungen als Reitpeitschen, um den aufgedrehten Jungen damit zu einem Mann kaputtzuhätscheln. Die Zeit war gekommen und die Küsschen reif für das Neue, fürs Würmchen vorgesehen. Jakop und mich geleiteten die Weißkittel hinaus und dort in die Arme des Bierfäulnis paffenden Försters. Bitteschön, Isaak. Du bist jetzt dran, winkte Magda. Dann klappte die Tür vor ihr zu. Der Förster sah uns irritiert an und fragte im Krankenhaus sofort nach einem Fernseher, oder ob es denn wenigstens ein Radio gebe auf dieser Station? Ja, aber es würden Nachrichten laufen, fieberte der hektische Krankenpfleger nasal, in Kamtschatka sei der Besymjanny ausgebrochen. Der was? Unser Vater kurbelte bereits am Gerät nach einem Sportkanal. Er wolle doch nur die Ergebnisse Mann, woraufhin sie ihn kurzerhand zu dritt aus dem Schwesternzimmer warfen und der Pfleger aufgebracht japste, er käme aus der Eifel und mit Vulkanen sei nicht zu spaßen, da müsse man informiert bleiben!

„Besymjanny?“, grunzte unser Vater mit wildem Blick gegen die Pfleger, „Vulkane, Kamtschatka, Eifel? Als meine zwei Söhne geboren worden sind, ist der Pinatubo ausgebrochen und der hat die ganze Erde vernebelt, na und? Als hätten Vulkane was mit uns Menschen zu tun“, explodierte er. „Scheiß Tucken!“

Dann musste er sich umsehen und erkennen, die zwei Söhne waren noch da. Einer plapperte Worte nach, ohne zu zucken, „Scheiß Vulkane!“ Der andere fragte nach: „Tucken?“

Na prima. Das Mädchenkind lernte die Mutter besabbern und was lernten wir „Männer“? Jakop konnte sein Unglück kaum anfassen, als ihm so lustig wie deutlich eine Gummibärtüte zum Greifen nahegelegt wurde. An der Gelatine den

Giftzwerg abfüllend, lallte uns Förster aus dem Krankenhaus in ein von Familienglück kontaminiertes Zuhause. Das ging uns alles viel, viel zu schnell, aber es ging irgendwie.

Und Jakop beklagte sich nicht, als man uns drei Monate später vor einer sogenannten Schule absetzte, um unsere Kindheit zu beenden. Jakop sagte gar nichts. Er flüsterte nachts. Jakop plante einen Mordanschlag auf seine Schwester. Und ich hielt das Unkrautmesser unter meinem Kissen, wenn ich ihm Gutenachtgeschichten erzählte, bis er einschlief.

*

Die Einschulung
fand vor der Grundschule in Durenbuschen statt.

Hier entledigte mensch sich der Unfallergebnisse häuslicher Vögelei. Alle Rabeneltern hatten ihren neuesten Küken oder Krücken den gleichen Abstoß zuzufügen.

Sonnengott Jakop stand wie ein Anführer in der Massenpanik. Er wollte ganz hoch hinaus. Raubvogel unter den Piepmätzen. In seiner Hand hielt er, und wunderte sich, dass er hier nicht der Einzige damit war, wie er sonst immer ein Einziger war, die wundervolle Schultüte. Seinen Rucksack und meinen trug ich. Jakop mähte mit seiner Wunderkeule einige der Entenärsche beiseite und rupfte andere Schultüten wie Federn aus dem lächerlichsten Gewimmel, das dadurch entstand.

Seine Mutter hatte im Gegensatz zu anderen Eltern zu Hause bleiben müssen, weil ein Würmchen kränkelte. Der frühe Vogel Jakop beklagte sich über das rückgratlose Kriechtier und schlug unserem neuen Mitschüler Deniz – „Deniz, lass doch bitte den Jungen in Frieden" – seine Schultüte ins Gesicht.

Dann stand sie da.

Unsere Grundschullehrerin, Frau Rebe-Scheelke. Sie trug winzige orangefarbene Absätze und einen zu engen, perlmuttfarbenen Hosenanzug mit einem türkisfarbenen Wollpulli unter dem Jackett. Ich fand sie schick. Diesen Geruch nach Eukalyptusbonbons beim Ausatmen!

Vor dem aufklappbaren Triptychon der Tafel stand sie mit toupiertem Bob und erinnerte an etwas Flatterhaftes, einen Mensch gewordenen Pfau vielleicht. Mit ihrer langen, filigranen Nase flankierte sie das Kreuz, das auch hier im Klassenzimmer über undurchdachten Köpfen hing. Uns Wagenladung Kleintier verstand sie offensichtlich als liebe Schäfchen, dankbar hingeschenkt von fruchtbaren Anwohnern, Fruchtbarbaren, die ohne Umschweife schon nach dem Duzen beim ersten Date sich fortpflanzen durften.

Sie fletschte ein Lächeln und sagte beim Anblick junger Mädchen: „Wir müssen nur dran glauben, dass jede Arbeit ihren Wert hat. Wir werden durch mehr Türen kommen", märtyrend, „das kommt noch Mädchen", als meine sie, kommt, ihr kleinen Frauen, erlesen wir uns vor den Bösen. Und predigen!

„Katholisch oder evangelisch", fragte ein aggressiv scherzender Vater, der seine Tochter Melissa als einen Besitz zur Schau stellte, durch seine übergriffige Umarmung. Darauf parierte Rebe-Scheelke gutmütig, aber bestimmt, sie werde hier jetzt mal durchmischen, die Eltern könnten fürs Erste gehen. Widerwillig zogen die Fruchtbarbaren ab und Pfau Rebe-Scheelke mischte durch, Männlein, Weiblein, sei im Grunde alles das gleiche. Nicht gleich, aber gleichwertig, mahnte sie, die solche Eltern kannte, denen Gedanken und eigene Gedanken schon gar nicht gefielen. Als Kind begreift Mann das nicht, als Mensch sowieso nichts, was in Mann und Frau zerteilt wird und sich deshalb gegenseitig auf- und absucht, sagte sie, oder ich lege ihr das gerade in den Mund, haha, wer weiß das schon genau. Ich fand sie spitze. Sie wetterte, diese neue Generation Frauen müsse kitschkritisch werden, sie hoffte gern, die Rebe-Scheelke. Ihr Ziel: dass mehr Damen zu Namen kamen, es wurde echt Zeit.

Wir Kinder flitzten derweil umher und warfen uns mit Bauklötzen ab, während sie sprach. Das war natürlich respektlos gegenüber dem aktuellen Mann im Raum: einer erwachsenen Frau. Daher setzte sie die weiße Kreide kreischend an, allerdings um sich selbst das Wort *Frau* vor dem Nachnamen durch- und den Bindestrich bei Rebe-Scheelke dafür doppelt zu unterstreichen.

„Für euch, Rebe-Scheelke."

Sie verlangte Ruhe und setzte Jungen neben Mädchen. Dafür wurde sie von der Landesregierung zwar nicht besoldet, aber die bisher geschlechtslosen Kinder mussten das Geschlechts-Los ohnehin überall sonst ziehen, ob sie wollten oder nicht. Bei ihr sollte es egal sein. Etwas an ihr war anders als an anderen Erwachsenen. Die Mitschüler Deniz und Melissa fanden das unpassend. Melissa sagte, bei ihr zu Hause am Tisch säßen die Jungs rechts und die Mädchen links und sie glaube, das müsse doch auch in der Schule so sein.

„Glaube ersetzt Berge", sagte Rebe-Scheelke gelassen, meinte Hürden, aber fast alle verstanden den herkömmlichen Spruch und Deniz schrie, „Jungs haben einen Pimmel, Mädchen haben gar keinen!"

Rebe-Scheelke lachte schallend, Mädchen hätten eben was Eigenes und es gebe schließlich sogar Menschen dazwischen, zwischen Mädchen und Junge, oder jenseits davon. Hatte sie mir zugezwinkert? Sie winkte den erstaunten Deniz nach vorn, Kreide in die Hand, ließ ihn an seinem Namen buchstäblich scheitern, während ein Flüstern über das Weizenfeld aus Kindern wehte: *Dazwischen*? *Zwischen Mädchen und Junge*? Einige schauten in die Luft zwischen den Stühlen. *Jenseits?* So viele Fragen. Doch zuerst sollten alle ihre Namen nennen. Auch wir.

„Noch so ein Blondschopf", sagte die Lehrerin und dass man Jakob aber mit B schreibe. Sie deutete auf den anderen Jakob in der Klasse, ebenfalls blond, der mir fröhlich zuwinkte, aber ich hatte nur Augen für meinen und drehte ihm den Rücken zu. Doch das mit den blonden Locken war ein Merkmal, das Rebe-Scheelke auffiel, das fiel mir auf.

„Nö", seinen Namen schreibe man mit P, jauchzte Jakop. Rebe-Scheelkes Blick freundlich genervt zunächst, überrascht dann auf der Klassenliste: „Aha, und dein Bruder, kann der nicht selber?"

„Bruder? Nein!", bellte er. „Kann der nicht! Darf er nicht!" Ich zuckte mit den Schultern, als er meinen Namen für mich anschrieb, sich dann aber einer besseren Schreibweise besann und meinen Namen mit dem Schwamm von der Tafel wischte, sodass nur ein transparenter Kreidefleck blieb, den keiner entziffern konnte. Nun denn, ein Schreihals weniger, ging Rebe-Scheelke vermutlich durch den Kopf, da sie „prima" sagte.

Als deutliches Ende unserer infantilen Späßegesellschaft versprach sie uns zu guter Letzt das Lesen und Schreiben an den Hals. Jakop wusste bereits, wer in Lieblingsbibeln lesen konnte, für Muttchen rezitieren, der würde auch von einer MG wieder angebetet werden. Er brüllte, „Ja, Pfrau Rebe-Scheelke! SCHRESEN UND LEIBEN", und sie nickte fantastisch gelassen.

Am Ende der Stunde ging ein Leuchten über Jakops Gesicht auf und tief atmete er den Eukalyptusduft in sich ein, den Rebe-Scheelkes Bonbon in unseren elektrisierten Knochen hinterlassen hatte. Ich wollte mehr von ihr, aber sie ging geradewegs den Gang hinunter, der zum Ende hin immer dunkler wurde. Sie winkte Einzelnen hinterher, aber eine Uhr tickte und Arbeit war eine Decke, die sie nicht den ganzen Tag über wärmte. In ihrer windigen Marschwucht strudelten einige Zettel von irgendwoher in die heimwärts gewandte Richtung mit ein, bis sie mit einem Türschlag in der Gangmündung fürs Erste dem Willen Gottes entkommen war.

Der wollte jetzt vorankommen und überholte die trödelnden Kindsköpfe, die halben Portionen, auf dem Trampelpfad direkt zum tuffenden, puffenden Omnibus.

Arglos stieg Jakop ein. Er setzte sich, stutzte über einen großen Schriftzug an dem Schutzbrett vor seinen Füßen. *Ich war hier,* das stehe überall, meinte Herbert.

Der schnurrbärtige Busfahrer sprach Jakop einfach so an, stellte sich vor, als sei er ein Gleichaltriger. Herbert trug ein graues Hemd, ungebügelt, Halbglatze und keine Unterhosen. Das konnte man bestaunen, sobald er sich beim Fahren oder Schnaufen vorbeugte. Sein Blick gefiel mir nicht sonderlich, wenn er Jakop überdeutlich anschnaufte.

Als Schüler ritze man den *Ich war hier*-Spruch überall rein, um sicherzugehen, nicht vergessen zu werden, erklärte Herbert. Das mache Mann so. Worte seien eben immer auch Zauberworte, mit denen man das Erinnertwerden herbeizaubern könne, komisch eigentlich, findet ihr nicht?

„Komisch", wiederholte Jakop gebannt, strahlend, als habe er seine MG direkt vergessen für ein Stück Aufmerksamkeit. Neue Liebe, neues Glück.

Herbert war wirklich der Allerdümmste, fand ich, aber Jakop reckte ritterlich das Köpfchen in die Höh' und über diejenigen zusteigenden kleinen Drachen hinweg, die er nicht selber war. Keins der anderen Kinder interessierte sich für Herbert. Im Gegenteil, sie hielten auffällig Abstand. Sie tauschten erfahren Blicke, dann ihre Butterbrotreste gegen quietschbunte Aufkleber und Plastikfiguren, um in das neue Schuljahr mit wirtschaftlichem Aufschwung einzusteigen. Aufstieg beschäftigte auch Herbert, war er doch in seiner Freizeit Bergsteiger gewesen.

„Jetzt nicht mehr, eine Verletzung, wisst ihr, aber vor ein paar Jahren noch."

„Oh nein", bangte Jakop und ich wollte aus der Konversation nur noch aussteigen. Ich drückte meine Eifersucht samt Stirnfalten hart gegen die Fensterscheibe.

Die Haustür zu Hause stand offen und Jakop stellte sich von Bergsteigern und Eukalyptus ermutigt dort rein und verkündete, er akzeptiere diesen Umgang an seiner Seele nicht mehr. Das sagte er wirklich. So gehe das nicht weiter. Was wäre mit ihm? Scheiße! Und überhaupt! Ein länglicher Atem sank federleicht von Magda runter zu ihm, und als sie eine von Mutterschaft ausgelaugte Weichheit zuließ, fragte sie, ob er denn unsere Schultüte noch gar nicht geöffnet habe?

„Schultüte?" Er tippte verlegen das dickere Ende der Keule auf den Küchenboden. Dieses Machtmaterial hatte er nun den ganzen Vormittag ungeöffnet mit sich durch die Gegend präsentiert. Da sei ein Geschenk für ihn drin.

„Für euch", sagte sie, aber das hörte Jakop nicht. Seine Kristallaugen traten weit hervor. Das kannte ich schon. Musste mir die Hand vors Gesicht halten, denn jetzt kam eine Supernova. Wie vom Blitz durchpfählt, erzitterte Jakop in ihrer Liebe.

„Ein Geschenk!" Er öffnete die Schleife. Er zerkeilte immer aufgeregter die, wie mir jetzt auffiel, tatsächlich nicht gerade achtlos zusammengebastelte Tüte, unsere Mutter hatte schließlich Künstlerin sein wollen, und er zerpflückte das Teil, ohne dabei seinen fanatischen Blick von ihr, seiner MG, ablassen zu können. Sie lächelte matt. Bonbons, Riegel und Süßes platzten aus dem Gefuchtel seiner glänzenden Teddypranken, wie olle Kamelle oder Aussaat auf einem Acker in jegliche Himmels- und Kücheneinrichtung. Vorsichtig lüftete er das letzte Krepp von einem schweren Block, den die MG mit „Das ist für dich" als sein Eigen signalisierte. Ein märchenheftiges Buch voller Grimm-, Grimm-, Grimm-Geschichten, sodass Jakop in seinen Grundfesten erschüttert wurde. MEIN BUCH!

Dieses lesbare Werk brillierte wie ein magisches Götzen-Medaillon in seiner Kraftkralle. Es stand eine Art Hoffnung in seine Augen geperltropft und seine harte Fassade bröckelte. Er heulte sich für kurze Zeit als ihr Schoßhund zurück in die peinlich berührten Herzen des Publikums, nein, wie hatte er gelitten! Vor Magdas Füßen lag nun dieses wunderschöne Scheusal Jakop und ließ sich mal so richtig gehen. Hach, schon toll dieser Typ, wie ich ihn bewunderte!

„Vielleicht könnt ihr zusammen ein bisschen lesen üben? Du musst mehr sprechen", erbat Mutter Magda auf einmal von mir.

Von mir!?

Sie hatte sich tatsächlich an Jakops rothaarigen Doppelgänger, Untertan, herniedergekniet und schaute mir freundlich wie eine gutmütige Mutterfigur, Ikone, mit so einem leuchtenden Kranz um den Kopf und voller Wärme in die Fresse. Ich wusste nicht, wie sich schützen vor diesem gezielten Angriff – schnell schmiss ich ihre zaghafte Heilerinnenhand von mir, um Jakop nicht gegen mich aufzubringen. Sie war ja cool und alles, aber wie konnte sie mir so in den Rücken fallen? Diese dumme Pute! Jetzt kamen mir auch die Tränen. Meine ganze kostbare Vorarbeit um Jakops ewige Gnade umsonst, wenn er so etwas mitbekam! Mitleidig schaute sie mir dabei zu. Wie einem ausgebuhten Schauspieler, dessen Szene sie als Einzige verstanden hatte, sah sie mir gut zu, als hätte sie sich selbst auch schon mal so aufgeführt. Oh Gott, die war ja eine echte, menschliche Person mit Empathie?! Aber nichts verstand sie, das machte sie ganz deutlich, indem sie noch einen ihrer streichelnden Mamaversuche an mir startete. Augenblicklich erinnerte Bruderjakop das Licht der Welt. Sein entwässertes Augen-Austernfleisch an die Seiten gewischt, sprang er ein, um mir das Rampenlicht rechtmäßig zu entziehen.

Er schmiss Tütenreste in die daraufhin herabregnenden Kochtöpfe. Taktloses Scheppern und Torkeln von Kocheisen auf Parkettboden. Das Buch hielt er fester denn je. Seinen Zwilling dröhnte er entschieden aus der Bahn. VERPISS DICH! Ich segelte wie ein Wurfstern durch die Küche.

„Und, und, und bald ist Taufe, oder? ODA??", wagte er nach diesen ganz klaren Anstalten zu fordern. Offensichtlich erklärte er sich bereit, die Wiedergutmachung anzunehmen und über alle vergangenen Hungermonate hinwegzusehen, Schwamm drüber, nun hatte man sich ja wieder, Mama! Es war doch eine Wiedergutmachung, oder? Er wollte nur alles von ihr, mehr wollte er ja gar nicht. Sie seufzte geschmeidig.

„Ja", lächelte die Verehrte, doch da meldete sich über eine rundliche Lautsprecherapparatur das Würmchen bei diesem Spektakel zu Wort. Würmchen verstand es, Jakops neue Idylle effizient mit der vollgemachten Windel von der MG entsorgen zu lassen.

„Ich muss eben", sagte diejenige welche und nahm das Babyfon dabei mit. Jakop störte sich weniger als gewöhnlich daran. Sie hatte ihn erhört, sie hatte Ja gesagt! Endlich Ja!

„Die Taufe wird das Würmchen vernichten", sagte er im Delirium. Die Taufe rücke näher und näher. Die Taufe würde Magda und ihn vom Gewürm, diesem Problem schlechthin, erlösen und alles wie gehabt in seinen energischen Händen zerlegen, harharhar. Jakop blödelte, hielt das grimmste Märchenbuch aller grimmen Märchenbücher beängstigend fest an seine grausame Brust gepresst und ließ alle Sorgen wie Schweißdünste und Blähkünste von sich fahren. Sein schönster Tag seit Langem. Bald sei Taufe, wiederholte er wieder und wieder, hopste fidel aus der Küche, sich leserlich auf die Rückkehr der liebenden MG vorzubereiten. Als letzte Person in der Küche begann ich, einzeln verpackte Fruchtgummis vom Boden aufzusammeln, legte sie alle ordentlich auf den Küchentisch. Ich wusste, Taufe bedeutete keinesfalls die Lösung des jakopischen Wurmproblems. Taufe war was ganz anderes. Sollte Jakop aber bloß dran glauben und Ablenkung finden. Vielleicht fiel mir bis dahin ein Weg der Besänftigung ein, vielleicht ein Weg, mir zumindest vorher eine Locke von diesem Blondi-Mann abzuzwacken? Wenn ich so stark, so ein Mann würde wie er, könnte ich ihn im Zaum halten und unsere Schwester würde nicht von ihm ermordet werden, dachte ich. Mein Bruder sollte kein Mörder sein. Und wir alle, als Familie, wären vor seiner Kriegslust sicher. Vielleicht würde er aber auch davon ablassen, bis zu diesem Event, das immer länger hinausgezögert wurde, weil unserer Magda kein passender Name einfallen wollte. Andererseits liebte ich seine Ausbrüche auch. Ihn, wie er war. Sein Feuer. Ich wollte gar nicht, dass er ein Unding, ein Weichei würde wie unser Förster.

Als der am frühen Abend aus jener Teilefabrik, in der er Kleinteile kontrollierte, angeheitert in sein trautes Heim rempelte, scherte es niemanden. Die zwei Eltern rannten auch nie biologisch ineinander, wie Pärchen im Fernsehen. Viel mehr magnetisch schlugen sie zusammen, logischerweise kein Küsschen nach getaner Reproduktion, nur ein handliches Hallo grüßend. Teilten aber einen gemeinsamen Feind vielleicht. In geheimen Unterredungen quasselten sie über uns, das wusste ich genau. Während sich Jakop mit seinem bebilderten Buch zufrieden stellte, hörte ich an Türspalten zu.

Und einmal, bevor die abendliche Nahrung bereitlag, um von unseren Essgewohnheiten vereinnahmt zu werden, hievte uns der Förster sogar mal nüchtern unter den Armen hoch und nahm uns mit raus vor die Tür. Sein voller Bart klemmte zwischen seinen Zähnen, wenn er sprach. Ihn störte so was nur ganz selten. Kleckernd leckte er sich den Zwirn aus dem großen, sprechenden Loch. Seine Stimme klang tief und unsauber. Aber ohne Bierbetankung konnte man ihn problemlos mit anhören. Er forderte von uns, Rücksicht auf unsere Mutter zu nehmen. Sie und das Baby bräuchten mehr Ruhe. Wir sollten nicht egoistisch sein.

„Egoistisch?“ Jakop wiederholte es stoisch, glättete jedoch gedankenverloren seine Buchseiten, während wir den Feldweg entlangspaziert wurden.

„Ego, Jakop, bedeutet selbstsüchtig sein. Dem Egoist ist's Ego Christ“, sagte Förster, dem gehe es nur um sich selbst. „Aber ihr müsst Rücksicht nehmen, Verantwortung übernehmen, rausgehen.“

Ich verstand: Verantwortung übernehmen bedeutete nach draußen zu verschwinden für eines Würmchens Platz. Jakop verstand nichts, was er nicht verstehen wollte.

Den Feldweg verließen wir mit unserem Paps durch eine grüne, dunkelgrüne Wand aus Zweigen, hinein in den Wald, wo wir spielen konnten, ohne zu stören, sagte er, der angeblich früher im Wald wahre Schätze gefunden hatte. Er keuchte ein bisschen, wirkte müde, aber grinste freundlich beim Vorschlägeunterbreiten. Für die Schatzsuche brauche man ein geschultes, schulisches Auge, wie fürs Kleinteilesortieren. Wir sollten es mal versuchen! Wir ließen uns breitschlagen.

Tatsächlich fanden meine Augen einen Flachmann und eine alte Fackel. Jakop, obwohl er mit dem Kopf in seinem Schinken klebte, fand natürlich etwas viel Cooleres, einen toten Schmetterling.

„Toll“, sagte der Förster, steckte das Tier ein und „auch toll“ sagte er zu mir. Dann wüssten wir ja jetzt, wie das gehe, schlussfolgerte er zufrieden und brach den Heimweg an.

Wieder zu Hause in Witterse angekommen, machte er keinen Hehl daraus, der MG zu erzählen, wie es gewesen war, mit den Jungs und im Wald. Wir hätten ihm hoch und heilig versprochen, ab jetzt immer draußen zu spielen. Er tätschelte unsere Köpfe und umgriff die MG bei der Hüfte mit so einem Blick, den Männer haben, wenn sie Hüften umgreifen, „Arsch wie ein Brauereipferd", lachte er, sie lachte nicht, während sie so tat, als würde sie lachen. Doch viel mehr irritierte Jakop und mich, dass hier ein Versprechen im wahrsten Sinne eines versprochenen Versprechers erfunden wurde für die MG.

„Moment mal", schrie ein Augenaufschlag in meine Richtung. Aber Jakop fiel ausnahmsweise nicht das passende Widerwort in den Mund. Förster unterbrach unseren Schlagabtausch wohlweislich mit großen Hungergesten, sagte: „Alles für unsere liebe Mama!"

Mit einem großen, roten Rucksack an Spielproviant saßen wir fortan auf den Steinen vor der Haustür. Alles für unsere liebe MG.

„Bis zur Taufe", grummelte Jakop. In irgendeine Ferne wurde geblickt, fern weg vom Haus, wo man ferner nicht belästigte, wo immer ein Störenfried mit seinem Kindergerangel nicht die Großen von Wichtigerem abhielt. Er seufzte. Doch die Natur besprang uns, sollte uns eine Weile festhalten, mit Kletten in Strängen und Dreckspuren an Hosen, sobald wir abends vor der Dämmerung den Rückzug antraten. Damit begannen die schönsten Tage meiner Kindheit.

*

Der große böse Wald
war eine heile Welt für uns.

Jakop packte mich nun sogar manchmal mitreißend bei der Hand. Gehörte ich endlich dazu?

Vor uns die große, gründunkle Mauer aus zottigem Geäst. Tausende Meter hoch stachen die Fichten ohne Angst und Zweifel ins oberste Grau dieser Welt.

„Was hast du zu verlieren", schrie Jakop. Er zeckte sich mitten hinein und saugte an der Welt. Ohne ihn war ich zwecklos und stopfte also die Hosenbeine in meine Stiefel. Jeder Juwelendieb folgt dem Juwel.

Ich brach durch den Farn, wischte mir überall was weg, kratzte mich und quetschte die Augenlider zusammen. Sofort krabbelten mir an den Körperenden sechsbeinige Bewohner entlang. Wohin war Jakop nun wieder geritten? Wer ihn wollte, musste mithalten können oder erwachsener sein als er.

Und Jakop sprach: „Hinsetzen! Ins Gebüsch! Ausschau halten!" Gründe nannte er nicht. Das Krisengebiet einer Konversation betrat Jakop nur unter dem Panzerschutz seiner eigenen Bedingungen.

Und Jakop sprach: „Los, in den Busch da!" Woraufhin wir flink unsere Beinchen durch klamme Fetzen des Nadelmeers schredderten, hierhin rutschten, dorthin fielen. Stiefel troffen nass vom Matsch, in Eile und weil es ihm gefiel, bewarf er mich mit Zapfen. Alles machte ich mit, ohne zu jammern, ohne Wort und Widerrede, aber eine Unruhe stimmte mich zaghaft in den Astgabeln, wenn ich etwas hörte, oder schlimmer noch, etwas fühlte. Der Förster hatte uns gewarnt vor Tieren oder großen, bösen Fremden, meist Männern – also auch Tieren. Immer vor Animalischem und Männern warnt eine

Menschheit. Und dann stand wirklich tierisch was da: eine marode Hütte im Wald.

Jakop sprach: „DIE FESTUNG EINNEHMEN, SCHNELL!" Wir näherten uns dem Hexenhaus, es war ganz klar ein Hexenhaus. Da, plötzlich, knackten trockene Zweige laut wie ein Schuss. Peng! Unsere Seelen knirschten. Wir standen still. Jeder weiß ja, allein unterwegs im Wald kann ein Astknacken den Tod bedeuten. Also wir wussten das. Ich dachte an Wölfe und selbst Goldkerlchen fror um sein Leben.

„Rehe können uns nix", flüsterte er, „Wildschweine, wenn die Frischlinge haben, DANN SCHON, aber Rehe können uns nix."

Fichtennadeln schneiten uns lautlos von irgendwoher in die Kleidungsritzen. Wir erwarteten einen übermächtigen Hinterhalt aus dem Unterholz. Aber nichts. Winde ließen nach, strichen das zuvor zerzauste Zwillingshaar glatt, bliesen mit sich die beinah glänzende, elektrische Spannung fort. Wir kasperten vorsätzlich näher ans Haus. Ich trug durchblutete Wangen als einen Gesichtsschutz, vor Aufregung, denn über dem Gebäude hing so sicher ein Groll wie über Jakop eine schützende Hand.

Laub lagerte in mehreren Schichten zu Blätterdünen zugespitzt auf dem Dach und halbfeucht in ein großes Einsturzloch hinein. Laub im Nadelwald und die Ziegel zerstreut wie Kuchendekor, gebrochene Platten im Moos, die Szene wie aus den Märchen. Jakop sprang so selbstverständlich auf Ziegeln rum wie andere sprichwörtlich über Leichen gehen. Er wolle da hoch. Ein echter Bergsteiger wolle er sein. Eine Leiter müsse her, ordnete der Heldenfürst an. Um die stabilere Hälfte des Daches zu erklimmen, hievten wir einen exorbitanten Ast heran und lehnten ihn an den Baum, der direkt am Haus wuchs. Man brauche aber schon mehr Leiter an der

Leiter, bemängelte Jakop unzufrieden einige Mängel an unserem Ast.

Jakop sprach: „Wir machen es ohne!“ Gezwängt zwischen Hütte und den Baum, der vielleicht eine Ellenlänge entfernt von einer der Hauswände stand, drückte sich mein Brüderlichster zielstrebig in die Höh'. Auf sein Geheiß folgte ich natürlich, er testete derweil bereits die Rutschgefahr auf nassem Laub des Daches, alles okay, trällerte er. Ich hasste Klettern. Schon allein wegen dem Bergsteigervorbild Herbert, aber was tut man nicht für seinen einzigen, geliebten Tyrannen? Der Ausblick, der sich oben nicht darbot, da die Bäume verdammt nah und unglaublich hoch standen, ließ den Kinderaugen zum Bestaunen nur den bekannten Waldboden übrig. Ich stand am Rand. Ein Windstoß aus der Nadeldecke über uns erfasste mich, riss mir das Gleichgewicht fort. Ich wankte vornüber, kurz vorm Fall weit offene Augen, doch etwas warf mich zurück. Ängstlich drehte ich mich um, herzklopfend kroch ich vom Rand weg, tastete meine Brust ab, sagte Gott sei Dank, eher aus Pflichtgefühl, war es Jakop gewesen, der mich zurückgezupft hatte? Oder ein Wald, hatte ein Wind, ein Wetter mich auspusten wollen? Ich verstand in dem Moment, dass dieses grüne Glühen hier sich für keine Menschenseele interessierte. Nicht für meine, ob ich fiel, nicht irgendeine, oder seine, egal wessen. Ich fühlte das einfach. Der große böse Wald war unabhängig von uns zwei weißlichen, schwitzenden Zweibeinern gewachsen. Wir brauchten Bäume zum Atmen, das wusste ich schon. Ohne einen denkenden Mensch hatte aber der Wald gelernt zu leben und zu sterben, brauchte die Menschenseelen rein gar nicht in der Welt, würde sie überdauern, unter sich einmauern, würde, „Heulst du etwa?“, rieb Jakop Hagebuttenkerne in meinen Nacken, wo immer er die herhatte, riss mich aus meinem frühkindlichen Weltschmerz und rutschte aus Versehen – die kleinen Sünden bestraft der liebe Spott sofort – in den schwarzen Schlund, in das Loch, das sich im Dach auftat. Wums.

„Aua, Mann!" Von unten verirrte seine Stimme sich herauf, es stinke total, dieser Berg sei sowieso scheiße zum Besteigen, Mann brauche einen richtigen Berg, was Gefährliches, einen Vulkan und nicht so einen kaputten Krater. Seit Jakop wusste, dass bei seiner Geburt ein Vulkan ausgebrochen war, liebte er Vulkane. Hatte keine Angst vor Ausbrüchen. Heidewitzka rufend, erlebte Jakop, dieser witzige Heide, generell nichts Furchteinflößenderes als Langeweile. Im Gegensatz zu mir. Da reichten Hagebutten aus. Die Dunkelheit im Loch da unten. Und ein Herbert.

Jeden Freitag hatten wir nach der vierten Stunde Schulschluss, aber Jakop verlangte, dass wir noch bis zum Klingeln der Sechsten bei Bert im Bus verbrachten. Ich fand Herbert unangenehm und *Bert* nannte ich ihn nie im Leben. Herr Busfahrer, das sagte ich. Knallhart. Man könne auch mal ungestört spazieren gehen mit ihm, sagte der dann mit Jakops aufgeschlagenem Märchenbuch in der Hand. Also diese Idee fand ich absolut schwachsinnig. Jakop gefiel das, wie sonst nix auf der Erde. Dieses Ungestörte störte mich an Herbert ungemein. Der las uns zwar unerhört gut das ganze Rotkäppchen bis zum Ende vor, aber er öffnete auch betörend seine großen Augen, seine großen Hände, die behaart und fettig Jakops Hüfte umgreifen konnten wie mit so einem Blick, den Männer haben, wenn sie – oder den Jakop hatte, wenn er die geschenkte Eiswaffel umgriff. Iss das nicht, dachte ich. Herberts Augen leuchteten wie Magma, als Jakop ihm einmal von der Hütte im Wald erzählte. Da tippte Jakop auch mit dem Finger auf ein kleines Kreuzchen mit abgeknickten Enden, das neben *Ich war hier* ebenfalls in den Bus geritzt war. Was für ein Buchstabe das sei, den hätten wir noch nicht gehabt. Das sei kein Buchstabe, antwortete Herbert sichtlich beklommen. Das sei ein Erkennungszeichen für – er zögerte – Wölfe. Werwölfe, ob Jakop wisse, was ein *Werwolf* sei.

„Klar", winkte Jakop ab, er sei ja nicht von gestern.

„Gut", lächelte Herbert, vor denen solle Jakop sich in Acht nehmen.

„Im Märchen", erwiderte Jakop, „fressen die Wölfe doch nur die Mädchen."

„Echte Werwölfe fressen auch Jungs, die fressen oder schlimmstenfalls beißen sie dich in deinen Kopf, und du wirst selbst einer."

Jakop knirschte angespannt mit den Zähnen. Ich hielt Herbert zwar für derbst dämlich, aber seine sagenhafte Angstmache knallte trotzdem. Ob man nichts dagegen machen könne, fragte Jakop und schaute sich im leeren Bus um, als hätte er eigentlich fragen wollen, ob die Werwölfe hier mitfahren würden. Man könne sich, sofern man gebissen worden sei, dagegen entscheiden, einer zu werden, stammelte Herbert sichtlich in Verlegenheit und mit seinem metaphorischen Latein am Ende. Dagegen entscheiden verstand Jakop nicht, da er eben mehr ein Körper- als ein Kopfmensch war, und meinte, er wolle dann besser ein Wolf sein, sonst würde er doch gefressen, und Wölfe brauchten vor Wölfen bestimmt keine Angst haben. Herbert schritt ein: Es sei sehr kompliziert. Die meisten verstehen nicht, warum sich einer fürs Wolfsein entscheidet.

„Du müsstest ja andere fressen, Jakop, und beißen, nein also, außerdem hast du ja jetzt auch eine kleine Schwester, die braucht doch ein Vorbild, jemanden, der sie beschützt.

Du möchtest doch nicht, dass die einmal gefressen wird, oder? Die hast du doch bestimmt furchtbar gern!“

Die Furchtbarkeit krachte wie eine alte Eiche ins Dach dieses Gesprächs und Jakop bellte, heulte Herberts Mondgesicht an vor Liebe zu seiner Schwester. Lieber auf zu neuen Bergen dann, beschwichtigte Herbert, um den plötzlichen Blutdurst von Jakops Visage zu waschen. Spielerisch zauberte er eine Einwegkamera aus seiner weiten Hose und fuchtelte damit herum, als ob es Gold oder etwas Wertvolles wäre. Alle Wutausbrüche vermochte ein kleines Aufmerksamkeits-Doping von Erwachsenen wegzublasen. Jakop zog sein Hemdchen gern aus. Sein wichtigstes Grimm-Nachschlagewerk ging dabei in meine Hände über, ohne dass der Junkie es mitbekam. Ich tat nicht bloß so, als sei ich eingeschnappt. Blätterte aggressiv in grimmen Schauermärchen nach Busfahrern, nach Herberts Augen, Ohren, Zähnen. Und nein, danke, ich wollte mich nicht fotografieren lassen! Ich wollte selber Aufmerksamkeit, und zwar die von Jakop, doch in mir schlummerte mehr Kopf als Körper und so traute ich mich nie, so viel Raum zu nehmen, etwas einzufordern, wie er. Stattdessen suchte ich nach Wolfsbildern, die ihm das zeigten, was ich sah, wenn ich in Herberts Gesellschaft lieber wegschaute und meine Jacke enger zog.

Meine Schuld war es allerdings nicht, dass bald Gerüchte umgingen, und Jakop war wohl auch nicht gemeint, als an der Bushaltestelle im Dorf von Vorfällen geredet wurde. Passt auf die Kinder auf! Förster, der sehr verantwortlich war – also immer abwesend –, verbot uns in der Dunkelheit des Herbstes den Wald. So suchte Jakop, der über das Aufsteigen eines Busfahrersterns an seinem Firmament schwieg, sich einen neuen Höhenzug aus. Den Nachbarhof neben unserm Haus.

Dieser neue Berg bestand aus zwei großen Scheunen, die sich am Ende des Gartenzauns trafen. Während unsere Mutter sich nun mühte, sich täglich mehr in ihren neugeborenen Leibling einzuverlieben, dabei immer noch keinen passenden Namen gefunden hatte, weil sie nach der Geburt ihre Freude am Leben wohl etwas verlor, und der Förster im Nachbarort Weelke in der Fabrik Teile teilte, brauchten wir einzig die besoffene Nachbarin Gretel, die Tante unseres Vaters, aus der Bahn zu schaffen, um den Dachfirst ihrer Scheune mit uns Spitzenkandidaten zu bestücken.

Kaiser Jakop bedeutete ganz oben angekommen, das gehöre jetzt alles ihm. Munter signierte er mit einer Kreide, die er Rebe-Scheelke geklaut hatte, eine Sandsteinplatte, um unsterblich zu sein. Die Zauberworte in Krakelschrift: *Ich war hier*. Er überlegte kurz, spuckte auf die Platte, wischte, wie er es zuvor mit meinem Namen auf der Schultafel getan hatte, und verbesserte: *Ich* bin *hier*. Er schaute mich fragend an. Ich schaute Jakop zurück in die Äuglein, so wie Mann es andern Männern antat, abgekühlt, mundlos. Aber ich fühlte doch was. Es war der Zeitpunkt meiner Loyalität, dachte ich und wollte ihm sagen, dass er unsere Mutter bis hierher nicht gebraucht habe, dass er Herbert auch nicht würde brauchen müssen, oder eine Lehrerin, dass ich da wär – für ihn –, nur ich, dass das reiche. Gerade als meine Lippen den Mut gefasst hatten zu sprechen, trat unsere Mutter an diesem Samstagmorgen mit der Schwester in den Hintergarten und rief, es werde getauft. Scheinbar hatte sie alles schon organisiert, endlich einen Namen parat.

Das Stück Kreide fiel aus Jakops freudig zitternden Fingern, rollte, einige Striche hinterlassend, die Sandsteinplatten entlang, über die Kante des Dachs und lautlos ins Nichts. Aber ich wusste, das war die Ruhe vor dem Sturm. Jetzt würde alles den Bach runtergehen, wenn ich mir nicht endlich eine Scheibe von ihm abschnitt und ihn vor sich selbst rettete.

*

Die Taufe
sollte also meine Feuertaufe werden.

Jakop fühlte fälschlicherweise seinen Thron wiederkehren und ich wollte daher bloß weg hier, bevor die Bombe platzte, gleichzeitig dabei sein, wenn er den ganzen Laden zerfetzte. Kernfamilie adé! Ich sah das Ganze schon vor mir. Sein Haigebiss glänzte ausgeformt, als ob mehrere Sägewerke sich ineinander verkeilten, so happy war der. Wie konnte er nur so fest an etwas glauben? Nicht auszuhalten! Und ich musste das auch, um zu sein wie er. Seine Augen strahlten mit Kilowatt, brummten ihren Heißhunger akustisch in uns Schlappohr-Insassen des Hauses. Ich spürte diese Elektrizität über meinen Nacken wandern, als wir zwei von Förster in winzige Sakkos reinmontiert wurden.

„Den Arm hoch, los!" Jetzt ging es ganz schnell. Mehrere Wagen reihten sich auf der offenen Straße hintereinander. Regen pappte von außen gegen die kalten Autoscheiben. Ich hauchte gegen die Kälte und malte mit dem Finger einen Pfau mit aufgeschlagenem Federrad in den zweidimensionalen Nebel. Hätten unsere Eltern so viele Augen gehabt wie Rebe-Scheelke Pfauenaugen – für jedes Schülerchen eins, auf jedes Kind einen Blick – vielleicht wäre der Tag gerettet gewesen. Aber auch ich hatte nur Augen für mich selbst.

Vor einer angespitzten Klinkerkirche kam die Flotte zum Halt und es klappten alle beteiligten Fünftürer dem Gotteshaus ihre Flügel entgegen. Menschen leerten sich aus den Mobilen. Prompt heulte das Würmchen. Jakop wollte Hand halten. Nicht jetzt, das Kind weine! Wurm im weißen Tuch mit Schleife, wie ein Abschiedsgeschenk. Jakop suchte seiner Mutter beidhändig hinterher, zog mich dann mit und wir stürzten aufrecht in die schönste Pfütze, dass wir klatschnass dalagen. Nur mit einem Ohr bekam ich unter dem Glockensound mit, wie das Grimm ihm aus der Hand in die Gegend segelte, als habe eine übergeordnete Macht es ihm vorm Eintritt ins Kirchenschiff aus der Hand gerudert. Begossen halfen wir uns auf, jetzt merkte ich, dass er was merkte von der Atmosphäre des Rituals. Und ich sagte: „Jakop, hör mal." Doch der Prozess hatte Anlauf genommen. Was für ein Mist, dachte ich, sodass er es hörte.

Was hier überhaupt los sei? So habe er sich das nicht vorgestellt! Zunächst schaute Jakop um sich, schaute aus, nach dem Buch, aber nur Füße stachen in Sicht. Wasser sprühte uns in die Kleidung. Hilfe! HILFÄ! Eine ältere, riesenhafte Hand schnappte nach Jakop und zog ihn mit sich in die Betfabrik. Er, völlig betroffen. Mutter weg. Buch weg. Alles vorbei. Weiter schubste uns die Hand, an Bänken vorbei, auf einen trockenen Platz. Neben Jakop mit jenen Händen so groß, sortierte eine alte Frau, eine größere Mutter, lang und fristig ihre Stabfinger, die genauso dünn waren wie tote Fichtenzweige im Wald. Eine weiße Erscheinung. Oma Maria. Die einzige Großmutter, die wir hatten. Und sie war wahrhaftig die größte Maria oder Mutter von allen im Raum.

„Oma, ich hab mein Buch ver-"

„Gib Ruhe!"

Weiter vorne versammelten sich MG, Förster und Würmchen mit ein paar Unbekannten und einem länglichen, schwarz behangenen Wichtigtuer. Der hielt seine Handflächen den Zuschauern hin. Jakop krallte in das Kleid der großen O hinein und beruhigte sich nicht.

„Was passiert da jetzt, warum stehen die so doof rum? Warum haben die ein Kissen dabei?"

Das Kissen sei unsere Schwester, antwortete die große O, das sei der Täufling.

„Ist sie kein Mädchen mehr?“

Das nenne man nur so.

„Ich will aber auch Teufling sein, Oma!“

Er sei doch schon längst einer gewesen, heute werde das Würmchen auf einen Namen getauft.

„TAU FRISCH“, brüllte Jakop. „Wer gibt denn dem Teufel seinen Namen, Oma?“

Na, seine Eltern.

„Und Oma, wer hat dem Gott seinen lieben Namen gegeben?“

Einige Reihen vor uns drehte sich ein Junge nach Jakops Gezeter um. Ich kannte ihn vom Sehen, aus dem Schulbus – dort saß er immer allein, weil er sitzengeblieben war. Dummheit sei nämlich ansteckend, klönten die Clowns und fleißigen Denunzianten, namentlich die anderen Kinder. Sie impften sich gegen seine Dummheit, spielten Ticken – tick du bist – und gaben sich dabei seine Krankheit ab oder impften sich dagegen. Sie setzten ihn auch unter Kugelbeschuss, aus Klopapier gemischt mit Kinderspucke. Manchmal hatte ich ihn dabei angeschaut. Seine Klamotten stanken nach Passivrauch. „Ist deine Mutter ein Hase, sag mal, ein Karnickel, hat dein Vater mit den Kaninchen gebumst? Sag schon, Tick du bist! Tick, geimpft.“ So bespuckten sie den „kranken“ Jungen im Stadtgebiet Durenbuschen und ich fand faszinierend, dass ich nichts darüber wusste, über die dicke Lippe, die er riskierte, und wie er nichts dabei zu spüren schien, wenn die Kinder ihn spüren ließen, dass seine Lippe geteilt war. Sie hatten den Jungen auf den Namen *Hasenscharte* getauft. Namen gaben die anderen, tragen durfte man selbst.

Aber zurück zur Taufe. Einige Meter weiter vorne stand jetzt der schwarz gekleidete Showmaster Pastor Pfarrer und pries einen dezent angedeuteten Herrn vom überdimensionalen Christus am Kreuz auf die zahnlose Schwester drauf.

„Wie heißt das Kind?"

Lena.

„Ich taufe dich auf den Namen Lena, im Namen des Vaters!" Er tauchte das Mädchen mit der Stoßhand eines schlachtenden Hirten in den Bottich. Jakop beurteilte das mit halbstarkem Applaus: „Die weint ja, die will das überhaupt nicht! HAHAHA!" Derweil wunderte ich mich, dass die klassenkameradschaftlichen Höllenfeuerer mit ihren Spuckebällchen zahm wie Teelichter waren, zwischen all den sündhaft schwitzenden Vorzeigegläubigen. Im Hause Gottes macht der Raum betreten, nicht der Eintretende den Raum. Hasenscharte glotzte mich jedenfalls an, dass es mir kalt den Rücken runtertriefte.

„Was heißt es, Kind sein?"

Lena!

„Ich taufe sie: auf den Namen: Lena, im: Namen des: Sohnes!" Der arisch-pathetische Pastor übergoss ebenso arhythmisch wie er sprach das sensible Köpfchen, rigoros, mit großen Schaufelhänden, er überschüttete die heulende Fee, er flutete aus dem Becken auch noch die letzten flüssigen Inhalte über die ärmlich behaarte Babystirn. Fantastisch beschleunigte Jakop sein Klatschen, um einige Zuschauer damit anzustecken, „Gleich fällt der Kopf ab, wie geil!" Gegen diesen Charmebolzen half keine Impfung mehr. Einige Teenager beömmelten sich schadenfröhlich über diesen inkorrekten Knirps und ich fragte mich, ob Hasenscharte sich inwendig unverwendbar fühlen mochte oder menschlich, wegen des Zufalls, welchen ihm der liebliche Gott hatte zuteil werden lassen, direkt ins Gesicht: Anders zu sein. In mir schlummerte da auch etwas, aber ich hatte noch keine Sprache dafür.

„Was verheißt dieses Kind? Lena? Ich taufe den Namen Lena auf dich obendrauf, im Namen des Heiligen Geistes!“ An seiner Toleranzgrenze angekommen, besprengte der Vollstrecker im Talar die müdegeheulte Würmin mit den übrigen Tropfen Kaltwasser. Es war vollbracht.

„JAA, WEG MIT IHR IN DEN MÜLLSCHREDDER!“ Mehr brauchte niemand zu sehen. Ekstatisch empfing Jakop, der nun auf der Bank stand, die Erlösung, die Heilung durch Wurmtod, das Ende seiner Verbannung aus dem Muttergarten Paradies. Und ich lachte vor Angst ein wenig und weinte vor Verlegenheit, versuchte ihn am Hosenbein wieder runterzuziehen. Er bestärkte nickend das schöne Glück dieser Welt. Lieb und göttlich fasste er meine Hand, hob damit seine eigene Hand wie die eines Champions, glich sich selbst wie kein anderer, brach durch die Fans, „Hallihallo, ihr Otzen“, die sich zu beiden Seiten auftaten vor ihm, passierte die Bänke, sprintete aus dem Gebäude, ohne Autogramme anzukreuzen, mich wie ein abwinkendes Taschentuch hinter sich her lüftend, großartig. Er sei endlich frei, krachte er ins Wolkengrau hinauf. Endlich sei er wieder da, zwitscherten die Vögel irrwitzig. Ein einsames Eichhorn winkte ihm zu. Und weil ich danebenstand, alles mit angesehen hatte, was er sich gerade einbildete, weil ich wusste, dass die Würmin wie zuvor im Arm der MG rumlag, beschloss ich, mit dem Leben abzuschließen, so fest hielt er meine Hand.

Es hatte aufgehört zu regnen und aus dem Kirchentor hinter uns schritt zunächst einiges an unbekannten Gemeindegestalten. Dann Hasenscharte, gefolgt von einem Schwarm frühreifer Plagegeister, die ihn direkt im Freien sofort wieder ins Visier nahmen. Ohne Vorwarnung blieb er stehen und sah statt seinen Peinigern mir direkt in die Augen.

„Du kommst auch noch dran“, prognostizierte er, drehte

ab und gemeinsam rutschten er und seine Folterer allesamt durch einen Sog, oder eine Einfahrt, nach links unten. Dann trat die große O auf den Plan, unsere Oma, ihre Großhände schüttelten dankend den weichlichen Pastor persönlich, eine mächtige Ehre wurde ihr zuteil, Gottesnähe. Dann beugte sie sich mit Glubschaugen zu dem kleinen Goldkopp und verkündete ihm: „Du bist ein ungehobelter Beelzebub, der liebe Gott wird dich dafür bestrafen, ehe die Kleine sprechen kann, ich prophezei's dir."

„Welche Kleine", fragte Jakop ängstlich.

Verflucht solle er sein, der Bengel, verflucht, dass er nicht die heilige Taufe, nicht seine eigene Mutter, nicht irgendetwas respektiere! Verflucht, er, alle beide, das könnt's ja wohl nicht sein! Der Pastor nickte lächelnd und die beiden verschütteten sich auch in die Böschung nach links unten, gerade als ich der Oma eine hauen wollte, weil sie so dreist mit Jakop sprach. Er brabbelte nur: „Welche Kleine?"

Aus dem Gebäude trat da eine Frau, sie hieß Magda und trug eine Last. Aber was genau hielt sie in ihren gefeilten Nägeln? Ein Kind. Das elende Kind. Die Würmin. Die liebliche Blutsschwester Lena. Jakop blieb der Anblick einen Moment im Halse stecken. So lange, bis die MG beleidigt in das Auto umgestiegen war und ihn mit hineinbat. Es gebe gleich Essen und die Gäste uns dann den Rest. Er solle sich beeilen, Vati holt schon mal den Gürtel raus. Und: selber schuld.

Erledigt schluchzte Prinz Goldgott am Montag danach in den offenen Hemdkragen des Busfahrers, um sich irgendwie wo angenommen zu fühlen. Herbert setzte sich diesen jungen Mann auf seinen Schoß und wog ihn beschwichtigend auf und ab. Jakop könne immer zu ihm kommen, das wisse er hoffentlich, dass dort immer ein Platz und Bettchen für jemanden wie ihn sei, oder? Ein Bettchen? Ein Platz? Ja, das wisse er.

„Na gut“, sagte Herbert geschäftig, hier sei die Telefonnummer und Adresse, er schreibe es jetzt auf, und wenn es wieder ein Problemchen gebe, wisse Jakop Bescheid. Ja, wisse er, okay. Tränen wurden getrocknet, Herzen geflickt fürs Erste und ich saß nur daneben, konnt's nicht glauben, aber hielt meinen Mund.

In der Klasse versank Jakop fortan auf seinem Stühlchen. Die Haare knittrig wie altes Lametta nach eskalierter Familienweihnacht. Sein Wille welkte dahin. Er war trotz Herberts Liebe entwurzelt, furztrocken.

„Hoffnung“, sprach und schrieb Melissa in der Fünfminutenpause an die Tafel, als Rebe-Scheelke, wie immer in Türkis gekleidet, klipp und klar das Klassenzimmer betrat. Überdrüssig prellte sie ihre Mappe gegen den Tisch, begann alles, was Melissa als ihren Wochenendbericht bezeichnet hatte, von der Täfelung zu scheuern.

Melissa: Aber!

Rebe-Scheelke: Klasse.

Sie stand vor der Tafel, leise, privat. Ich mochte das. Rebe-Scheelke hatte dieses Jenseitige an sich, das ergriff mich. Besonnen hielt sie sich mit einer Hand den Ellenbogen des anderen Arms, als hätte sie sich gestoßen. Langsam sahen alle Dorfkinder auf. In der engen Klassenkammer wurde es ganz dunkel, weil draußen nix mehr war an Einsicht zum Raum erhellen.

„Ich entschuldige mich für gar nichts mehr“, sie sagte es wie zu einem Publikum, „ich werde nicht mehr eure Lehrerin sein. Mann hat mir die Lehrerlaubnis entzogen, weil ich Mädchen neben Jungen gesetzt habe, oder was auch immer der offizielle Vorwand ist. Die unterstellen mir, eine Frühsexualisierung zu befördern!"

Melissa flüsternd: „Eine was?"

„Dabei teilen die doch alle in zwei Lager!" Frau Rebe-Scheelke wandte sich zur Tür.

„Und weil ich ein *Dazwischen* angesprochen habe, ein *Jenseits* von", ja, dachte ich, ja, erzähl mehr davon!, aber sie fuhr eisern fort, „lasst das nicht mit euch machen!" Sie, türkis, im schwarzen Rechteck des Ausgangs mit dem Rücken zu uns: „Die Männer denken, sie wär'n das Einzige unter der Sonne, und einige protestierende, sogenannte rechte Damen denken, dass sie ohne Männer nichts wär'n! Oder mit ihnen auch welche werden. Unterschriften gesammelt! Peinlich. Peinlich!" Sie drehte sich zu uns um: „Die haben Angst. Angst wovor denn?!" Rebe-Scheelke drehte den Kopf wie eine Eule.

„Fürchtet nur eure Furcht, ihr Stöpsel. Lacht kaputt, was euch kaputt macht", sie seufzte, „dieser Job, dieser Chef, dieser Direktor Rattinger! Da geh ich lieber wieder Fasane züchten." Darauf hob sie abtrünnig den Scheitel zur Decke, merkte, zu wem sie da sprach, pustete losgelassene Haarsträhnen aus dem schweißfeuchten Profil. Vor Scham glühte ihre Aura, oder war es Ironie, so was wie Humor? Sie sagte, ohne jegliches Verspüren in der Stimme: „Geht nach Hause", sie lächelte, „wer immer das ist." Dann verließ sie den Raum.

Und Jakop hob langsam den Kopf vom Tisch. Er flüsterte rachsüchtig: „Mach kaputt, was dich kaputtlacht." Er hatte sie falsch verstanden, dachte ich und machte mir nichts draus. Aber sieben Tage nach Rebe-Scheelkes Abgang verübte Jakop den Mordanschlag auf unsere Schwester.

Am 1. April 1998, einen Tag vor unserem Geburtstag, schob er einen Stuhl an den Herd, um behilflich zu sein. Das Telefon hatte geklingelt, seine MG drauf und dran am Apparat. Während wir „kurz aufpassten“, zerrührte Jakop sein Leibgericht mit dem längsten Löffel. Ich hielt Lena an ihren beiden Speckhändchen. Sie war gar nicht so übel, eher eine Art fröhliche Wärmflasche. Hämisch vorm Topf winkte der Fachmann mich rüber, „SCHNELL, SCHNELL, nimm den Löffel, rühr die Linsen, rühr sie gut,“ sagte Jakop. Wir tauschten Plätze, weil ich es zuließ. Dann humpelte der Spitzbube, der mein Bruder war, wie Rumpelstilzchen um sein eigenes Feuer, gab sich seiner seelischen Entzündung hin. Weil ich es zuließ, hatte ein sechsjähriger Tathergang freie Fahrt. Er pirschte sich an Lena ran, weil der Mensch auch ein Tier ist und eben pirschen kann. Ich wollte es alles nicht wissen. Am liebsten hätte ich die Augen geschlossen, aber ich war offen für alles, außer diesen Herrscher zu missen. Seine eigene Schwester hob er erzfeindlich empor. Zum ersten Mal berührte er sie und Lena fiel mir nichts, dir nichts in einen Schlaf, den er ihr einflüsterte, den er ihr wirklich einflüsterte, mit seiner STIMME, den er ihr irgendwie einflüsterte, das schwöre ich bei meiner Beobachtungsgabe. Mit einem leichten Geräusch rutschte das holde Gewürm in sein rotes Rucksäckchen hinein. Jakop zurrte die Schnur zu. Der Wichtel lachte vernichtelnd und sprach: „Rühr, bis ich wiederkomme, HÖR NICHT EHER AUF!“

„Was machst du?“, fragte ich bissig, weil ich's wusste, bevor er durch die Hintertür vollends entwischte. Er gackerte in eine grauenhafte Ferne, in die er hineinverschwand wie ein kleiner Troll. Also rührte ich seine Linsen. Es duftete arg toll, weil ich meinen tollkühnen Kopf voll über die braune Brühe hielt. Bei so einem dummfarbenen Duft konnte mensch sowieso nicht denken. Ich wollte mich ablenken, oder mal kosten, vielleicht mich ertränken. Extrem viel blieb ja nicht, wenn ich extrem peinlich mit Jakop mithalten wollte, sein sollte wie er, der Sonnenschein, der soeben unsere Schwester entführt hatte. Was der sich jetzt wohl aus ihrem Leben machte? Ich rührte sein Linsengericht und wurde Komplize, obwohl ich wusste, dass es falsch war. Ich sagte so gar nichts, obwohl ich wusste, dass es falsch war. Ich hielt ihm den Rücken frei, obwohl ich wusste, dass er falsch war. Fragte mich, wie lange es dauern würde. Ob ich den Tisch decken sollte. Er würde sicher schrecklichen Hunger mitbringen von seiner Tortur. Plötzlich wurde mir klar, dass ich ihm niemals mehr entkommen würde, wenn nicht jetzt. Wenn ich nicht jetzt in diesem Augenblick meinen eigenen Mund aufmachte. Aber wie sollte ich ohne ihn eine Entscheidung treffen? Wie denn, wenn, scheiße, wenn, ich keine Scheibe von ihm abhatte, oder keine Goldlöckchen, wie Rebe-Scheelke sie toll gefunden hatte? Ich rührte im Kreis.

Jakops MutterGottes beendete das Gespräch und crashte meinen innersten Monolog, als sie eintrat. Zunächst musste sie sich orientieren an dem, was rührte. Zwei fehlten. Ich schwieg. „Da fehlen doch zwei."

Ich schwieg und schwieg zweimal. Sie zog meinen Kopf aus dem Dampf und stellte die Herdplatte auf Null. Sie sah mir in die Augen. Warum hatte ich das vorher nie erfahren? Ihre Augen rauchten dieselbe strangulierende Taktik aus wie seine. Unter Augen wurde ich biegsam, da krachte ich. Wehr dich, dachte ich. Sie will dich ruinieren. Du musst seine Verschwörung mittragen, dann hast du ihn, dann gehört er dir, dann wirst du so perfekt wie alle ihn finden, endlich gesehen, als Berserker, heute noch, von ihm, noch heute wird er dich lieben wie sein echtes Spiegelbild, einen wahren Zwilling. Die Mutti ließ das so stehen. Sie rief durch die Küche, durch das Haus, zog mich mit hinaus, suchte im Garten, weckte die Nachbarin Tante Gretel auf, die habe nichts gesehen, habe sich erst vor Kurzem dort hingesetzt. Hektisch packte Mutter Magda meinen Körper, denn es waren schon Hunderte Minuten vergangen, Tausende Sekunden, als Jakop, stolz wie töricht, aus der Küche lugte, die Mahlzeit sei angerichtet, der Tisch sei gedeckt. Magdas Aufmerksamkeit hastete aus einer emotionalen Prärie auf die Mitte seiner fleischlichen Vertäfelung. Ihre Augen stachen in ihn ein ohne Liebe. All ihr Schimpfen ließ er so zu, nur reden wollte er nicht. Er grinste bloß und grinste mehr, bis sie uns ohne Essen ins Bett schickte, Licht aus, die Tür schloss. Draußen schrie sie nach dem Kinde. Auweia. Jakop saß vor mir, ein wunderschöner Erdenkloß mit Odem drin. Und ich traute mich geradeso zu fragen: „Jakop, was hast du getan?“

Er grinste, er habe sie so gerngehabt. Er habe sie gefressen.

Ich berührte sein Bäuchlein, zu tasten, ob Steine drin waren, und er ließ mich. Jakop heulte wie ein Wolf, aber ganz leise. Und ich fragte: „Wo ist sie?“ Er grinste weiter. Irrsinnig. Er lachte. Er war so glücklich. Sein Mund riss wie ein Sack Reis und heraus rieselten seine messerscharfen Erfolgsrezepte als blitzende Lacher. Er konnte es einfach nicht für sich behalten.

„Auf dem Hexenberg ist sie, AUF DEM VULKAN. Da soll sie VERHUNGERN.“

Unten knallte die Tür. Der Förster kam lausig die Treppe heraufgezaust, riss der Tür den Türrahmen ab, genervt von uns allen, ruppig. Er erntete mich von Jakop ab. Ich sei der schlimmste im Kreis der Familie, wenn ich schweige, sagte Förster, hob die Hand gegen mich und ich ringelte wie ein Wurm unterm Hagel mich ein. Wir kannten das schon, aber blöd war's trotzdem. Försters Bart war furchtbar dicht, wie eine Wolke aus Borsten, eine graue Wolke von oben, mit Regen aus Händen, aus flachem Zement. Da verriet ich mein Ideal.

Konnte nur auf das Waldhaus deuten. Hände warfen mich zurück und Jakop staunte nicht schlecht, als er mich aufpäppelte. Ich hatte ihn also verraten?

„VERRAT!", brüllte er und trommelte gegen die vernagelte Zimmertür. „VERRAT!" Dann: „Das Waldhaus?"

„Ja", meinte ich. Er lachte.

„DU IDIOT", rief er, „du DUMMER Idiot! Und das will mein BRUDER, mein ZWILLING sein?" Jakops Worte härter als Försters Zement. Es klingelte jäh an der Tür. Tante Gretel hustete an zehn Zigaretten: „Da heult was auf meinem Dach."

Jakop, der an der Tür mithörte, fiel die Sicherheit in Scherben aus dem Gesicht. Magda hielt inne. Förster sprang los, sprang auf das Dach wie ein Kater, wie ein jugendlicher Boy. Er brachte das verlorene Töchterchen heim, denn es lebte ja noch. Dann konfrontierte er uns. Kurz und krachend setzte er mir und Jakop jeweils ein sattes Gemetzel auf den Arsch. Dann kehrte er uns wie Dreck von seinen Knien, strich den Bart wieder glatt und verließ das Zimmer. Jakop, den Kopf arg in sein Kissen gepresst, brüllte drauflos, steigerte sich hinein und heulte erneut wie ein Wolf, grollte, kläffte und wütete. Ich lag nur da und sah hin, wie er sich hingab, wie er schrie, SCHEISS SCHLAMPE, wie er wirklich und wahrhaftig ins Kissen schrie, SCHLAMPE, SCHLAMPE, wie es erneut die Treppe heraufpolterte, SCHEISS LENA SCHLAMPE SCHEISSE, wie es nicht einmal anklopfte, um hereinzuplatzen, hoch erhoben und wieder aus Händen die Verwüstung, wie hurtig der Vater auf den heiligen Geist des Sohnes gurtete, der wiederum mithielt und auch zuschlug, WEIL SIE EINE SCHLAMPE IST, DU ARSCH. Doch der Förster drückte Jakop nieder, von schräg oben hielt er schräg auf ihn herunter. Um schneller zu vollziehen als der Förster, betätigte Jakop seine sämtlichen Körperteile in alle Richtungen, schleuderte sie dem Biertrinker in den Bart, WAS WILLST DU ÜBERHAUPT, ARSCH SCHLAMPE SCHEISSE, bis seine MutterGottes dazu stieß, Jakop verdrehte seinen Körperbau in die erwachsene Richtung, sah ihr in die Augen und spuckte dann dem Förster ins Gedicht. Rasant schnellte aus der Distanz die Ohrfeige der Mutter gegen Jakops Kiefer. Rechts, links und dann noch mal so richtig schmerzhaft, das konnte man wirklich miterleben, durch die herabklatschende Fleischgewalt, rechts in sein goldmundiges Ebengesicht. Die glatt gecremte Hand prallte so deftig, dass er hinüberflog, flach lag und hätte bluten können, wäre er nicht ein Knabe gewesen, der schrecklich abwartete, bevor er was losließ, der ihr nun in die erschrockene Visage sah und endlich aus seinem Wahn aufwachte, als Magda hemmungslos anfing zu heulen, sich bei ihm entschuldigte, Küsschen, oh, mein Schätzchen, es tue ihr so leid! Im Gegensatz zum körperlichen Abholzen eines Forstbeamten sanken ihre Schläge nämlich in den schwächsten Muskel, ins Herz. Und es waltete eine unvergleichliche Ruhe, als sie ihn festhielt, der Förster eine Beteiligungsmöglichkeit „suchte" und sich hinab ins Wohnzimmer verging. Doch Jakop legte die MG von sich ab, aus der Mode gekommen, wertlos, verlottert, sie habe keine Munition mehr. Hoffnungsgeladen lächelte sie ihn trotzdem an, über die Wange streichelte sie ihm noch, als er ihr sagte: „Ich hasse dich. Bist so egal."

Unbezahlbar.

An dem Abend war er mein. Er schaute mich an, als wir in unseren Betten lagen. Er schaute sich lange in mir, wie in einer Glasscheibe, an. Es habe keinen Zweck, gestand er mir. Es würde nie wieder wie früher sein. Das verstand ich und diesmal grinste ich. Es gab also nur noch uns zwei. Von nun an würde alles besser werden, sagte ich. Er zog die Decke über sich, verbarg sich unter ihr, wie ein Ball Lava unter der Erdkruste, wie ein schlafender Vulkan sich versteckt. Und auch ich schlief seelenruhig ein, in meiner Hand das Unkrautmesser, bereit, mir später in der Nacht meinen gerechten Anteil rauszuschneiden.

Der nächste Morgen kam. Am Fußende meines Bettes wankten die Eltern. Nein, wankte der Förster. Tat nichts mit den Augen, die da Löcher waren, tiefe, dunkle Löcher.

„Wie vom Erdboden verschluckt", sagte er und ich wusste ja wirklich von nichts. Wie hätte ich so was auch wissen wollen? Draußen Blaulicht, oder das Morgengrauen, oder beides.

„Wie vom Erdboden verschluckt?", fragte ich und der Förster schüttelte den Kopf, während er nickte. Draußen schlugen Wagentüren wie bei einer Geburt. Ich konnte es nicht glauben. Jakop war ohne mich gegangen? Einfach ausgerissen? Abgehauen? Mein Herz lag gebrochen in meiner Rippenschale. Wie hatte er so fest glauben können, dass ein Bettchen anderswo, ein Platz anderswo besser für ihn waren, als die Aufmerksamkeit der MG, besser als ein Plätzchen hier bei mir? Wie hatte er so fest an diese Religion glauben können: an sich ausschließlich als Sohn, statt auch als Bruder?

In dem Moment muss es gewesen sein, dass ich völlig die Fassung beziehungsweise völlig die Fassade verlor. Ich stolperte, fiel in den Schlagschatten seines Vulkans, der Bettdecke, die nun zurückgeschlagen dalag wie ein aufgesprengtes Gestein, ich stürzte in den Umriss an ihrem Fuße, wie in eine abgeschnittene Scheibe, eine Pfütze, in der ich aufprallte und deren Essenz von meinem Körper aufgesogen wurde wie warmes Dreckwasser von einem Schwamm, sie füllte mich ganz aus. Meine Haut wurde grau. Ja. Wirklich. Einfach grau. Wie Asche. Oder sie war immer schon so gewesen, farblos – und ich sah mich einfach zum ersten Mal selbst? Ein Grauen: Er war weg und ich war noch da. Das verstand ich nicht. Das ergab keinen Sinn.

„Ich bin hier", sagte ich. Vielleicht hieß es, ich war endlich besser geworden, brauchte ihn nicht mehr, um sichtbar zu sein? Aber Quatsch. Ich lachte. Er trieb einen Spaß mit mir. Endlich trieb er Späße mit mir. Endlich vergötterte er mich. Ich war so glücklich und wartete nur darauf, dass er unter einem Rand hervorlugte, hinter einer Wand und mich in den Arm nahm.

„Bruder Jakop, SCHLÄFST DU NOCH?", rief ich voll Vorfreude, äffte ihn nach, seine Stimme sogar, Gott, ja, ähnlich wie andere, die in diesem Land mit einem GROLL manchmal MELODRAMATISCH ihre STIMME über andere ERHOBEN, betete ich nun zusätzlich von unten nach oben, zu einer zweiten, inneren STIMME, wenn ich mit IHM sprach, glaubte…

glaube ich

… AN GOTT, DEN BRUDER, DEN ALLMÄCHTIGEN, DEN SCHÖPFER DES HIMMELS. MEINER ERDE …

* * *

Die neue Zeit
brach an wie ein sonniger Wintermorgen.

Ich glaube, von der MG gelernt zu haben, wenn ich nur fest genug glaubte, dass jemand da war, dann war er auch wirklich vorhanden. Und Jakops Inschrift stand schließlich auf einer Steinplatte wie ein Versprechen. Der Dachziegel, wie bei diesem Bibel-Onkel, den sie Moos nannten, der mit brennenden Büschen redete. Mir war also klar: Wenn das auf einer Steintafel steht, ist Jakop noch hier. Warum zogen dann aber alle anderen solche Gesichter?

Auf Tante Gretels Dach schlotterte ich trotz der Kälte hoch, weil ich fürchtete, ein Regen könnte seine einmalige *Ich bin hier*-Verewigung, die Kreide auf dem porösen Sandstein, auswaschen. Ich tat das für uns alle. Ich hatte noch am selben Morgen meinen Schlafanzug, den blauen mit den Raketen drauf, dessen Oberteil, dort oben ausgezogen und den Frotteestoff über die Platte gespannt, um Jakops Schriftzug vor Verwitterung zu schützen. In der Brusttasche meines Schlafanzugs vergaß ich dabei in der ganzen Aufregung, obwohl ich das Unkrautmesser sogar noch in der linken Hand hielt, eine goldene Locke, die ich ihm in der Nacht seines größten Coups abgeschnitten hatte, so aufgedreht war ich. Was für ein Geburtstag. Endlich sieben.

Ich war so perplex von seinem Verschwinde-Zaubertrick, ich wusste nicht mal, wie ich allein Tante Gretels Dach hochgekommen war. Irgendwer rief mich herunter, zerrte womöglich an mir, das weiß ich nicht mehr. Sie setzten mich zurück ins Kinderzimmer und ich sagte chefmäßig: „Alles in Ordnung, den Ausreißer holen wir zurück.“ Im Grunde wusste ich ja als Einziger, wo Jakop hin war. Es lag doch klar auf der Hand. Herbert sei der Übeltäter, klagte ich.

Der Förster schritt vorsichtig an mir vorüber. Er öffnete das Fenster und lüftete Jakops Decke. So als müsse von dem kleinen Fleckchen Erde die Wärme eines Körpers abgestaubt werden, damit hier wieder was würde wachsen können.

Magda monierte, das sei nicht richtig so, er könne nicht einfach das Bett machen! Als ihr Mann sie först ladylike kurz mal abgefertigt hatte, knechtete der Gevatter sich auf meine Ebene herunter und sagte so etwas wie: „Damit er besser schlafen kann."

„Wer jetzt? Jakop??" Beschiss, dachte ich. Du kennst ihn gar nicht! Du weißt nicht, wie lange der abgehauen sein muss, um wieder zurückzuwollen, geschweige denn, wie seine Träume von innen aussehen, während er bei einem Busfahrer übernachtet! Vermutlich war Jakops Verschwinden doch kein Joke oder Trick, sondern ein Konterangriff auf die Eltern? Ich schloss das verdammte Fenster und warf die Decke zurück in die jakopische Unordnung. Hätte ihn stolz gemacht so was. Ich begann meinen Bruder hardcore zu vermissen.

„Lasst ihn uns suchen, los! Sucht ihn! FANGT AN!"

Magda brabbelte total durchgepustet irgendwas von wegen sie habe ihn noch geschlagen, Isaak, jetzt sei er weg, Isaak, blabla, ihr schönes wichtiges Kind Isaak, ihr Jakop usw., ich fand sie langsam unverschämt. Sorry aber. Die wollte erwachsen sein? Kosmisch unausgeglichen schnappte sie nach Luft, skandierte, dass sie zu ihrem Kinde wolle! Gleich gehe es los zu ihrem Kind, plakatierte sie den Slogan förmlich an alle vier Wände des Zimmers, in das sie rein und raus heulte wie ein Krankenwagen. Lalülala, ding dang dong. GLEICH GEHTS LOS, ISAAK. Ich überlegte derweil. Vielleicht hatte Jakop den Zettel mit Adresse und Nummer von Herbert dagelassen? Ich begann ihr nachzueifern und wühlte auch im Chaos.

„MAGDA", schimpfte der Förster. Er nehme ihr die Kinder weg, wenn das so weitergehe! Als wären wir ihre Spielzeuge, dachte ich. Der aufgelöste Kleinteilreparateur und Schatzsucher setzte erst mal eine angsteinflößende Flasche Bier auf. Nur mit einem kleinen Schlückchen wollte er sich zulöten, um auszuloten, ob seine Gattin sich vom Schreck ohne Ende erholen würde. Ihm ging es ja supi.

Ob wir Jakop nicht mal abholen wollen, fragte ich erneut.

„Ja, du hast recht", haderte Magda, aber starrte durch mich durch auf ein freies Stück Wand hinter mir, das sie förmlich noch nicht beklebt beziehungsweise abgetastet, also händisch nach ihrem Prachtstück abgeklopft hatte.

„Wann denn", fragte ich, „wann holen wir ihn?" Da kam mir Magda sehr nah, legte ihre Hand unter meine Hüften an die Füße, um mir irgendeinen Schwur abzuzocken, bot mir mandeläugig einen verschrumpelten Apfel aus Jakops Tornister zum Tausch an. Der Apfel wie ein Totenkopf. Ob ich tatsächlich wisse, wo er sei? Sie könne die Info bezahlen. Förster schlug ihr das Dörrobst aus der Hand. In dem Moment murmelte ein menschlich anmutender Avocadokern namens Lena über den Flur und stank ein bisschen nach Windel, um mal vom Thema abzulenken. Ich war ihr minimal dankbar dafür. Insgeheim mochte ich sie ja.

„Na, du Kleine!" Noch bevor ich dann Magda antworten konnte, rutschten die nassen Mutterhände von meinen Seiten und sie versank wie ein durchgebrochener Luxusliner auf den Flurfliesen, glitschte in ihren eigenen Bullaugen auseinander, Frachtöl aus den Augen. Förster interagierte mit großem Getue, damit sie mich in Frieden ließ, endlich in Frieden, oder Weltfrieden, sagte ich: „Lass mich in Weltfrieden, Magda!" Ich weiß nicht mehr, wo ich das damals aufgeschnappt hatte.

„Danke", sagte ich zum Förster, da er mir half.

„Nichts zu tanken", antwortete er und warf die ausgenuckelte Schnabeltasse von Lena, die er als Alk-Ausschank missbraucht hatte, auf den Boden. Das Plastik machte Klonk auf dem Fußboden. Er erkannte sich und die sonst so intakte Mutter nicht mal mit seiner kleinteiligen Reparaturhand wieder und schickte mich schleunigst aus der Tür, weil Mama ihre Umdrehungen beschleunigte. Es sei das Beste, uns Kinder für ein paar – er pausierte vor dem Wort – *Tage* vor allem zu bewahren.

Er stellte draußen vorm Haus den Wagen bereit, obwohl auch er die Gischt in den Äuglein bekam. Was war nur los mit denen? Magda hatte indessen die VHS-Kassette gefunden, auf der ein Fußballspiel Jakops und meine Geburt überspielt hatte. Der Videorecorder fraß die Kassette. MG drückte Play. Dann Stille. Anpfiff. Das Geschrei war groß. Alle drehten durch. Ich dachte: Das macht Mann wohl so, wenn ein Sohn abzischt?

Machte ich das dann auch? War mir nicht sicher. Bot daher, bevor wir losfuhren, nochmals genervt an, mein lupenreines Wissen um Jakops Aufenthaltsort preiszugeben. Förster hatte die Autotür vor meiner Nase allerdings schon zugeschlossen. Lena war voll niedlich in einen Styroporsitz neben mir gebändigt, während im Haus etwas wie ein Kessel brodelte. Da musste ich an Jakops Vorliebe für Lavasprüh denken.

„Wusstest du, Lena, dass der Pinatubo, ein Vulkan auf der philippinischen Insel Luzon, der bis zu unserem Geburtstag am 2. April 1991 als erloschen gegolten hatte, explodiert ist, als wir geboren wurden?"

Sie speichelte zustimmend. 359 Tote durch Ascheregen, hatte die große O mal gesagt. 143 durch Lahar. Ich wusste damals noch nicht, wer oder was ein Lahar ist, und heute weiß ich nicht, wie ich damals diese Informationen so akkurat und emotionsfrei runterleiern konnte und ob Lena auch nur ein Wort davon verstand, ob es das war, was sie beeinflusst hatte in ihrem späteren Wandel. In dem Moment aber lachte Lena authentisch wie ein Kind, und so war es gut.

Weil Magda sich nicht von uns verabschieden konnte, in das verlassene Jungszimmer zurücklief – zurückschaute, um zu bleiben –, erstarrte sie für einen verkorksten Moment zur Salzsäule. Försters Gesicht davon geplättet wie ein Spiegelei in der Pfanne.

„Magda?"

Wir fuhren ohne sie los.

Nach elf Stunden Stau stiegen wir aus. Förster ging mit Lena auf dem Arm voran. Lethargisch dehnten sich Lindenbäume auseinander. Vor meinen Augen stand, umgeben von einem vollständigen Baumzirkel, auf einem kleinen Hügel die Villa. Mit Türmchen, mit großen, gebogenen Fensterbuchten und grünen Fensterläden wogte der Bau in einen grauen Heiligenschein aus Wolken hinauf. Nur ein apokalyptischer Engelschor fehlte, diesen Anblick zu untermalen. Die Außenwände und das Dach waren vollkommen mit dunkelblauen Schieferplatten bedeckt. So kauerte das Schlösschen wie ein gigantisches, verkohltes Reptil auf der Lichtung. Es klappte alle Fensterläden wie Nasenlöcher auf, klappte auch den großen holzigen Frontschlund auf, die Haustür, und atmete uns alle drei darin ein und wir landeten in einem gezimmerten, smaragdgrünen Innenraum.

Vor uns schwebte eine Vogelscheuche, eine hochgewachsene Frau. Die Haare weiß, wie eh und je in einem schlaffen Dutt, vielmehr in sich eingefalteten, umgeknoteten Zopf über der Schulter. Die langärmlige, blaue Bluse schlackerte, war ein dünner Sack über dem leiblichen Gerippe. Der Kragen schloss eng am obersten Knopf und der grüne Trachtenrock sah aus wie Tannen und Fichtennadeln. Sie wetzte gemächlich ihre Schneidezähne, ein Lächeln, es sprach die Mimik des Hungers. Ihre langen Sensenarme scharrten wie die eines Insekts im blutrot leuchtenden Terrariumlicht der Rheumalampen des Hauses. Mich fröstelte. Ihre Fingerstangen klapperten ähnlich den hängenden Klanghölzern eines Windspiels. Mit Staub auf den Augenlidern zwinkerte sie uns tiefer herein, wie es den Frauen und Männern und Dazwischenjenseitigen ihrer Art nachgesagt wird. Maria von Tann zu Ficht. Als sie geboren wurde, 1928, tötete der Vulkan Rokatenda in Indonesien 226 Menschen. Das fand ich aber erst später aus ihren Büchern heraus. Was ich gleich wusste: Die große O war Ausbruch einer ganz anderen Generation. Sie sollte sich auf unbestimmte Zeit um Lena und mich kümmern und ihre vorsintflutlichen Ansichten auf uns projizieren. Hier wollte uns der Förster abgeben? Hier saßen wir jetzt also fest? Ich musste einen Weg finden, wie Lena und ich heil dort rauskamen.

*

Die vielen Bücher und ein Vokuhila
sollten meine Zeit bei der großen O prägen.

Der Drang, Jakop zu finden, war fundamental. Aber Lena und ich saßen hier fest, wenn wir nicht flohen, ich spürte es. Meine neu entdeckte Schwester rollte unbeschwert quer über den Flur, lachend, quäkend, sonnenklar. An den zweidimensionalen Stämmen einer dunkelgrünen Fototapete blieb sie kleben. Indessen laberte der bäuerliche Förster bei der adligen Adleräugigen irgendwas von Jakop.

Die große O sagte: „Du lieber Gott."

Oben über der flippigen Schwester hingen derweil Kuckucksuhren. Hunderte oder elf Kuckucksuhren und in der Mitte ein Kreuz mit einem nackten Toten, den sie Jesus nannten, Brotlaib Christi, den kannte ich schon längst. Der schmeckte in der Kirche den Leuten nur mit Blut.

Für uns brauche es kein Blut, kein Christi, sondern bloß ein Lachen entfachendes Baby, sagte ich, knutschte das kleine, speckige Erbsengesicht, wollte dann doch bitte endlich, endlich Jakop abholen gehen, als hinter unsren Rücken leise die Tür ins Hausschloss knuffte. Huch.

„Vattan is weg", kommentierte sie den Abgang des Försters.

Eine Oma wie unsere war so groß, dass sie trotz der meterhohen Zimmerdecke sich bückte und schlich. Sie drückte uns durch die Küche, kehrte uns putzige Frechmöpse wie Lackaffen durch eine Schwingtür. Die Möbel im Esszimmer bestanden aus verwobenem Stroh und dünnen Hölzchen und wirkten wie übergroße Puppeneinrichtung, feinste Spielzeuge, die noch niemals in einem echten Leben von einer Lebenslust abgenutzt worden waren. Mumifiziert baumelten Trockenpflanzen und Geweihe an den Tapeten, alte Blechteller. Lena schielte von so viel toter Deko.

Wo der Förster hin sei, fragte ich. Verantwortung übernehmen, murmelte die O und ich verstand sofort. Jakop zu finden und Lena und mich zu retten blieb an mir hängen.

Ob wir Hunger hätten? Wortkarg verpieselte sich die große Heuschrecke, gebot uns, einen Augenblick zu warten, und ich überlegte. Meine einzige Verbündete war Lena.

„Wollen wir Omas Telefon benutzen und bei Herbert anrufen, meinst du die große O hat ein Telefon, Lena?" Sie gurgelte nur. Die Schwingtür quietschte abermals und vor uns installierte die O schnarrend das hübschhässliche Porzellangeschirr. Sie klemmte mir eine bis zum Rand volle Tasse Schwarztee in die Hand.

„Trink!"

Dann stellte sie einen maximalen Topf nassen Grases auf den bedeckten Tisch. Sauerkraut. Mit einer kleinen Harke rührte O durch den Bottich und panschte mir einen halben Misthaufen auf den Teller. Eine Wagenladung gekochte Kartoffeln obenauf.

„Iss!"

Sie zitterte. Und vielleicht weil ich zögerte oder weil etwas sie erschüttert hatte, schaufelte mir die O ungeduldig selbst die Tagesration zwischen meine Kauleisten und zwang mich zu essen. Für Lena, die eigentlich schon Zähne besaß, aß die O es auch noch vor und spuckte dann auf einen Löffel, viel zu groß für Lenas Schnute. Zielgerichtet beförderte die O Spuckenahrung in das nichtsahnende Wurmkind, wie eine Vogelmutter dem reingesetzten Kuckuck per Kotze die Nährstoffe in den Magen sprühhustet. Angeekelt musste ich an den Jungen aus dem Bus denken. Ob Hasenscharte schon mal welche in den Mund bekommen hatte? Würglich wirkte ich alles in mich hinunter. Nach drei Tassen von Omas schwarzem Gesöff fühlte ich mich viel zu aufgekratzt zum Schlafen, nichtsdestotrotz machte uns die O bettfertig für die Mittagsruhe. Ich müsse dringend aufs Klo, sagte ich. Sie antwortete, nun wollen wir beten, ja wisse ich etwa nicht, wie das gehe? Man solle sich mit ihr ans Bett knien, hurtig.

Halt. Ob die O ein Telefon habe, ich müsse dringend einen Anruf tätigen, formulierte ich so höfisch wie es ging, damit auch sie es verstand. Wen ich denn anrufen wolle? Na, den Busfahrer Herbert, ganz klar, meinte ich zurückhaltend. Dafür, sagte sie, sei es schon viel zu spät und drückte mir meine Augenlider zu, ich solle beten jetzt. Aber Jakop sei doch beim Herbert zu Hause, sagte ich. Ein lang gezogener, unleserlicher Blick der O, dann faltete sie mir die Hände.

„Lieber Gott", sprach sie und sprach offensichtlich von Jakop, „was soll ich jetzt mit diesen Kindern? Mach, dass sie vergessen, schnell vergessen, so wie wir damals, wie ich das damals." Dann schloss sie hitzig die Zimmertür von außen ab, als seien wir die Eiseskälte, die es in eine Vorratskammer wegzusperren galt, und schürte unten Feuer in den Öfen, während ich überlegte, wie ich Jakop und uns ohne Telefon befreien konnte. Aber nur kurz nach der Mittagsruhe stand sie wie selbstverständlich vor den Betten und ebenso standesgemäß wie ihre Ahnenlinie es gebot, zog sie mir Lederhosen an.

„Jetzt siehst du aus wie ein echter Junge", freute sie sich. Offenbar war ich kein echter Junge, wenn ich eine Hose brauchte, um wie einer auszusehen, aber ehrlich gesagt war mir das seit Rebe-Scheelke längst bewusst.

„Wie deine Mutter früher", fügte sie an sich selbst gerichtet hinzu. Aber ich würde so blass aussehen, fast grau in diesem Licht, bemängelte sie, stellte mich wie einen beschädigten Gegenstand unters Mikroskoplicht des Fensters. So etwas Farbloses habe sie noch nicht erlebt. Sie erfasste pragmatisch mein rotrotes Haar, das ihr nicht blond genug war, und fand, dass körperliche Ertüchtigung der Durchblutung zuträglich wäre.

„Der Junge braucht eine klare Struktur“, sagte sie über meinen Kopf hinweg, „der Junge muss die Bibel lesen! Hier“, sie schlug ein Buch auf und sagte, „wie in der Schule. Und danach etwas Arbeit. Silber“, meinte sie, das solle ich putzen, das lenke mich ab.

„Wovon denn?“

„Komm, Kind, ich zeig dir das schnell.“ Vielleicht war sie doch ganz okay, beim Silberputzen schien sie netter als ohne klare Aufgabe in der Hand. Einige Minuten schrubbte ich dann mit winzigen Schwämmchen und einer übertrieben schimmlig riechenden Salbe den schwarzen Film vom gravierten Besteck, bis ich vom Stuhl aufstand und mich traute, ein Telefon zu suchen. An den Wänden des Wohnzimmers hingen Landschaftsmalereien, aber keine Telefonhörer. Hier und da ein Teppich festgestanzt unter spitzen Holzfüßchen von unbenutzten Möbeln. Im Laufstall, den Förster wohl mitgebracht haben musste, saß eine Lena und winkte. Ihrem Käfig gegenüber, auf einer niedrigen Kommode, statt Telefon prangten hier eingerahmt in reineres Silber die schwarzweißen Familienfotos: Neben der großen O ein etwas flacherer Mann mit schulterlangem, schwarzem Haar, er trug einen Frack, lächelte nicht. Das war ihr Mann. An der Hand hielt er einen kleinen Jungen in Lederhose. Ich sah an mir herunter, schaute wieder auf das Foto und erkannte erstaunt, dass der Junge auf dem Foto eine Art Jakop war, so erkannte ich, dass es die MG sein musste, ich war ja nicht blöd. Zum Mädchen wird mensch geboren, zum Jungen erkoren. Ich ärgerte mich über diese Dinge, weil ich nicht verstand, warum Hosen wichtig waren. Und weil ich kein Foto von Jakop besaß. Auf einem ganz kleinen Bild standen die O und ihr Mann, als Jugendliche, vor einer Fahne. Auf der Fahne ein großes Kreuz. Ein Kreuzchen mit abgeknickten Enden. Ein Kreuz, das kein Buchstabe war. Oh oh! Mir sanken Steine in den Magen, oder Geißlein. Ich erinnerte mich, das Kreuzchen bedeutete Wolfalarm! Menschen, die einen fressen, beißen, töten.

Extra irre drehte ich mich um, denn von draußen drang ein Geräusch ins Zimmer. Im Garten stand die große O und ertüchtigte sich. Wo sonst. Wo sonst, mit einer Sichel in der Hand schnitt sie durchs hohe Gras und weidete langsam, aber todsicher ein großflächiges Flachland frei. Es sah aus, als wolle sie das Gartenfeld nicht nur spießbürgerlich, sondern wirtschaftlich vom Unkraut befreien. Die Wiese säumten tausend Linden. Tausend Birken die Aue, und tausend Buchen standen bis zum Wald am Horizont, vielleicht waren es auch viele, extrem viele mehr. Dreitausendmal mehr. Was die O da machte, hatten Jakop und ich in Magdas Garten auch schon vollziehen müssen – Stutzen des Wachstums anderer Lebewesen schien ein Familiensport zu sein.

Die O drehte sich in dem Moment nach mir um, da ich vor Aufruhr einige Fotos von der Kommode geschleudert hatte, ihre Augen schwarzkalt. Böswillig. Schreckhaft drehte ich ab, kehrte Marsch ins Esszimmer, in Socken am schimmernden Silber entlang, Telefon, Telefon, dachte ich, in der Küche ausrutschend auf den Flur, wollte vorne zur Haustür entfliehen, hängte mich mit Schwung und beiden eiligen Händen an die Klinke, aber es half nichts. Sie hatte uns eingeschlossen. Uns. Lena! Ich hatte Lena vergessen! Hektisch rannte ich auf dem Teppich umher, als die O mit stechenden Schritten aus der Küche auf mich zu peste. Ihre Gras träufelnde Sichel verlängerte aufschneiderisch das dürre Händchen fürs Grobe. Das war mein Ende, dachte ich. Saß festlich in ihrer Falle, jaulte ich mit beiden Händen vor meinem

Gesicht, „Bitte, Omma, Omma“, rief ich dörfisch mit doppeltem M, „Omma, töte mich nicht!“ Sie haderte gebeugt und schwankte, schrappte mit der Stirn am Leuchter und der Zimmerdecke, verzog einen Mitgefühlsmuskel. Mit dem Töten mache Mann keine Scherze, schon gar nicht in dieser Situation.

„Welche Situation denn?“

Die bereits großzügig zerkratzte Eisscholle ihrer Visage bekam einen tiefen Sprung. Ob ich noch Hunger habe, ich sei ja nur Haut und Knochen! Dann ging sie wackeldackelnd in die Küche. Und ewig tickten die Kuckucksuhren im Flur den Takt.

Wieder gab es einiges an Kraut und Kartoffeln mit den Zähnchen zu malmen, auf dass ich dick und nett würde für ihren knurrenden Wolfsmagen. Schwarzen Tee, auf dass ich sauber arbeiten konnte, sauberes Besteck für ein bald von ihr zubereitetes Wolfs-Gedeck und Bibel lesen für das Tischgebet zum zweitjüngsten Gericht. Das jüngste würde wohl Lena sein. In der ersten Nacht in diesem Gefängnis betete ich deshalb zu Jakop: Wie lange ich hier aushalten müsse, wie ich ausbrechen könnte. Lena kroch lieber unters Bett, statt mitzubeten, sie übte im Staub Vokale, A und O konnte sie schon. Mensch Lena! Dabei war doch Beten so etwas wie Telefonieren, doch ich sprach beim Angebeteten bloß auf den Anrufbeantworter. Bruder, SAG MIR, JAKOP, was ich, Bruder, tun soll, Jakop. WIE KANN ICH DICH FINDEN, wie von hier verschwinden? GIB MIR EIN ZEICHEN, BRUDER – WAS SOLL ICH TUN? Just in dem Augenblick rammte Lena gegen den Nachttisch, warf dadurch eine Schublade auf, ein Büchlein kam zum Vorschein und ein Stift. Das Buch, Jahrgang 1944, ein Kalender. Ein himmlisch als Zeichen interpretierbares Zeichen des Bruders. Man musste nur dran glauben. Also Augen zu und durch. Augen zu und – prompt hielt ich den Goldboy umklammert, wie ich noch nie in meinem Leben davon zu träumen gewagt hatte zu klammern. Meine Unterarme zusammengewachsen. Traumhaft. Jakop wand sich gewaltig und schrie: LASS MICH LOS, DU WURM! Er spuckte Bällchen direkt in mein Gesicht. LASS LOS, schrie er wieder und wieder. Schwarze Wellen kochenden Tees knallten aus Fotos auf uns beide ein und er heulte wie ein Wolf, wie von Sinnen, die Sintflut aus Tee verbrühte mich, als er wie ein Toter von einer Uhrenwand abknickte. Ich platzte dadurch vorn auf, schleuderte sündhaft meine Arme aus dem Bettdeckenknäuel, weil ich mich am Albtraum nicht nur verbrannt hatte, sondern auch mit Urin überflutet.

Ich weckte damit das ganze Haus auf. Saß nass in einer gelben Lache, während die O schimpfte, solche Kinder gehörten gehörig bestraft. So saß ich in T-Shirt mit nacktem Pöter auf dem Klo.

„Strafe", seufzte ich und spülte klares Süßwasser über eine ausgedrückte Drecksleere. Die Hände mit Kernseife waschen, Frottee trocken, blätterte ich später in der Nacht durch 1944.

Die O stellte mich zuvor aber noch in die prominenteste Ecke des Hauses. Dort sollte ich bleiben und lernen, mich zu benehmen. Sie schaue zu. Immer unter Beobachtung sei ich, bis ich trocken sei. Ich solle vergessen! Und um Himmelswillen nicht so ein Gesicht machen! Woher konnte sie mein Gesicht sehen, wenn ich in der Ecke stand? Ich lächelte. Stierte still auf die Ecklinie, an der sich zwei Wände trafen. Ich lächelte wegen dieses Zeichens von Jakop und lächelte, wenn ich zu ihm betete, auf dass ich aus dieser Ecke des Lebens rasch wieder rauskäme. Selbst wenn ihm Herberts eiliger Geist in die Knochen fuhr. Wenigstens war er in Sicherheit dort. Sicher war ich mir da, weil mir nichts anderes blieb, als daran festzuhalten, mit gefaltetem Händeringen. Ich übte aber nicht nur eins-a-Beten, sondern auch, mich kleingedruckst in einen Kalender niederzuschreiben, niemals zu vergessen, niemals selber verloren zu gehen an diesem Ort der O, die wollte, dass ich irgendwas vergaß. Ich schrieb zwar auch die Sätze aus der Bibel, die sie mir zum Lesen aufgab, schrieb jedoch auch *Ich bin hier* eintausendmal und solange ich nicht mehr aß, als nötig, würde mich auch die Wölfin nicht vernaschen, denn nur gefütterte Kinder nähren die Wölfe, oder Jakop? Ich schrieb mir alles von der Leber, rein in das Jahr 1944,

... UND AN JAKOP CHRISTUS, MEINEN EINGEBORENEN LOHN, UNSERN HERRN ...

27. Januar

Wegen Bettnässens eine Stunde in die Ecke, nicht umdrehen, nicht hinsetzen. Die O räume für das Ende auf, antwortet sie auf wiederholte Nachfrage. Es müsse alles in Ordnung sein, für was danach komme. Nach ihr. Ich versteh nur Bahnhof. Sie sagt: Kopf hoch! Brust raus, Bauch rein, stillgestanden! Terrasse ausbauen sei nichts für Kinder. Strengstes Sumpfverbot für alle Insassen, Lena und mich. Man könne untergehen. Unverantwortlich unmarkierte Kinder im Sumpf. Und sie? Die O gehe nicht unter. Zu schmal zum Sinken. Mehr Fahnenmast als Mensch. Die O mäht mit Sichel Säuberung über den Sumpf, sie kann nicht aufhören, weil sie mal zu sehr mit was angefangen hat. Kennst du das, Jakop? Lena wurmt, aber sie ist mein einziger Rückhalt. Nachplappern tut mensch, bis man versteht, was Mann sagt, spottet die O. Technisch versuche ich, Lena deinen Namen beizubringen. Sie ist gar nicht so übel, wenn sie lacht. Bald schafft sie ein Wort, ich sag's dir, Ao, Ao, Ao kommt bisher dabei raus.

27. Februar

Ich verabscheue schwarzen Tee jetzt. Tänzeln hilft manchmal. Hab schon wieder. Der gleiche Traum, Jakop, genau der gleiche. Und dann immer: eine Stunde in die Ecke, nicht umdrehen, nicht setzen, nicht irgendwas. Ich bin doch kein Kind mehr. Ich will kein Kind sein. Kind sein ist kommandiert werden. Ich kann doch nichts dafür, lieber Jakop. Warum machst du das? Du machst es doch, oder? Gott, Jakop mach, dass ich nicht schwächle! Ich kann immer an dich glauben, ganz ehrlich, bitte! Diese Ecke, was für ein Konzept. Die Beine tun mir weh. Und fast alle ihre Bibeln haben irgendwelche grimmen Kreuze und Leichen, außer das Buch auf ihrem Nachttisch, das heißt *Gefährliche Liebschaften*. Und ein kleines Heft hat sie, *Gespenstersonate*, keine Ahnung, was das ist, aber als sie mich damit erwischt, sagt sie, ein Kammerspiel sei nix für die Ungebildeten, sei Handwerk, aber ich werke ja auch mit meinen Händen, wenn ich dir schreibe. Als die O das Heft zurücklegt, sagt sie zu ihren *Liebschaften*, nach der Ehe mit unserem Opa habe sie eine ausgesprochen düstere Phase, ein inneres Inferno durchlebt. Sie weiß nicht, dass ich das gehört habe. Mit dem Kammerspiel habe sie sich nicht anfreunden können, sie schmeißt es in den Müll. Sich frei zu schreiben, Strindberg, das gehe nicht! Frei wovon? Ich versteh sie nicht. Mit einem Kammerspiel sich frei schreiben, denke ich, klingt gut. Muss mal rausfinden, was ein Kammerspiel ist, vielleicht später. Sie frisst mich bestimmt, Jakop! Ein Hungerhaken ist sie, mit Hungerhakenkreuz und messerscharfen Schultern, lange, weißweiße Schneehaare, zerbrechlich wie Porzellan. Aber das macht keinen Sinn, weil sie ein Mensch ist, kein Gegenstand, den ich zerschmettern könnte. Menschen werden niemals gegenständlich, aber O sagt, mit den Jahren der Abnutzung schon. Oder wenn man sie entmenscht. Sie hat nämlich auch ein Buch mit Abnutzungen, Krankheiten, bestialischen Entstellungen. Masern, Mumps, Pocken, Pickel – was für Bilder! Das zeigt sie mir und zeigt auf mich. Hautkrankheiten, meine Hautfarbe, Jakop! Ein einst zum Arzt ernannter Arzt aus dem braun angelaufenen Buch nennt Hautfarben sofort Krankheit. Schwarz auf weiß, weil weißer Hintergrund das Schwarze sichtbarer macht als den Grund selbst, sagt die käsebleiche O, aber sie redet über Buchstaben. Schwarze Menschen zeigt sie mir dann auch, nennt die anders, sagt, dass die Schwarz sind und zusätzlich noch Sachen, die ich doof finde, weil – als sei die O normal, nur weil sie weiß ist und die sehen ja schließlich alle ganz natürlich aus, denke ich, diese Leute, die sie mir zeigt. Ich denke mir, so wie die redet, bei Oma bin ich nicht sicher. Bei diesen schwarzweißen Fotos und bei Toten an Kreuzen. Sag ihr, dass ich nicht krank bin, Jakop. Ich wichse brav die Silberspieße mit Elfmanns Reinigungsbutter. O sagt „wichsen" dazu. Lachen darf ich aber nicht, sonst zeigt sie mir die Kränkungen oder Krankheiten auf stocksteifem Papier noch mal. Einige werden nämlich durch Schmierinfektion übertragen und ich soll kein schmieriger Mann mit Warzen werden. Keine Ahnung, was sie meint. Dann bekäme ich solche Papeln an der Haut wegen eines schwachen Immunsystems und ich soll nicht schwach sein, sagt O. Dornwarzen heißen *Myrmecia*, gewöhnliche Warzen *Verrucae vulgares*, dann gibt's noch Plantarzysten, plane Warzen und die – ich zitiere – seltene, genetisch determinierte Warzenkrankheit, *Epidermodysplasia verruciformis*, die ist irre, auf dem Bild sieht die Person aus wie ein Baum, aber es ist ja nur eine Zeichnung, denke ich. Trotzdem. *Epidermodysplasia verruciformis*. Wow. Besser Baum als Grashalm. Und diese Wörter schafft Lena noch nicht. Meine Haut bleibt Haut, obwohl ich fest schrubben soll, sagt die O, Haut und Besteck. Wenn sie guckt, mach ich's manchmal und hör wieder auf, wenn sie fertig ist mit der Spannerei. Vielerlei Messer im Silberkasten. Keins schält ihr diesen Blick ab. Oder sie mir von der Pelle. Ich bin wohl keine Kartoffel. Deniz hat immer gesagt, wir seien Kartoffeln, weißt du noch?

27. März

Das Silber ist aus. Alles sauber. Was bleibt? Spinnweben in der Ecke. Ich spinn schon. Die O sagt, ich solle draußen helfen, sie schaffe es nicht allein. Extra für mich habe sie das Grundstück mit Maschen umdrahtet. Kein Entkommen. Spiralen zieren den Gitterzaun wie Dornranken. Wie soll ich denn flüchten? Es fühlt sich an, als könntest nur du das. Fluchen. Ihre verfluchten Augen verglasen mehr und mehr beim Schneiden des Rasens. Sie redet von einem Jungen, einem Mann, einem Grigori, einem wie keinem. Ich glaube, sie ist verrückt oder krank – ihre Haut ist schließlich schrumplig. Vielleicht liegt es am Wolfshunger. Vielleicht hat sie Steine im Magen. Ein alpiner Haufen winziger Felsblöcke liegt bereits auf dem Grundstück hinterm Haus, das sie jetzt in Bezirke einteilt. Ich muss derweil alles Gras auf einen Komposthügel schmeißen, damit die O richtig viel Raum hat für die Steine. Sie fängt an, in die modrige Erde die Dinger einzurammen, hat ihre Sichel gegen einen Hammer eingetauscht – beides gehe nicht gleichzeitig. Frag mich nicht, wieso. Ich karre die leeren Halme weg. Frage mich, warum Pflanzen immer abgeschnitten gehören. Komischer Brauch. Grigori, immer wieder beschwört sie Grigoris Gene. Sie sieht aus wie ein Gespenst, wenn ihre langen weißen Härchen aus dem Dutt über ihren Körper gleiten. Spinnweben wie Tentakeln. Lieber würde ich Blumen pflanzen. Große böse Wälder. Die sind mir lieber als tote, öde Felder.

Aber: Am Kompost trennt der heiße Draht zwei Grundstücke auseinander. Ich suche nach einem Loch im Zaun, doch alles verdichtet sich nach unten hin. Beim Buddeln fällt mir auf, dass die O gründlich ist. Auf der anderen Seite des Zauns schlägt die Kälte kaum ein wie hier. Gras ist grüner dort, denn Gras ist überhaupt nicht gemäht, es ist grün und ist Gras, weil es lebt. Da steht auch ein Haus, aber der Nebel ist dicht. Da spielen Nachbarskinder, schießen mit Pfeil und Bogen, mit aus Holz geschnitzten Gewehren. Eins der Kinder kommt aufmüpfig an den Zaun, als ich wieder Halme absondere. Stellt sich vor, nennt sich Kuckuckskid, fragt, was ich hier mache. Na, aufräumen, sag ich. Kuckuckskid meint, die alte Frau sei eine Nazibraut. Stimmt, sag ich, weil ich nicht schlagfertig bin. Du bist voll blass, sieht cool aus, sagt das Kid, aber dass die Alte so einen wie mich hier habe, schon komisch. Ist nur vorübergehend, antworte ich. Kuckuckskid stutzt, träum weiter, Omas sind Abstellgleise für ausrangierte Kinder. Etwas schlagfertiger lenke ich von meiner Lage ab, sage, Kuckuckskid, das sei doch kein Name. Kuckuckskid erzählt, dass es eben ein Kuckucks*kind* sei, weil dieses Kindes Mutter seine Mutter ist, aber der Vater nicht sein richtiger Vater sei, obwohl der das wohl denke. Wie bei diesem Jesus, sag ich. Kuckuckskid schnalzt mit der Zunge. Ich solle mal meine Mutter fragen, vielleicht sei ich auch eins, das wär so abgefahren. Die wohnt aber nicht hier, sage ich. Na Bingo, meine auch nicht, lacht Kuckuckskid, willste mitspielen? Ich sage, ich glaube, das dürfe ich nicht. Wieso'n das? Na, hier ist ein Zaun gebaut, sag ich. Wenn dich das hindert, sagt Kuckuckskid, dann tschüss. Mein Herz rast komischerweise, als Kuckuckskid sich umdreht und geht.

Von der O bekomme ich mit, dass die Nachbarn nicht getauft sind. Das sei ganz schrecklich, meint sie. Mir fällt nur auf, dass die dann ja alle Mädchen sein müssten, weil keine Teuflinge, oder aber keine Namen hätten, aber ich finde das Thema auch immer weniger von Belang. Kleider und Röcke tragen bei denen irgendwie alle, und Hosen auch, manche beides. Vielleicht sind die dazwischen, denke ich, jenseits, darüber hinweg. Da rast mein Herz wieder. Sie sind jedenfalls fröhlich, das ist ein Unterschied zur Großmutter, zum Jäten, zu allem, was ich kenne. Kuckuckskid könnte ein richtig dazwischen liegendes Dazwischen sein, wenn ich darüber nachdenke. Seine Geschwister wissen auch, dass sie ein Kuckuckskid ist. Alle nennen ihn so, nennen sie so, wechseln er und sie, wenn sie ihnsie rufen. Aber die anderen heißen Ghettokingz, sagt Kuckuckskid, weil hier das Ghetto sei und keiner so weit draußen wohne wie sie. Bei dem Wort Ghetto wird mir sofort schlecht, weil das auch irgendwo in einem von den krassen Büchern stand. Die Ghettokingz seien 'ne Gang, beruhigt Kuckuckskid mich. Deren „Hauptquartier" kann ich niemals erkennen, weil es so weit im Nebel steht. Neubau, nennt die O das, oder Kolonie, weil Fremde da mit Genehmigung siedeln, Rausländer, sagt sie, weil sie alt ist und ihr gerolltes R nicht unter Kontrolle hat. Früher war das alles ihrs, schimpft sie. Das Geld werde knapper, der Besitz kleiner, die Stadt komme näher. Und weil sie die Nachbarn so wertschätzt, spuckt sie auf den Boden vor ihnen, damit's besser wächst. Ich spucke auch, denn ich kenne den Trick von Hasenscharte her. Wer mitspuckt, wird nicht gefressen! Dafür kassiere ich aber Pfeile und die Ghettokingz finden mich dumm und mutig, hauptsächlich dumm. Kuckuckskid sagt, ich spuck dir gleich in den Mund, und ich will das irgendwie. Als ich die O frage, ob ich nicht auch ein Kuckuckskid sein könnte, sagt sie, er sei ihr russischer Testpilot gewesen. Ich sage, aha. Wer? Und Kuckuckskinder, was heiße das, man könne ihr nichts vorwerfen. Helmer, sagt sie, meint den Opa, nein, sagt sie, Grigori! Diese Landebahn müsse fertig werden bevor – und dann verliert sie vor lauter Geblubber auf einmal ihre Dritten, ihre Zähne, ihren Biss. Direkt in den Matsch fallen die. O greift sich die frische Rumkugel und steckt sie einfach wieder rein, voll eklig. Hoffe, sie hat keinen Torf mehr zwischen den Zähnen, wenn sie mich frisst, Jakop. Ich komme klar. Ich lächle mit Lena. In der Bibel steht zur Abwechslung auch mal: *Da merkte ich, dass es nichts Besseres dabei gibt als fröhlich sein und sich gütlich tun in seinem Leben*. Ich denke mir, die Erwachsenen mögen das Leben nicht, das macht Mann wohl so, aber ich find's okay, das Leben, wenn mich Kuckuckskid anschaut, oder wenn Lena im Käfig umhertrampelt, sie kann mehr denn je. Ja und Jo sagt sie und nicht mehr lange, bis sie ganze Wörter spricht. Sie sagt sogar Ja und weiß, was es heißt, aber die O empfindet das als zu früh und möchte immer ein Nein! Nein! Nein!

27. April

Das mit dem Pinkeln muss aufhören. Stehe weiter täglich in der Ecke. Manchmal raucht Kuckuckskid Zigaretten am Kompost. Das Leben ist eine Strafe, flucht O dann, weil Rauch sie an was erinnert. Kuckuckskid lacht über sie, als sei die O schlichtweg durchgeknallt. Das Leben ist ein Leben, sonst nichts, sagt Kuckuckskid. Weil die O bei jedem Schritt rauf- und runterbetet, frage ich mich, ob das ihr Ding ist, über dem sie steht wie 'ne MG über Kindern, oder ein Förster über einer MG. Kuckuckskid meint, die O bete bestimmt für das Kuckuckskind am Kreuz, aber ich seh da kein Kind, nur eine Leiche mit Stacheldraht im Haar. So dünn wie Jesus müsste ich sein, damit die O mich nicht frisst vielleicht. Kuckuckskid meint, ich sei schon dünn, aber ersie hat ja auch keine Angst, gefressen zu werden, und trägt den schönsten Vokuhila der Welt. Ich glaube manchmal, ich bin auch ein ersie. Dazwischen. Vielleicht bin ich jenseits. Aber bei der O gibt es keinen Raum für so was.

Mit dem Hammer sirrt die große, lange, weiße O auf die Steine. Die Landebahn ist ihr Ein und Alles. Ich frage mich, wen sie erwartet, darauf hernieder zu landen. Ihre Haare fallen bei jedem Hieb etwas törichter ins Gesicht. Hammer in der Parkinsonhand, Sichel auf der Trasse, ob sie zu Grigori betet? Sie habe immer noch ihren Namen, warnt sie die Steine, den Schlick. Den Namen könne ihr kein Vorwurf der Welt wegnehmen. Von Tann zu Ficht. Von und zu, murmelt sie fanatisch, sei das aller einzigste. „Fanni", sagt Kuckuckskid, lutscht einen Zahnstocher und meint damit funny, weil's lustig sei, wie „holi" die Alte versuche zu werden, das heiße heilig, sagt Kuckuckskid so, während ersie neben dem Haufen am Zaun raucht und mich unterhält und sagt, ja, vielerlei Personen gebe es in den Menschen und ich solle meine mutigste Version sein und der O mal ans Heiligste gehen, ans Kreuz, das sie wie ein Zauber oder Freund am Leben erhält. Dazu muss ich mich allein durch die Küche trauen, sage ich. Was kann dir schon passieren, fragt Kuckuckskid und ich nicke, obwohl ich weiß, im Ofen brennt jetzt ein Feuer. Wenn nur das Kreuz sie am Leben hält, ist der Diebstahl vielleicht mein Weg raus hier.

27. Mai

Wie gesteuert folge ich der Anweisung aus dem kernigen Vokuhila-Gesicht. Jetzt muss das Kuckucks-Bündnis

Wurzeln schlagen. Ich muss die O aus der Bahn räumen. Dafür gehe ich also rein in die Küche, mit geschlossenen Augen. Die Hitze ist laut wie ein Drachenatem dort. Mit einem gepolsterten Stuhl erreiche ich die Waldfotowand im Flur, hebe nach dem mageren Außenseiter zwischen den kitschigen Uhren meine Hand und pflücke ihn ab wie einen Zapfen. Gar nicht so schwer von Gewicht. Kuckuckskid meint, damit könne man Menschen erpressen. Ein Markenzeichen. Wenn das in die falschen Hände, in einen anderen Slogan gerate, werden die Bekreuzigten richtig schwach und knicken ab. Wenn der Tag lang ist, hört man viel Gerede, denke ich und hoffe, dass es stimmt, obwohl ich nix raffe, was Kuckuckskid sagt, aber vertrauen ist eben leichter als verstehen. Wenn die O abknickt, dreimal in der Mitte durch, dann wären wir frei, Lena, äh, Jakop meine ich, Jakop! Kuckuckskid sagt, Jesus sei voll das Opfer. Kukuckskid ist älter und wird's also wissen. Deshalb übergebe ich die Holzleiche in ihreseine Hände. Kuckuckskid weiß mehr Bescheid und sagt erstaunt, schön und gut, aber das Kreuz auf dem Foto hätte ich klauen sollen, den Beweis! Beweis wofür? Ah, jetzt versteh ich! Die O kriegt's mit und deichselt ihre grazilen Beine wie Skistöcke, um voranzugelangen und ihr Kreuz wieder einzuheimsen, durchdrücken zu können. Sie grapscht nach dem Zeichen, das Kuckuckskid nicht ganz durch die Zaunmaschen bekommt. O und ersie kämpfen. Gib ihn wieder her, grölt O aus vollem Halse und alle Hautlappen spannen über ihre Knochen und Sehnen dabei. Die Haare wimmeln so weit ins winterliche Aroma, dass sie mich, Kompost, mich, Karre, Zaun und Kuckuckskid, außerdem auch mich, damit abtasten kann. Die weiße Spinnweberin. Mit einem rheumatischen Klacken ihrer überlangen Arme, Beine, Haare narrt sie das sonst so abgebrühte Kuckuckskid, Hilfeee, in den Nebel fort. Sie erhebt sich bis in die grauen Wolken, um das Kreuzchen wie einen Preis emporzurecken. Dafür wirst du bezahlen, mein Bengel! Sie packt mich bös am Hosenlatz. Sie habe nicht alle Zeit der Welt, um diese Dönekens zu ertragen. Im Haus pfeffert sie diesen Kackmessias in eine Schublade der Kommode. Aus derselben Schublade zieht sie ein Fläschchen und ein dickes, schweres Glas. Flüssiger, brauner Zucker oder echten Zauber schlürft sie dürstend aus, mit der Zunge wie ein Tier in der Pfütze. Ein Förster am Bier. Die Erwachsenen sind eben doch alle gleich. Diese Version haben alle, denk ich, in sich. Lena in der Ecke ohne Spinnweben sagt, Oa, Ao. Koa, Jao! Ja, op, op, op. Was sie so denkt, kann ich nicht sagen. Was Oma denkt schon eher, denn die spricht ständig etwas aus. Die ganzen echten Männer wären ja alle weggeschossen von der Bildfläche gewesen. Und Helmer hatte den langen Nachnamen. Sie siebenundzwanzig und er zweiundzwanzig, als sie heiraten. Da sei sie doch schon fast zu alt gewesen. Wofür? Was?? Und wann er geboren sei. Was?? Geboren, frage ich. April dreiunddreißig. In dem Buch von den Vulkanen, das sie unserem Förster mal geliehen hatte, lese ich: White Island, Bay of Plenty, Ausbruch, Neuseeland, als Opa Helmer geboren wurde. In einem zweiten Buch, einer ihrer christlichen Ausgaben, geschrieben von Ludolf von Sudheim, steht: *„In der Nähe von Sizilien, eine kleine Insel, … Vulkan genannt“*, also der originale Vulkan, nach dem sie alle benannt sind, *„schüttet plötzlich, wie* *ein Ofen, lodernde Flammen aus.*" Wenn Jakop explodierte, drückte er mit seiner Lava auch immer alles nieder und verbrannte es. Jakop war ein Vulkan. Und in dem anderen Buch stand sogar, Vulkane sterben nicht, die können woanders wieder aus der Erde schießen, eruptieren, denn die schlafen nur. Wie Dornröschen, denke ich, also, dass Jakop irgendwo wieder aufwachen kann. Auch steht da: ein Vulkan erniedrigt die Landschaft um sich rum. Ich denke hier viel nach und frage mich: heißt männlich sein – erniedrigen? Helmer heiraten, männlicher werden, mehr erniedrigen dürfen? Die Oma weiß heute keine Antwort auf meine Fragen. Hätte sie es vorher gewusst, immer das Parfum und diese Treffen mit Engländern, dann hätte sie ihn nicht geehelicht. Der Pfefferkuchenmann, ein englischer Soldat, dieser eine da, der hatte Helmer das Pfefferkuchenmärchen mitgegeben, ein kleines, abgegrabbeltes Buch, ein Andenken, weil sie sich einfach *so lieb gehabt* hätten. So wie David und Jonathan, frage ich vorsichtig, die zwei in der Bibel? Und ich hole den besagten Märchenband, aus dem ich ihr täglich vorsprechen muss, lächle brav männlich und blättere das Eselsohr hervor, da steht wie seit Jahrhunderten, was ich ihr vorlese: *Und da verband sich das Herz Jonathans mit dem Herzen Davids, und Jonathan gewann ihn lieb wie sein eigen Herz. Und Jonathan und David machten einen Bund miteinander; denn er hatte ihn lieb wie sein eigen Herz. Und Jonathan zog aus seinen Rock, den er anhatte, und gab ihn David, dazu seinen Mantel, sein Schwert, seinen Bogen und seinen Gürtel.* So wie die zwei, frage ich. Sie sagt verdutzt, der Pfefferkuchenmann. Wo liegt das Buch, frage ich. Verbrannt, sagt sie. Die Leute redeten ohnehin, stagniert sie in einer Erinnerung und segnet meine Zeilen ab. Die Leute reden immer. Irgendwie musste sie ja schwanger werden, weiß Gott, damit die Leute aufhörten, sich die Mäuler zu zerreißen über sie.

27. Juni

Ein andermal: Regnet es heute, wird es sieben Wochen regnen, sagt Kuckuckskid von den Ghettokingz. Er ist so ein Kind, das ab und zu aussieht wie eine sie, und meistens wie ein ersie, manchmal auch wie was, wofür ich keine Worte kenne, und das imponiert mir. Denn ihrihm scheint es egal, weil natürlich. In seinen erdigen Händen hält sie einen kleinen grauen Ball mit buschigem Schwanz. Ein Eichhörnchen? Nein, eine Haselmaus! Sieht gar nicht aus wie eine Maus. Haselmäuse sind Bilche, sagt ersie, und das hier sei ein Siebenschläfer, sagt er, Haselmäuse seien ja rötlich, der hier ist – grau – sage ich und sie lächelt. Wie du! Ersie legt das Siebenschläferlein an den Kompost, gräbt ein faustgroßes Loch, steckt das schlafende Tierchen hinein und schiebt Muff und Gräser darüber. Als würde sie einen Samen pflanzen, bedeckt er das Wesen im Haufen. Aber das Tierchen schnarcht noch, romantisiere ich diese erstickende Einlage. Es atmet doch! Gerade will ich es ausbuddeln, da tritt die O auf den Plan und braust wie eine Computerlüftung aus den Lippen. Die Pfefferkuchen seien aus dem Ofen zu nehmen. Welche Pfefferkuchen? Ich umschnüre fest mit Fingern den Zaun, scheiße mir fast in die Lederhosen vor Angst, als die Oma mich abpflückt und sogar bis in die Küchenzeile reinkippt. Ist's fertig, ruft sie. Hitze legt mein Haar hinüber. Der Ofen, ein garstiger Schlund, sein Stahlrahmen hoch wie ein Berg. Der Blick in diese orangefarbene Höhle ist ein Blick in ein Gelage, von dem ich klipp und klar erkenne, nie und nimmer sind das Pfefferkuchen, Oma! Vielleicht Törtchen, Plätzchen in Menschenform aber keine – Lena klopft an meine Schläfe und lacht, damit ich nicht Albträume träume und mich bespränkle. Jakoko, lacht Lena, jao ko, kopa! Jaop nei, nein! Ich lache angestrengt mit. Mache ihr die Konsonanten vor. Unterdessen bollert es in der Küche weiter wie Bombeneinschläge.

27. Juli

Die O schluckt duftendes Zuckerwasser mit Zauber aus der Schublade jeden Abend. Wie dieser Trank Wirkung zeigt, Ao, ein Wunder ohnegleichen! Leuchtend pubertiert mittlerweile selbst Lena um geringe Zentimeter in dünnere Schichten und klettert beklemmt aus ihrem Laufstall. Winkender Weise versucht sie, meinen erschreckten Blick von den Pfefferkuchenmenschen abzuwenden, denn ich frage gedankenverloren Lena, woher die O Bücher mit solchen Abbildern bekommen hat und sitze mit runtergelassener Schose neben dem Ofen, versuche, von der Vornacht meine Laken zu trocknen, und blättere wie gewünscht durch Struwwelpeter und den Suppenkasper, dann durch Gingerbreadman, zerschlissen, aber schön illustriert, war doch nicht verkokelt, die O nur vom Branntwein eingelullt, dann einen Bildband über, na ja, also über Öfen. Erschlagen zittere ich die Seiten um, doch es nimmt kein Ende. Öfen. Lena möchte mich davon abziehen. Jao, kao, koa! Ich kann nicht ungesehen machen, was ich nicht verstehe. Jako, koa, Koja, nölt sie, weil ich nur noch diese Pfefferkuchen ansehe und beginne, das Wort „Ausmaß“ zu buchstabieren. Das sind keine Pfefferkuchen, Lena. Ich notiere es. Das ist kein Buchstabe auf den roten Fahnen. Das sind Menschen, die sie verbrennen. Das sind Menschen, die die Menschen verbrennen. Kopa, kop! Ja, Lena sagt: Jakop. Hast du was gesagt, Lena? Ich drehe mich verfassungslos zu Lena. Mit großen Babyaugen mustert sie den Horrortrip in meiner Vorstellung. Was hat sie gesagt? Ao? Ao? Unwissend, also ohne zu ahnen, dass es dort eins gibt, berührt sie meine Brust, wo das Herz sich verbirgt. Ich kann noch gar nicht wieder daran denken, dass auch Lena eine Emotionsladung ist. Generator. Generation. Sie fasst mich an, nicht wie andere Menschen mich immer nicht anfassen, sondern kindlich, körperlich, zärtlich und nennt mich beim Namen, was sich wie nichts sonst anfühlt, zum ersten Mal selber beim Namen genannt zu werden, nicht *ihr zwei*, nicht *du auch*, sondern *Kopja*, nennt sie mich. Kopja, nein, tönt sie und stößt mit Getrampel das Buch aus meiner Hand und ein Bild von der Kommode, das mich prellt und aus dem Rahmen springt, auf dem Fußboden sich biegt in der Hitze. Opa Helmer am Boden. Kaum zu glauben. Unser toter Großpapa auf einem Blatt Papier. Und so viele andre nicht mal das. Ich wusste gar nicht, dass wir das noch haben, stänkert die O. Sie nimmt das Gingerbreadman-Buch und pfeffert es in den Ofen. Andere Saiten aufziehen heißt für sie: unangenehme Seiten verbrennen.

27. August

Erster Raureif an den Fenstern des funny holy Ferienparadieses. Weil O ihre Flaschen leer trinkt, hab ich erfahren, dass es Grigori zweimal in ihrem Leben gab, 1944 und 1965. Den Fernseher schaltet sie ein, schaut Cowboyfilme, einen nach dem anderen, meint, diese Terrasse wachse ihr über den Kopf Grigori, meint, es sei nicht deine Schuld, Grigori, du hast wohl nur einen Befehl ausgeführt. O streichelt sich den Schmalbauch, also eigentlich die Wirbelsäule von vorn, so dünn steckt sie in dem Sessel ihrer selbst fest. Mit dem Alter komme das alles hoch. Sie rülpst. Schwer atmet sie. Schwer trümmern in der Küche die Öfen und verheizen wellenförmige Reflektionen in die Luft. Mit den Nadelfingern drückt die O den Fernseher lauter, will womöglich die Flammen ihrer Vergangenheit übertönen, sie flucht über die Flucht, die Soldaten, die stummen Frauen, Spucke, pfui! Helmer! Dieser Sauhaufen! Alle Männer Schweine, so oder so. Sie fährt ihren Hals aus den Schultern, um mir, ihrem Enkel, ganz nahe den Alkoholatem anzubieten. Ein 175er! Sie ekle sich noch heute vor dem Foto, das ich ihr zeige, weil es zufällig ohne Rahmen auf dem Boden liegt und ich damit nichts zu tun habe. Ich sage auch 175er, damit ich wirklich nichts damit zu tun habe und sie mir nicht noch mehr Probleme in die Welt rülpst, obwohl ich mich ehrlicherweise ersie fühle und es aufregend finde. Sie sagt, das konnte man damals nicht aussagen, des Namens willen habe sie geheiratet. Damit sie wer von Status blieb, nach dem Reichszusammenbruch. Gehasst das alles. Kein Kind hat er ihr. Kein Kind, aber den Engländer, oder Ami, oder was das war, was war das? 175er und dass er nicht anstandshalber schon vorher im Krieg verreckt ist. Alle verbrennen, sagt sie. Die O sieht nur noch Pfeffer-kuchen-„Indianer“ auf der Mattscheibe, nach denen sich der 175er verzehrt habe. Und Cowboys, diese Kaliber! Was für eine Schande, zum Teufel, zum Kuckuck, in der eigenen Familie. Kommen eh in die Hölle. Grigori, was hast du mir das schönste Kaliber in die Weichteile geflutet, diese Saat bin ich nie wieder losgeworden, EURE MUTTA, sagt sie, HERRGOTT, Herr, was Mann draus macht. Kopja, Kopja, nervt Lena ohne meine Erlaubnis, während im Raum ein Foto unserer Kuckucks-mutter steht, aber kein Foto von ihrem Vater Grigori oder von 175 biblischen Freunden eines Opas. Die Schnapsleiche im Wohnzimmer zecht neuerdings auch Wodka. Sie ist noch keine tote Leiche, so wie Jesus. In der Küche steht sie neben dem Ofen am offenen Kühl-schrank, sagt, *einer geht noch, einer geht noch rein.*

… EMPFANGEN DURCH DEN HEILENDEN GREIS, GEBOREN VON DER JUNGFRAU MARIAS …

27. Oktober

Die Luft brennt. Draußen herrscht Grauen im Himmel, aber Lena kennt das Wort „draußen“ noch nicht und lacht deshalb sehr viel und laut, hihi, hihi, hi. Die O hat den Jesus mittlerweile wohl vergessen. In der Schublade erlangen ihre Finger einzig die Flaschen mit bräunlichem oder klarem Wasser, das sie trinkt, weil sie aufgrund ihres Hungers ganz viele Magengeschwüre und vor Gott gelobte Schwüre wegwaschen muss. Trinken, das macht Mann wohl so. Und ist nicht die O eine Art Mann zu uns? Vor Hitze kann ich kaum mehr einatmen. Die Gasleitung sei von der Abnutzung kaputt gegangen, deshalb der Feuerofen. Warum sagt sie das. Draußen prasselt die siebenwöchige, siebenmonatige, siebenjährige Regenzeit auf uns alle drei nieder. Monsun. Kuckuckskid springt hübsch durch den Regen und singt *Alle Jahre wieder*. Wenn ich groß bin, will ich so werden wie ersie. Wenn ich ehrlich bin, ihnsie küssen.

27. November

Warum ich ständig aufs Klo muss – eine Geschichte mit biblischem Ausmaß. Meine Blase drückt von 175 Litern Schwarztee, die trage ich nun Huckepack, wie einen Straf-Paragraphen des ehemaligen Grafen und Hausherrn. Am Grashaufen angekommen, kladdert bereits das vollständige Siebentageregen Gewitter durch meine Lederhose, sodass es jetzt nichts mehr ausmacht, auch die Blase in Strömen zu entleeren. Ich lasse einfach los. Warmer Urin am Bein, im kalten Regen. Unlustig drapiere ich dabei die Pflanzenschnitte auf dem Komposthügel, von dem ein wunderliches Wabern ausgeht, aber vielleicht seh ich nicht richtig. An meinen Beinen sickert's heißer als eine offene Wunde. Kuckuckskid taucht vor mir im Regen auf, fädelt ein Händchen durch den

Stacheldraht, ist trocken, wie verzaubert! Er nimmt meine Hand, sieht mich direkt im Leben stehen. Davon habe ich schon mal gehört und erfahr meinen Herzschlag zum erst-ersten Mal so wie eine Dampfmaschine, wie einen Galopp. Ich sage, es fühlt sich an, als ob ganz viele kleine Haselmäuse über meine Haut wuseln und mit ihren wedelnden Ruten in die Birken, Buchen, Linden hinaufwünscheln. Ich weiß nicht, was ich mit wünscheln meine, aber vor Kuckuckskid habe ich nichts zu verbergen und Kuckuckskid nennt das Gefühl, lieber Kopja, die Bilchparade, als sie feste meine kleine Hand drückt und mich anglückt mit Augen unterm Vokuhila-Helm. Ein breites Grinsen. Alle Bäume strecken sich in die Höhe und das Wasser trieft laut lachend dran runter, als ersie meine Hand hält. Er hält meine Hand, sie hält meine Hand, dazwischen hält wer meine Hand. Das Bild bleibt gespeichert für ewig: Vokuhilamenschchen, ein Mondgesicht und kleine, mausartige Bilche wie Sterne in den Wipfeln, wie grüne Wolken an einem grauen Himmel und jemandes Blick in meinen Blick. Ein Gefühl, das solche Wellen schlägt! Münder machen sich bereit, sich lieb zu haben *wie ein eigen Herz*. Da packt die Großmama mich mit ihren langen Spinnhaaren von diesem Wunderkind weg und schnellt mit mir zurück in die Schiefervilla. Ob ich ihr Buch in den Ofen gewürfelt hätte? Durch die vor Hitze zerplatzten Fenster hört jeder Mensch auf der Erde das Feuer des Ofens, aber das Einschreiten außerstaatlicher Helfer bleibt aus. Wieso bleibt es trotzdem aus? Das konnte mir das Buch nicht beantworten, also habe ich es – ja – in den Ofen geworfen! Wieso wohne ich hier noch? Ganz hinein soll ich in einen der Öfen krabbeln und das putzen, *Gefährliche Liebschaften* herauskratzen, ein Buch bestehend aus 175 Briefen, aus Intrigen, aber das Buch habe ich niemals da reingeschmettert, tatsächlich sind's nur die Bibelmärchen, die in der Röhre schmoren. Hatte mich wohl vergriffen. Ich sehe die lachende Lena auf dem Linoleum tanzen, bei offener Backlade. Hat sie etwa auch ein Buch verbrannt? Sie schaut nicht hinein, weil sie die Einzige ist, die es nicht begreift. Funny. Babys sind blütenrein. Im Kreis hüpft sie und sagt: Kopja, komm zu mir, wir tanzen! Sodass ich es gar nicht glauben kann. Kopja, komm zu mir, der Nachtisch fällt heut aus! Als ob sie meine Gebete ernst nimmt. Kopja, du bist hier! Jetzt bist du endlich hier! Und mit einem ohrenbetäubenden Bersten klappt der Ofen wie ein Mund auf, spuckt braunen Schwefel und schleudert graues Feuer nach uns, vielleicht eine Asche. Naiv stolpert Lena dahin und drückt mit beiden Patschhänden frustriert die Klappe zu. Einfach so. Sie tut's, als sei's nix. Doch dann beginnen ihre Hände zu brutzeln. LASS LOS! LASS IHN LOS, DU WURM! Und wie ein kaltes Gespinst umschlingt die O, schneller als ich, das himmlische Kind, reißt die fest gerenderten Pfoten vom Bäckereibildschirm los, sodass der Verbrennungsgrad der Haut als zwei Handabdrücke dran stehen bleibt. O verschlingt Lena in einem Tornado aus ihren weißweißen Haaren und braust an mir vorbei zum Arzt.

27. Dezember

Da schließt jemand die Tür auf und es ist der, äh, Förster? Sieht anders aus, aber scheint es zu sein. Meint, herzlichen Glückwunsch nachträglich, hatten wir ja auf dem Hinweg vergessen zu feiern wegen, nun ja. Dann inspiziert er den kaputten Ofen mit einem Werkzeug. Na, vielen Dank auch, fürs Drandenken, dünke ich und klappe das verteufelte Kalenderbuch zu, um diesen Abstecher in ein dreiviertel Höllenjahr abzuhaken. Endlich ab nach Hause? Ja, sagt der Vater und entscheidet es einfach, weil er ein Mann ist. Toll. Endlich nach Hause! Aber hab ich nicht etwas vergessen?

*

Heimgeholt werden
war unglaublich.

Nach diesem langwierigen Prozess knipste der Förster das Tageslicht wieder an auf der Welt.

Ich wickelte meine 1944 Haselkid-Chronik in die Lederhose, die ich ausgezogen hatte, weil sie teeähnliche Wärme und einen markanten Moschus absonderte. Zufällig lagen neben meinem Fuß Pfeil und Bogen. Irgendwo draußen hinter Stacheldraht rief jemand: „Lass los, wenn die Spannung am größten ist!“ Ich nahm die Schussvorrichtung an mich, spannte ein Knäuel aus Pisseleder und Reise-Tagebuch mit einer Silbergabel vorne drauf und schoss den Packen Erinnerung in den Dunst. Das Ganze flog nur wenige Zentimeter weit. Egal. Wie ein Westernheld, ein Fremder, ohne Geschichte, mit viel männlicher Macht drehte ich mich um. Zwischen meinen nackten Beinen hing ein Kaliber, doch vor dem Förster brauchte ich mich nicht schämen, der kannte das Problem ja aus erster und zweiter Hand. Ich trottete entsprechend unverkleidet zurück in den Hausflur. Da stand er, mein biologischer Elter, und steckte mir den Geburtstagskuchen zu, den ihm wer noch mal in die Hand gefertigt hatte?

„Hier, von deiner Mutter.“

„Von wem?“

„Nimm schon, Junge!“

Zwischen neongelben Streuseln stand: Weltfrieden 3000. Ich verstand zwar nicht, aber hatte bis hierher alles geglaubt, warum nicht auch eine uneindeutige Tortenglasur? Mit einem Finger strich ich durch die Sahne und probierte den zuckrigen Nachtisch. In jener Sekunde explodierten die Uhren an der Wand mit großartigen Knalleffekten. Förster sagte nur, die seien wohl falsch eingestellt gewesen, fragte mich nicht, was ich erlebt hatte, denn vermutlich interessierte ihn nichts außer ein begradigter Hausfrieden, ein Weltsegen. Den gewährleistete ich, indem ich mir während der Heimfahrt den Kuchen über den Lenden-Leisten-Bereich legte und nichts von meinem ersie-Sein erzählte.

Bevor wir die Autobahn Richtung Witterse abfahren konnten, sagte er mir, eins müsse klar sein, auch wegen Mama, die immer noch sehr empfindlich sei – es gebe keinen Übeltäter und er komme nicht zurück, auch wenn ich das gern so erzählen würde.

„Übeltäter", wiederholte ich nachdenklich. Meinte er Grigori? Förster räusperte sich, ob die Oma, habe sie etwa, er machte eine Geste mit der hohlen Hand am Mund.

„Einmal vielleicht", sagte ich. Er verstand. Ich wisse dann wohl alles jetzt, wisse Bescheid.

„Hör mal, die Oma, die wurde nicht", fing Förster an. Grigori sei so ein Thema. „Wenn sie dir erzählt, sie war sechzehn und im Krieg, die Russen, weißt du, das ist so lange her. Vielleicht erinnert sie sich gar nicht richtig, die Oma ist schon sehr alt, das klingt gruseliger, als es vielleicht war." Ich wollte widersprechen. Aber mehr noch wollte ich ihm und mir was Schönes erzählen, nannte das Wort Kuckuckskid, da sagte Förster firm und fest: „Erzähl das nicht deiner Mutter", und dann: „Ich kann nicht glauben, dass Oma dir erzählt, wie sie in der DDR mit diesem russischen Busfahrer."

„Busfahrer?"

„Das darfst du niemals deiner Mutter – Helmer ist ihr Vater."

„Helmer war 175er, hat Oma gesagt, er hatte eine Schwellung in den Lymphknoten, Immunsystemprobleme."

Förster fuhr von der Autobahn ab, hielt am Straßenrand, schaute mir in die Augen und sagte: „Oma hat niemanden vergiftet."

„Hab ich auch nicht behauptet."

„Opa hatte eine, sagen wir, Krankheit. Hör mir jetzt zu. Das stimmt alles so nicht. Das bildet sie sich ein. Wahr ist nur das, was wir weitererzählen, okay? Und das hier, das erzählen wir nicht, verstanden? Genauso wenig, dass es einen Busfahrer gab. Echte Männer reden nicht über so was, verstanden? Die reden nicht. Und der Jakop – der kommt nicht zurück, er kommt nicht zurück, er kommt nicht zurück. Stimmt's?"

„Wer?"

„Na dann ist ja gut."

* * *

Außerirdisch
ist auch ein Wort dafür, glaub ich.

Wenn man von Bewohnern fremder Planeten auf den Boden der Tatsachen geerdet wird. Den Boden *ihrer* Tatsachen. Ihrer Vulkanasche. Nicht der eigenen. Apropos Vulkan, mir schien, als hätte ich noch irgendwas zu erledigen, etwas zurückgelassen, aber was war es?

Als hätten sich die physikalischen Gesetze verändert, klärte mich jedenfalls der Förster im Auto auf, was Wahrheit und Märchen, Glaube und Geschichte in unserer Familie betraf, sodass ich die Unterschiede zwischen den einzelnen Gebieten nicht mehr verstand, aber wahrheitsgemäß und glaubhaft zu lügen imstande sein würde, sollte Magda Fragen stellen über ihre Mutter. Oder zu dem, was die O mir an alternativen Fakten auf den Lebensweg mitgegeben hatte. Über Opa Helmer. Über Lymphknotenschwellungen. Krankheiten, die aus Menschen Bäume machten, oder über Kammerspiele. Wahrheitsgemäß würde ich imstande sein, vor allem über Grigori zu schweigen wie ein Grab. Und über dich, sagte Förster. Mich?

Er fuhr auf eine Raststätte, deren Ränder waren wüst verästelt, blattlos, der Himmel grün. Von den Zapfsäulen aus konnte ich sehen wie, quer über mehrere Parkbuchten rechts von uns, ein Reisebus aus seiner mechanischen Niere dampfte. Bei dem Bus musste ich an etwas denken, aber an was? Obskure Gestalten stiegen aus, bunt und exzentrisch gekleidet. Ein dagegen erschreckend grau gekleideter Mann schlug derweil mit einem Werkzeug auf den Bus ein. Er wurde von einer in Rot gewickelten, fünfbeinigen Kreatur mit Umhang und Antennen besänftigt. Daneben das *Alien*, das ich erst später aufgrund des gleichnamigen Films zuordnen können würde, zündete sich eine Zigarette an.

„Sind das Monster?“, fragte ich.

„Bekloppte“, sagte mein Vater, „Außerirdische.“ Er wolle eben tanken und müsse dann kurz pausieren, „geh schon mal vor, ich komme gleich nach.“

Während er ausstieg, sah ich mich im Wagen um, aber es gab weder eine Decke noch etwas Vergleichbares. Der Förster tankte bereits, haute dann draußen seinen Kopf aufs Autodach, wechselte den Tankrüssel, presste angestrengt das Wort Diesel, DIESEL, durch die Zähne, NICHT BENZIN.

„Papa“, setzte ich an, doch er giftete, er komme verdammt noch mal gleich nach! Ich stieg aus. Ein Fiepen ging, nebst Rauschen der Autobahn, elektronisch durch diese Luft. Der Wind zog schneidig über meine nackte Haut. Ich beeilte mich. Nur mit der neongelben Torte bedeckt, betrat ich die Raststätte, krabbelte geschwind in eine hellbraun gepolsterte Sitznische, wartete und hoffte, nicht gesehen zu werden. Mir gegenüber setzten sich jedoch laut lachend zwei Kostümierte. Einer blau angemalt und der andere grauweiß mit Dreitagebart, struppigem, schwarzgrauem Filzhaar, Lederweste und einer nicht angezündeten, enormen Zigarre im Mund. Er sah aus wie ein Motorrad-Rocker, Punker, Höllenengel. Seine Augen in tiefen Schrägen, schwarz umschminkt. Bösartig, aber lustig, clownesk. Bitte keine Wölfe, dachte ich, rutschte mit der Torte etwas unter den Tisch, produzierte mit meinem angeschwitzten Rücken und mit meinen Pobacken dabei Sauggeräusche am Kunstleder und wurde entdeckt.

„Was bist du denn für einer?“, sagte der mit der Zigarre.

„Seid ihr Bekloppte?“

„Nö. Ich bin Lobo und das ist Jazz“, antwortete er gelassen.

„Seid ihr Außerirdische?“

„Jazz nicht, ich schon“, erklärte der schmierige Zigarrennuckler.

„Ich bin ein ganz menschlicher Mensch", sagte ich. Daraufhin erschrak Lobo belustigt, nuschelte zu Jazz, er hätte gedacht, das sei ein Kleinwüchsiger. Die zwei kicherten besorgt, seufzten. Wieso der eine Torte auf dem Schoß habe, fragte Jazz den andern. Hat der gar nichts an? Friert der nicht?

„Hatte Geburtstag", erklärte ich, „mein Vater ist gerade draußen und tankt. Da."

„Junge, brauchst du Hilfe? Wo sind denn deine Klamotten, wir dachten das sei dein Kostüm!"

„Ich hab nur Lederhose tragen dürfen bei meiner Oma, zum Schluss war sie ein bisschen ballaballa, jetzt hat mein Vater mich abgeholt, weil es ein Bußgeld gab von der Schule, glaube ich."

„Okay."

„Wieso seht ihr alle so witzig aus?"

„Witzig? Wir sind Superhelden auf dem Weg zur Comic-Con. Na okay, die da drüben sind Voyage dans la Lune", er zeigte auf Menschen mit Umhängebärten und Spitzhüten, „und die da sind Star Trek. Da drüben an der Bockwurst, das ist Flash Gordon", ein sehr wuchtiger, blonder Mann im roten Gymnastikanzug presste einen nudeldicken Strahl Senf in Schlangenlinien über seine Wurst.

„Echte Superhelden?"

Also, nicht ganz, Jazz sei Gebärdensprachlehrer und Lobo Galeniker.

„Ist Galenik dein Planet?", fragte ich.

„Nein, *Lobo* wurde auf Czarnia geboren", antwortete er, als spreche er über wen anders als sich selbst.

„Und hat mit sechzehn Genozid an seiner ganzen Spezies begangen, indem er fliegende Skorpione gezüchtet und auf alle losgelassen hat", fügte Jazz hinzu, „um der letzte seiner Rasse und dadurch einzigartig zu sein."

Lobo machte eine harsche Bewegung. Jazz solle *Genozid* nicht vor dem kleinen Kind ansprechen, echauffierte er sich und verbesserte seinen Freund, *Lobo* sei Kopfgeldjäger, wenn der einen Auftrag annehme, führe er ihn auch aus, komme, was wolle. In der Hinsicht sei er ehrenhaft. Um Weltraum-Delfine kümmere er sich auch. Ganz tierlieb.

„Ja, dialektischer Charakter", erklärte Jazz schnippisch.

„Was ist ein Kopfgeldjäger?", wollte ich wissen und konnte meine Augen nicht von Lobos Statur lassen. Sein Körper war nicht so schwabblig wie der des Försters und seine Brustbehaarung rasiert, sodass ihm tausende kleine Stoppeln in Kreiseln wuchsen. Er war mit billigem, grauem Bodypaint bemalt und stank nach Schweiß, oder als wäre er gerade aus einer Mülltonne gekrochen. Er sprach auch komisch, aber das war sicher der dialektische Charakter, den Jazz meinte.

Ein Kopfgeldjäger sei jemand, der gegen Geld Leute aufspüre. Bei der Erwähnung des Leute Aufspürens klingelte etwas in meinem Hinterkopf, Ding Dong.

„Ich suche meinen Zwillingsbruder, vielleicht kannst du ihn finden, Lobo? Er sieht aus wie ich, bloß nicht grau, wie wir zwei, sondern ein bisschen wie der da."

„Flash Gordon?"

„Ja, aber in meiner Größe. Was würde es kosten", fragte ich, weil ich bereits wusste, dass bei Erwachsenen alles einen Geldpreis hat, den ich mit Weltfrieden 3000 gedachte zu zahlen, „ihn zu finden?"

„Sag mal, hast du niemanden, der auf dich aufpasst?" Lobo beäugte noch einmal misstrauisch den Förster draußen.

„Doch, mein Vater tankt gerade. Hab ich doch erzählt. Da. Der ist aber ein ganz normaler Mensch und kein Superheld oder Außerirdischer."

„Und das ist wirklich dein Vater“, sagte Lobo, gab Jazz ein Zeichen, das ich nicht verstand. Der wiederum nickte und nahm sein Handy in die Hand.

„Deine Eltern arbeiten bestimmt den ganzen Tag, damit du was zu essen hast, Kleiner?“

„Kann sein.“

„Das ist doch heldenhaft. Und deine Mutter, die, was macht die?“

„Die hat uns geboren.“

„Das sind doch Superkräfte!“

„Ja, kann sein. Aber die haben keine eigenen Planeten wie du mit Delfinen und Genozid.“

„Vergiss das letzte Wort einfach mal wieder.“

Jazz telefonierte und gab jemandem die Nummer der Autobahnausfahrt durch. Er gebärdete etwas Richtung Kasse, zeigte auf mich und Flash Gordon, der mit seiner Wurst herüberkam, fragte: „Der da? Na schön“, und gab mir aus seiner Umhängetasche ein zerknittertes T-Shirt, auf dem ein Mann mit Krone und Mikrofon zu sehen war. Das sei sein Lieblingsshirt, nicht dreckig machen! Es war mir zwar viel zu groß und roch beißend nach Schweiß, aber ich zog es an, weil es besser war als eine Torte und sich anfühlte wie ein Kleid. Flash setzte sich dazu, Lobo erklärte, „der Junge erzählt gerade die Geschichte von seinem Vater“, er machte eine Kopfbewegung zur Tanksäule, an der dem Förster dreimal der Tankdeckel aus der Hand fiel. Ich stellte den Weltfrieden 3000 auf den Tisch und zog das Shirt über die Knie. Dann erzählte ich ihnen die Geschichte meines Vaters. Der habe mit seiner Halbschwester Holda auf seinem Elternplaneten Witterse bei Oma Ethel und Opa Strüppi gewohnt, aber Tante Holda sei viel älter als Förster und komme nie zu Besuch.

„Holda?“, fragte Gordon.

„Ja, die hatte Opa Strüppi von irgendeiner Flucht mitgebracht. Die ist dann in die Stadt, na, diese da, Stadtstadt da gezogen, da war mein Vater noch klein. Weil, da redet bis heute keiner drüber, hat mir Tante Gretel erzählt, dass der Strüppi Holda angefasst hat, so mit der Hand, oder so, weiß ich nicht genau. So Sex-Kram. Da war sie elf und deshalb hat sie dann keine Lorbeerkränze mehr auf dem Kopf getragen. Ist abgehauen, als sie alt genug war. Ich weiß nicht, wann man alt genug ist zum Abhauen, mein Bruder war ja viel jünger als sie. Und der Förster hat sie da einmal besucht mit sechzehn. Dann hat er bei der Tante ihrem damaligen Freund gearbeitet, Tjark Heemes, der war Tischler und hat Tante Holda geschlagen, das macht Mann halt so, meinte Tante Gretel, wenn irgendwer nicht spurt. Förster hat bei dem gearbeitet dann. Und der Tischler Heemes hat von der großen O, der Mutter meiner Mama, das Haus repariert und da hat sich der Förster verliebt in die Tochter von meiner großen O, weil die haben da die Fenster und Türrahmen neu gemacht, was ja immer frischen Wind reinbringt, hat Tante Gretel erzählt. Ach so, ja und kann ich auch Pommes bekommen?“

„Jazz, hol dem Jungen Pommes.“

„Und dann war es so, dass unsere Mutter fast ein Kind bekommen hätte, da haben die dann ganz jung heiraten müssen. Aber es hat nur halb geklappt und dann haben unsere Eltern danach ganz lange versucht, ganze Kinder zu bekommen, und keine bekommen und als sie dachten, da kommt nix mehr, da kamen mein Bruder und ich. Tadaa!“

„Hier deine Pommes.“

„Danke. Und vorher hat meine O noch ihren Mann erschlagen oder vergiftet, weil er eine Lymphknotenschwellung hatte, aber das weiß keiner, außer der Förster, weil sie ihm auf der Beerdigung betrunken das gesagt hat und deshalb is alles kompliziert. Und auch weil Mamas Vater wohl gar nicht ihr Vater war und sie weiß das aber nicht und auch nicht, dass er kein richtiger Mann war, sondern ein 175er. Aber so richtig bin ich auch kein Mann, aber pscht, die flippen sonst aus, weil, das macht Mann so, ausflippen. Und weil ja mein Bruder von dem Busfahrer gekidnappt worden ist und keiner ihn sucht, wirklich keiner sucht nach ihm, ich verstehe das nicht und deswegen bin ich so grau, deswegen: Wie viel kostet das jetzt, wenn du ihn suchst?"

„Du hast ja 'ne blühende Fantasie, Kleiner."

„Ich heiße Kopja."

„Guck mal, der Sebastian, der hat Hilfe gerufen, wir passen auf dich auf."

„Wieso nennst du den Jazz jetzt Sebastian?"

„Weil das sein echter Name ist. Jazz und Lobo, das sind nur so zwei Charaktere, die wir darstellen."

„Wozu?"

„Damit wir wer sein können, so wie du, wenn du deine Geschichtchen erzählst. Das ist wie Medizin, eine Kapsel."

„Eine Kapsel?"

„Er ist Galeniker", sagte Flash Gordon gelangweilt und pflückte sich was von meinen Pommes.

„Ich mache Medikamente, Kopja, weißt du, unsere Kostüme, die sind wie eine Kapsel, die man manchmal einnehmen muss, damit es einem besser geht."

Das bedeute ja, er habe gelogen, besitze gar keine Superkräfte, jammerte ich enttäuscht und dachte dabei an eine Superspürnase, die Jakop hätte finden können.

„Doch, klar, zu wissen, dass diese Kostüme helfen, ist meine Superkraft. Und deine ist, dass du diese Geschichten um dich rum baust, stimmt's? Das ist wie eine goldene Kapsel, das schützt dich."

„Eine goldene Kapsel“, sagte Flash Gordon und tippte sich mit dem Finger an die Stirn.

Aber da saß er vor mir, der Galeniker *Lobo,* der seine ganze Spezies getötet hatte, und zog tatsächlich eine leere Kapsel aus einer kleinen Schatulle, pustete rein, sagte : „Hier, schluck die. Die Kapsel wird deine Superkraft sein.“ Er schaute dabei auf meine Torte, sagte: „Eine Kapsel Frieden. Musst es dir nur vorstellen.“

„Vorstellen? Und was ist mit meinem Bruder?“, fragte ich, als ich sah, wie Sebastian, oder Jazz, mit dem Horror-Alien flirtete und der Förster den Laden betrat und auf die Kasse abzielte.

„Das ist doch Placebo“, stöhnte Flash, den eine Frau von der Kasse aus den Retter der Nation rief und eine andere mit Lasso nannte ihn Siegfried, den Drachentöter. Ich war verwirrt, waren Namen jetzt Superkräfte oder Kapseln mit Medizin?

„Placebo wirkt“, sagte Lobo. Aus dem Augenwinkel beobachtete ich Förster. Der dankte der Kassiererin und nahm einen Kaffee entgegen, griff nach Milch und Zucker.

„Wie der deutsche Urheld. Der Mann. Das Männerbild. Blond. Stark, Krieger, Sportler“, klopfte Lobo dem Flash bestärkend auf die Schulter.

„Kopja!?“ Förster hatte mich entdeckt. „Was ist, was hast du da an? Was machen Sie mit meinem Sohn?!“

„Entschuldigung mal, der saß ganz nackt hier drin rum und überhaupt, können Sie sich als sein Vater ausweisen? Der Junge erzählt irgendwas von Kidnapping und“

„BITTE WAS?“

„Wir müssen“, rief Jazz über die Türschwelle, „der Bus fährt wieder! Los, sonst kommen wir heute nicht mehr zur Convention!“

„Sind Sie kein Kidnapper?“, fragten Flash und Lobo, sahen sich an, zogen Leidensgrimassen und sagten: „Kopja, die Polizei ist bestimmt gleich hier!“

„Polizei“, krähte mein Vater, „wer seid ihr überhaupt?“

„Das wird schon, Kleiner“, sagte Lobo. Er und Flash sprangen aus den Sitzen und hinaus zum Bus. Förster argwöhnte ihnen mit erhobenen Augenbrauen hinterher. Dumme Homos. Das sei *sein* Sohn, der gehöre ihm, donnerte Förster und schob mich dann, der ich den Kuchen mitnahm, alle Zuschauer mit Blicken herausfordernd, aus der Raststätte. Während er auf eine lachende Familie im Kombi neben uns schaute, knüpfte er an seine Standpauke von vorher an. Lena bleibe noch bei Oma, aber ich müsse die erste Klasse wohl wiederholen. Schulpflicht. Schauen wir mal, offiziell bist du sitzen geblieben.

„Jetzt fahren wir besser schnell weiter, bevor die Polizei kommt.“ Wir fuhren. Im Seitenspiegel beobachtete ich, wie Flash Gordon hinter unserem Auto herlief, wild mit den Armen ruderte und so etwas ausrief wie: Freddie!

Und ich fragte mich, ob ich jetzt Superkräfte hatte oder nicht? Die Kapsel hatte ich ja geschluckt.

*

Die Metamorphosen des Planeten Witterse zu einem mir fremden Himmelskörper mit veränderten Bewohnern waren für einen frisch empowerten Superhero kein Problem.

Mai 1999, ich war gerade acht Jahre alt. Ich weiß, ich verwende viel Zeit auf die ersten Jahre, aber das sind ja angeblich die prägendsten:

Roter Sand aus Traktorenrost, reifenlose Autos, junge Buchen auf dem Dach des Bushaltestellenhäuschens. Was ich jedoch an der äußeren Erscheinung unseres Reihenhauses erkannte, war, dass das nie im Leben unser Haus in Reinform sein konnte, aber wohl unser Zuhause war, nur anders, verwandelt; weiß gestrichen.

Am spaltbreit runtergekurbelten Autofenster probierte ich Held gewordenes ersiejenseits, ob ich die Atmosphäre gefahrlos einatmen konnte. Komm einfach mit rein, knatschte der Vati mir die Hand in den Nacken. Mein Bauchgefühl sehnte sich ein Gesicht umzäunt von Vokuhila zurück.

Beim Eintreten ins Haus durchstießen wir Luftmassen wie warme Gelatine und das Krachen der Haustür pfählte sich spitz wie ein Vampirspflock von hinten durch meinen Brustkorb. Alkohöllisch duftende Vorahnungen schoben sich klamm aus dem offenen Keller, den der Förster mit klirrenden Hosentaschen absperrte. Trug er plötzlich ein Monokel oder eine abgebrochene Brille um den Hals? Die Treppe rauf, an meiner Zimmertür drückte ich die geputzte Klinke. Nichts und niemand wollte mir den Weg freilegen, obwohl in einer Hosentasche irgendwo etwas klirrte.

„Ist zu", sagte ich geistreich und drehte mich zum Förster, der stand mindestens so umständlich wie ich mich fühlte in meinem Freddie-Mercury-Kleid bei der angelehnten Tür seines eigenen Schlafzimmers. Försti klappte den Kopf um, in das Zimmer hinein seine Pupillen publik machend. Was'n nun, dachte ich genervt und wagte einen kleinen Schritt weiter, vorm Bauch den Weltfrieden 3000. Mit meinen Weitwinkelobjektiven zwinkerte ich übergefordert ins Elternzimmer. Übergefordert, sage ich, weil meine Schulbildung in einer Uradels-Bibliothek der O, im dilettantischen Selbststudium stattgefunden hatte und meine Sprach- äh, nun ja, Sprach*hä* eine Art fragenstellender Antrieb, mein Generator geworden war, eine Überlebenstaktik.

Im Schlafzimmer der Eltern saß mit gesenktem Kopf auf dem Bett ein glatzköpfiger Mann im Frack. Sofort festigte ich meinen Weltfrieden. Die Torte war magischer Schutzschild zwischen meinem Freddie und dem haarlosen Ehrwürden auf dem Bett. In was für eine Situation schubste mich Förster hier? Dieser alte Großvater dort, der war eine Frau.

Sie hauchte immer wieder den Namen durch aufgesprungene Lippen. Jakop. Ich hangelte mich auf Zehennägeln ein paar Zentimeter zurück, wollte das Wort nicht hören. Weil ich so nicht hieß. Das war nicht mein Name. Nicht *meiner*. Sie musterte mich glitzernden Auges, sagte noch mal das Scheißwort und ich wollte gehen, aber zu spät. Mama, eingefallene Wangen wie Dracula. Viele goldene Ringe an den Fingern. Wie Knoblauch stieß ich ihr die Weltfrieden-3000-Torte entgegen. Ich wollte weg von ihr, zeigte mit dem Finger auf diesen Opa, sagte: „Was ist das?“

Der Förster attestierte mir lediglich, dass ich übertreibe und meine Kleider in dem großen Schrank bei den Eltern für mich bereitlägen. Das Kinderzimmer sei noch nicht ganz renoviert, ich solle dann erst mal bei der Mama im Zimmer schlafen.

„WAS?“

Und dieses T-Shirt waschen. Aufgelöst behalf er mir ins Bad am Ende des Flurs, wobei die schimmelnde Opa Bowlingkugel, die meine Mama war, mit frischer Kleidung hinterherkegelte.

„Wie blass du geworden bist, Junge“, sagte der Opa mit Magdas Stimme, „deine schönen blonden Haare, aber da weiß ich schon was!“

„Finger weg“, maulte ich. Finger bloß alle weg von mir! Das war keine Frau, wie ich intelligente Gewissensbisse aus dem Schulunterricht kannte, und schon gar keine Mutter, wie ich einen heiligen Schein kennengelernt hatte, der über einen Schreihals hinweggelächelt hatte. Diese hier war ein Männlein. Sie ließ mir lieb Wasser in die Wanne. Ich wollte sie aus dem Bad werfen, riss vor Aufregung den kaputten Türriegel ab, Mist, stolperte rückwärts über den Wannenvorleger, help, brach in das viertelvolle Heißwasser hinüber und stieß mir den Hinterkopf. Rapide puckerte meine dickköpfiger werdende Beule unterm Haarbüschel. Wütend identifizierte ich die GroßvaterMutter als GlatzMutter, eine Spiegelung, eine GM. Bedrängt deutete ich auf meine roten Haare, meine rotroten Haare, „Kopja heiß ich, guck! Ich bin nicht dein Goldjunge!“ Die GM schüttelte verständig unverständig den Kopf.

„Das kann doch mal passieren, Jakop! Das macht gar nichts.“

„Was soll das“, rief ich, „wieso nennt sie mich Jakop? HABT IHR IHN NICHT GESUCHT? ER IST BEIM BUSFAHRER!“

Verheerend kam der bartbärtige Urförster auf meine halb abgewaschene Kinderseele zu, stampfte mit Feuerfersen, als habe er sich gerade erst Ziegenfüße untergejauchzt.

„Jakop ist tot!“ Försters Augenklappe oder Juwelier-Lupe flatterte auf und ab vom Wasserhahn, der drunter Leck schlug.

„Quatsch“, lachte Magda, „er ist doch hier, der kleine Schatz, was redest du?“ So ein Monokel trügen nur Astrofiesiker die

Fisimatenten im Kopf haben, lachte Magda kumpelhaft, als spräche sie über jemand anders als ihren dabeistehenden Ehemann.

Schwarze Häute spannte der vor alle Fenster, Öffnungen, Luken und Ausgänge nach draußen. Mir wurde eng um die Schnalle, als ich erkannte, dass es eine Geste von dieser Sippschaft sein musste, alles und jeden Angehörigen von der Außenwelt oder sich selber im Kreis der Familie einzuschotten. Es müsse sich hier mal auf die eigenen Inhalte zurückisoliert werden, faselte Förster geschwollen irgendeinen Quark, so wie ein Politiker, der an einer deutschen Provinz herumoperiert. Mit jedem Fenster, das er verhängte, schwand ein Stück mehr Sauerstoff aus der Luft und das Umfeld dickte an wie ein Vanillepudding beim Erkalten. Ich öffnete also einen der Vorhänge, um mehr Licht zu haben, mir das Nachtschattengewächs der GM von der Pelle zu jäten, doch da messerte Förster mir ins Pier. NYX DA! NYX DA! Alles müsse dunkel sein. Ich sagte, was ist dein Problem, Mann. Er sagte, sein Sohn sei kein ... seiner nicht! Mache ihn nicht zum Gespött, Weichei, Unding, Urning!

„Leute, was ist los?", rief ich.

Magda schaute mir fragend auf die Frontachse und Förster verbarrikadierte sich im Kinderzimmer. Es war stockfinster. Hinter der Tür zum Kinderzimmer erklangen schreinertypische Sägegeräusche, Hämmern und Nesteln grobschlächtiger Männerhände. Jemand schnitzte, hobelte, keilte. Renovierte? Als arbeite der gelernte Tischler an einer Arche oder die archetypische Kinderstube wieder auf, werkelte Förster an etwas Existenziellem. Männerhände, was sind das überhaupt für welche, dachte ich und dabei an das Wort, das Förster nicht hatte aussprechen wollen, während die hölzernen, unbehandelten Hände der GM sich wie Feinstaub auf meine von Unbehagen geschmirgelten Schultern legten und ich dachte: Vielleicht musste ich diese Bevölkerung hier vor ihrem Untergang retten, mit meinen Superkräften? Aber wo anfangen?

*

Erste Superkräfte
sollte ich bald brauchen.

Sie nannte mich nämlich Jakop, dabei war es doch verboten zu sprechen und dabei über ihn zu sprechen. Förster blieb dem Gebot treu, bot weiterhin kaum Möglichkeit für Konversation, stieg täglich von der Werkbank im Kinderzimmer direkt in sein Auto und Magda war einfach total neben der Spur.

Das Einzige, was Förster klarmachte: Schule sei angesagt, ich solle wie alle andern Jungs, mit der Betonung auf *Jungs*, das Um-den-Finger-Wickeln weiblicher Spulen gernen.

„Lernen?“, fragte ich – nein, *gernen*, sagte er, wirkte übermüdet und behaarter um den Mund als sonst, schaute mich an, als wär ich anders. Vielleicht verstand ich ihn auch falsch. Sein Bart hatte sich sogar schon im Ranschnallgurt des Autos verknotet. Fluchend trat er aufs Pedal. Die Haustür hinter mir hatte er ganz normal eingefroren mit einem Eiszapfen, den er an seinem Eiszapfenbund trug. Drinnen wohnte eine Mutter, die ging nicht raus und ich mit diesen neuen Eindrücken dann erst mal zur Schule. Machen sich's auch unnötig schwer, dachte ich.

Vor der Bushaltestelle stromerten Kinder, kratzten ihre Pickel an der Wartebank narbig und rauchten Zigaretten, um in einem kleinlichen Land nicht als Nichtraucher, also Nicht-Aufsteiger erkannt zu werden. Ich wollte auch eine rauchen, weil ich an Kuckuckskid dachte, aber ersie schien mir auf einmal so fern, und um ehrlich zu sein, wusste ich nicht, ob die Erlebnisse in der Schiefervilla überhaupt wert waren, ihnen nachzueifern, mit einer Zigarette im Halsloch. Denn so wie Kuckuckskid sollte Mann nicht sein und ich vermutete, dass ich meine Eltern nur retten konnte, wenn ich so war, wie Mann sein sollte.

Auf den Bus gierte ich jedoch und wusste schon, ich könnte Herbert abmurksen, das Fahrzeug rauben und in den Sonnenuntergang brettern mit Jakop, kurz vorher noch mit ihm die Eltern heilen, dann bloß weg. Yes.

Abrupt zogen sich die Gleichaltrigen enger in einem ausgrenzenden Zirkel, mit ihren Glimmstängeln als Stacheln nach innen. Es räusperten sich welche, guck mal, wie blass der ist. Fass den Kranken nicht an. Ey, willste mal was Tolles sehen? Ich will dem Förstersohn nur mal was richtig Tolles zeigen. Etwas silbrig Aufspringendes holten sie aus Hosentäschchen hervor, Dinge, die sie mir wohl körperlich unterjubeln wollten, Butterfly, sagten sie, Schmetterling? Aber da fuhr bereits der Schulbus wie ein Schwert in eine ästhetisch schlecht abschneidende Narbe ein. Ich stand direkt vor der Tür, als sie mit einem pneumatischen Schnaufen sich aus der Himmelspforte schob. Endlich. Ich trat ein. Erwartete Pauken, Posaunen, dies Zeug. Der Mann am Steuer war allerdings nicht Herbert. Und wo war dann Herbert? Vermutlich nicht mehr Busfahrer hier, oder tot, vielleicht verzogen, nie gehört von dem, sagte der Neue und er müsse sich jetzt bitte auf die Straße konzentrieren, sonst petze wieder einer von uns Knirpsen und er sei seinen Job los. Der Motor brummte, das Abgasmonster sprang vorwärts. Schwereloses Dummsein durchstanzte mich wie der Locher das Mahnungspapier, das mich hierher zurückgebracht hatte. Im Delirium des Rumpelns von Reifen auf bröseliger Fahrbahn segelte meine Stirn wie früher gegen die Busscheibe und ratterte im Takt der Mondkrater einher. Was nun?

Das Fährzeug hielt im Sternenstaub des subalternen Nachbarorts Weelke. Weelke war so hässlich wie Witterse, aber kleiner. Weitere werdende Raucherbeine stiegen hinzu. Der Transport senkte sich stark zur Kehrseite ab, als ein großer, weißer Kindsmensch, wuchtig wie ein Eisbär, die Treppe hoch sich hievte, den Waggon runterkühlte mit seiner Präsenz. Ich erkannte ihn auf Anhieb wieder, seine Tatzen, das abgewetzte Maul. Unter den vergangenen dreitausend Regenzeiten aus Spuckebällchen schien er hervorragend gediehen, wie ein zu großer Bonsai. Seine Hände hingen fleischig und breit wie genähte Baseballhandschuhe von den langen, schlauchigen Armstümpfen. Echte Muskeln wie vertrocknete Schinkenkeulen auf seinen Schultern. Das Gesicht quoll in alle Richtungen, nur nicht in eine ebenmäßige Form. Auch ein Außerirdischer. Welcher Heimatplanet mochte wohl seiner sein? Die zwei Oberlippenteile waren mittlerweile bis zur Nase hoch mit einer feinen Narbe geflickt. Er nahm einzelne Reihen hinter mir Platz, ohne mich zu sehen. *Du kommst auch noch dran*, das hatte er damals gedroht, vielleicht weil Jakop und ich ihm nie beigestanden hatten? Den Schweiß in den Handflächen wischte ich an meiner Jeans ab. Er würde sich bestimmt nicht erinnern.

In der Schule dann musste ich das Ende der ersten Klasse wiederholen. Rebe-Scheelke war nicht mehr da, züchtete laut Klatsch und Tratsch nun Fasane und Pfauen in einem Ort im Norden. Ein Freddie-Mercury-Typ stand dafür vor mir. Ein eleganter Lehrer, mit Zensurbalken-Schnauzbart, glattem Gesicht und drei ihn anhimmelnden Schülerinnen im Hintergrund. Er geleitete mich mit einem Stift an den Aufgabenbereich, den ich ausformulieren sollte. Biologie und Deutsch und Mathe waren seine Fachgebiete, ein bisschen Sport noch unter der Hand. Lesen und Schreiben, sagte er, seien super bei mir, Zahlen hingegen nicht so mein Steckenpferd. Ich schaute ihn an, seine Lippen, seinen Oberlippenbart, die geraden weißen Zähne, das Lächeln. So freundlich, als habe er noch vor wenigen Monaten selbst Vokuhila getragen, oder ein Heldenkostüm. Ich plante bereits, mein neues Lieblingsshirt für ihn anzuziehen. Denn wäre ich dann nicht wie Jakop, wenn ich für Erwachsenere schwärmte?

Später, während meiner Pause, erspähte ich Deniz und Melissa, die schon in der zweiten Klasse waren, und fragte beide nach Herbert, woraufhin sie Affengeräusche von sich gaben und mich gackernd aus der Gruppe schubsten, obwohl ich freundlich gelächelt hatte. Sie knutschten und zündeten einander Zigaretten an. Ich schaute gelegenheitshalber auf ihre Lippen. Lippen gingen mir nicht aus dem Kopf seit Kuckuckskid, und als ich nach dem Sommer endlich in die zweite Klasse kam, eiferten Melissa und Deniz auf dem Schulhof einem Film namens *Eiskalte Engel* nach, gegenseitig ihren und anderer Leute Privatsphären nachzustellen. Statt einer vergleichbaren Affäre aber, in der ich hätte Träume von Zweisamkeit anpflanzen können, rankten sich die nächsten Jahre zu Hause sofort die Ringfinger der GM um meinen Hals und in die Haare.

Es begann an einem Nachmittag im September 1999. Im Radio lief *all we hear is* – „Jakop“, sagte sie – *Radio* – „Jakop“ – *Radio gugu*. Ich sagte: „Hallo, Magda“, drehte die Musik lauter. *Radio blah blah*. Sie warf das Gerät durch die Fensterscheibe, oder besser gesagt in einen der Vorhänge. Ich fand vor Dunkelheit den Tagesrhythmus nicht wieder auf ihrem Planeten. Sie schubste mich weg, schob mich ins Bad, sie, die alle Räume wie ihre Westentasche kannte, wie eine Wespentaille ihr Wespennest, drückte mich an den Wannenrand, summte, schaltete das elektrische Licht an und strich aufgeregt über ihre Glatzenstoppel. Sie zog sich dünne Plastikhandschuhe an und mir den Pulli und das Hemd über den Kopf, wie eine Mutti, ohne zu fragen, an einem Menschen, der ihr gehört, weil sie ihn in die Welt gesetzt hatte. Sie schob mein Haupt sanft, aber mit Bestimmung über den Wannenrand. Mein Spiegelbild schimmerte grau im einlaufenden Wasser. Aber hatte ich farbige Lippen bekommen? Waren meine Lippen beigefarben oder lag es am elektrischen Licht?

GroßvaterMagda öffnete eine Verpackung. Er schabte Zeug aus der Tube, rührte, träufelte mir das Gebräu über den Hinterkopf, glasierte mir mit flinken Fingern das Haar, als wolle sie mich veredeln.

„Veredeln?"

Ja, das Wort kannte ich aus Os Büchern, aber nur für Pflanzen. Blaue Tropfen perlten indes von meiner Stirn ins Warmwasser, wie Blaues Blut. Gleich ist es vorbei, dachte ich und tat es ihretwegen.

„Gleich ist es vorbei", lachte sie. Und meine Vorstellungskraft pustete ein Vorstellungskraftfeld um mich herum auf, wie eine goldene Raumkapsel aus Licht, aus Schwärmereien, Schwärmern, Glühwürmchen, Superkräften, während ich hinterrücks bemuttert wurde. Die absurde Vorstellung einer Raumkapsel machte den Vorgang weniger faktisch, weniger merkwürdig. Bis meine haarfärbende Schaumkrone endlich eingetrocknet war. GlatzMagda drückte meinen Oberkörper ein zweites Mal über den reinen Abgrund. Dann der Duschkopf über dem kleinen Dummkopf. Alles Blau schoss runter in mein Spiegelbild. Sie zog den Stöpsel. Das Gift blich aus der breiten Schüssel in ein Paralleluniversum weg.

„Gleich fertig", stieß sie ihre Freude schönster Götter funkend empor und stellte mich anschaulich vor den Spiegel.

... GELITTEN UNTER ... Pontius Pilatus, hmm, schwer zu ersetzen, da brech ich mir jetzt einen ab, aber ... PONY-FRUST? SIE TAT ES ...

Die Frau hatte mich blondiert.

Irgendwo das Radio. Die Band *Placebo* wurde angekündigt. Das Lied: *Pure Morning*. Und ein bisschen fand ich, stand mir die Farbe ja auch.

*

Mit einer eindeutigen Erscheinung
brauchte es kein Original.

Die Haare machten mich zumindest für einen Elternteil eindeutig. Wozu also Jakop vermissen, wenn man dessen Kopie sein Eigen nannte?

Ich war irgendwann neun und Magda frisierte mir immer noch mit Gel den gefärbten Scheitel an den rechtesten Fleck. Wir kamen beide nicht damit klar und betatschten die Ware, sie meine Tolle, ich meine Lippen. Magda stellte sich direkt hinter mich, fühlte meine Schultern ab, als wollte sie der Schatten sein, der ich geworden war. Aber sie konnte so nur der Schatten eines anderen Schattens werden.

„Lassen Sie das", sagte ich, siezte sie, wollte den Mückenschwarm, der sie war, mit einer elefantösen Fliegenklatsche totpatschen, weil ich im Dunkel des Hauses ständig die Füße ihrer Unruhe auf meinem Parkett spürte. Förster verbot mir jedoch, auf dem Flur zu übernachten. Er habe viel zu tun und könne jetzt nicht vor seiner eigenen Tür kehren. Er führte mich stets in das elterliche Schlafzimmer und schloss abends hinter Magda und mir diese Tür zu.

„Schlafenszeit", grunzte es von außen. Ich, horchend an der Tür: „Geht's noch?" Hinter mir schaltete Magda dann die eine kleine Leuchte blauen Lichtes im Raum an, von allen Wänden knallte es wider. Ein blauestes Blau, das, in Pünktchen, wie Insekten, über die Wände und mich kroch. Magda und ich standen wie in einem glaslosen, fensterlosen, aussichtslosen Aquarium und sie wollte nicht mich, sie wollte Jakop von mir, und den bitte umarmen wie ein Kuscheltier. Ich fühlte mich umgearmt davon. Für ihn schlug sie nämlich die Bettdecke auf, sagte: „Komm, Jakop, ab ins Bett", drehte die Heizung auf volle Kernkraft, wieselte herum, legte Kissen zueinander, „hier weiches Kissi“, ich Franz und sie Sissi, wies mich an, mich diesem Bette anzuvertrauen, das trotz früheren Anspiels durch beide Elternteile unbenutz- und unberührbar wirkte, gefährlich. Die Heizung gluckerte höhnisch, gluckedi gluck. Ob mir nicht warm sei, fragte sie. Mir war übel.

Und als ich dann zehn war, flogen nicht nur zwei Flugzeuge in zwei Hochhäuser in Amerika, als ich zehn war, zog mir Magda immer öfter das Schlafhemd aus, gluckedi gluck. Es gab keine Fragen zu stellen, kein Stopp! zu bellen, schließlich hegte hier eine Kindsmutti ihren Minimalsohn zum Kinder-Maxikönig und Sohnemann groß. Ihr Altar lag frei zum Hinregen. Und obwohl sie mich der Unterhose nicht enteignete, hielt ich meinen Kuckuck im Verschlag beider Handpaddeln. Schämte ich mich auf einmal wegen meines Körpers? Never! Aber wegen ihres Blicks. Wie an eine Wand gestellt zur Strafe, dass ich übrig geblieben war, ebnete die GM mich auf die horizontalste Wand von allen, das Bett. Und die Fledermutter, die sie geworden war, wusste Blut zu trinken, das Blut ihrer eigenen Erinnerung an einen anderen Sohn, gluckedi gluck, bis sie blau war, schluckedi schluck, besoffen vom fiktiven mindfuckedi fuck. Ich wollte das nicht, wirklich nicht, Jakop. Ich wandte mich ab in eine Seitenlage. Meine Sicht schwummrig, als sie sich abgürtelnd, gluckedi gluck, neben mir zum Schlafen auslegte. Sie sagte nichts. Warum sagte nie jemand was. Warum konnte ich mich nicht mehr bewegen oder was sagen. Sie hielt einen Millimeter vor meiner Haut die Finger stille, ihre Hand in der Schwebe. Ohne Berührung war es keine Tat, dachte ich, fror ein, obwohl ich wusste, dass es falsch war. Aber sie weinte ja dabei, also war es womöglich okay oder komplizierter als allein meine Gefühle? Um meinen Körper formte ich wieder diese goldene

Kugel, ein goldenes Ei, eine Raumkapsel, die mich schützte. Superpower. Ein Gold, das mich abschloss von andern. Nichts und niemanden ließ ich da rein. Lag in der Stille. Auf dem Operationstisch außerirdisches Leben. Ich war nie hier gewesen, dachte ich. Da lag nur eine goldene Kapsel in einem Aquarium hinter verschlossener Tür. Perle. Und am anderen Ende der Galaxie, oder des Hausflurs, kam kein niemand nicht nicht auf den Trichter, dass hier etwas gar nicht passierte. Kein Arbeiter am Tag, Heimwerker bei Nacht war da, der Dinge tat, um etwas anderes nicht sehen zu müssen. Was für ein Mann, der wegschaute. Ein echter Landsmann wohl. Mit einem Monokel. Es gab nur das eine Auge an ihm und das sah ausschließlich das, was er vor andern verschlossen hielt in seiner obskuren Kammer, dem geheimen Kinderzimmer. Alle seine Schätze. Ich hatte keine Ahnung, was er dort alles verbarg. Und mit der Zeit zog die Zeit an mir vorüber: Tage zogen. Monate. Im Schlaf war ich in mir allein, bis ich am Morgen danach, an jedem Morgen danach vom bestiegenen Alb meine offenen Augen absattelte, als sei nie was gewesen. War ja auch nicht. Nichts war gewesen. Außer eine Routine. Und ich war zwar ein Superheld mit Fähigkeiten, aber Superhelden kämpfen ja nie gegen eine Routine. Die routinierten Probleme der Bewohner auf diesem Planeten warn meine Probleme aber auch nur, wenn ich sie zu retten versuchte. Ich fragte mich manchmal, einfach so aus Zeitvertreib: Warn die noch zu retten? Würden die klarkommen, ohne mich, als ihren Jakop? Wenn ich mich auf die Suche nach dem echten Jakop machte? Ich war mir da nicht so sicher.

Um sie also nicht mit ihrer Art, dem Leben nicht ins Gesicht zu sehen, allein zu lassen, turnte ich also auch mit elf Jahren noch von wieder einer Vornacht gymnastisch verbogen auf die Schulung zurück. An Tante Gretels Haus strapazierte ich meine Muskeln und Knochen vorbei, die Straße hoch, zur Bushaltestelle und ach, die lieben Mitschüler riefen mir zu, Tussi Pussy Homo, rauchten, hielten weiterhin Butterflys und jemandes Nokia 3310 in den leise köchelnden Klimakollaps hinauf, kein Empfang. Ich winkte freundlich, stieg in den Bus, jodelte neben dem neuen Busfahrer alte Kuckuckslieder, die mir als sinnlos und sinnlösend in den nervösen Schluckauf raufkamen, Ablenkungen, mit denen auch ich mich auf Erinnerungen fokussierte, um weniger an das zu denken, was passierte, Gutes fühlen.

Kuckuck, rief's eines Morgens aus dem Wald der Gleichaltrigen, und noch bevor ich meine Bereitschaft für Interaktion nach der letzten Nachtwache reanimiert hatte, hielt der Bus im Nachbarort Weelke und nicht der Jakob aus der Grundschulklasse, der ebenfalls einstieg, zog meine Aufmerksamkeit auf sich. Nein. Vierschrötig trompetete ein bekannter Berserker seinen Hasenfuß rein und braute aromatisch einen an Leberwurst verlinkten Fettatem durch die modellierte Scharte. An einem nicht weiter bedeutsamen Tag im Jahr 2002, dessen Datum ich nicht erinnere, war es, da fiel ich ihm plötzlich wieder ins Auge.

„Du", wogte seine Piepsstimme fein wie ein Taufkettchen um meinen Hals, dass es mir durch seine Würgehand sündhaft teuer wurde, Luft zu heulen oder einzuholen, wie einen guten Ratschlag – was tun? Der Sopran im Körper dieses Tenors ließ einen kleinen Kopja-Bass alt aussehen. Scharte beobachtete: „Bist ganz allein jetzt, Spasti, Homo, Nutte, Fickar?"

Mir startete der Schweiß funny von der Stirn runter. Was hatten denn neuerdings alle mit dem zwei-O-Wort, das Förster nicht so gerne aussprach, wenn er über mich redete?

„Was hast du für schöne Haare, Bürschchen“, streichelte Hasenscharte meinen Platinschopf, „was hast du für feine Haut, du Tunte, schminkst dich etwa?“

„Das is nich meine echte Haarfarbe“, parierte ich neurotisch, musste aufs Klo plötzlich, eine alte Marotte meldete sich zurück, aber ich kniff die Beine zusammen.

„Soll ich dir was Tolles zeigen?“, fragte er. Den Spruch kannte ich schon von der Bushalte. Er dann mit Feuerzeug in der Hand, „Soll ich's dir mal richtig zeigen?“ Ich war so aufgeregt, es war mein erstes Mal. Ob er die schwulen Haare abfackeln solle?

„Ich mach einen Mann aus dir“, prügelte er auf mich ein, sodass mir Himbeerteig zwischen die Zähne quoll. War ich etwa nicht Manns genug? Ich meine, war mir nicht neu, dass ich gerade mit den Haaren auf alle außer Magda uneindeutig wirkte. Und Scharte hatte ein ganz besonders sensibles Auge für so was. Ob ich seinen Schwanz lutschen wolle? Schwutte, Putte, Pimmelnutte!

„Du Opfer. Biste ruhig jetzt? Schwuchtel.“

Ich, der ich die ganze Zeit nix gesagt hatte, am rumbluten war, sagte immer noch fleißig nix. Rinnsal rot am Mundwinkel.

Er sagte: „Schlucks runter.“

Ich will an dieser Stelle die Gewalt gegen Menschen wie mich oder generell eigentlich nicht reproduzieren, ich will, dass Sie das wissen, mein Leben ist so schön geworden später, aber das von Scharte war eben nicht so premium und diese Sachen sind nun mal passiert, soll ich sie verschweigen? Eine Gewalt gehört zu dieser Geschichte dazu, solange sie Teil der Welt ist, in der ich aufgewachsen bin, in der Hasenscharte genau so einen Mann aus mir machen wollte, wie er es selbst nicht sein konnte, der keinen anderen Körperkontakt gelernt oder sich vorstellen wollte, ich bin da jetzt auch kein Genie auf dem Gebiet seiner Geschichte. Mitleid? Mit Hasenscharte? Nein. So war sein Mannsein halt. Und die derzeitigen Formen von Mannsein hießen eben Erniedrigen. Das so weit. Nicht als Entschuldigung, aber Erklärung. Weiter im Text.

Die *Cruel Intentions* eines anderen Menschen, grausame Absichten also, die ich mir bei Deniz und Melissa als modernes Beziehungskonstrukt der Kinoleinwand hatte abgucken können, das genannte Erniedrigen einer Seite durch die andere, entpuppte sich mit Scharte als Beziehungspartner als eher unangenehm. Bei Deniz und Melissa sah das alles so verführerisch aus. Scharte war da mehr führerisch.

Der Bus ließ den jungen Müll, zu dem er mich machte, werktäglich auf die alte Halde der Schule, aber ich flüchtete erst mit zwölf Jahren versuchshalber in die Arme des Mercury-Lehrerkörpers, der an der Gesamtschule auch ältere Semester unterrichtete und, ich sag's, wie es ist, meiner Meinung nach schönere Lippen als mein gewaltbereiter Kumpane hatte – lag vielleicht aber auch daran, dass er lächelte und Scharte eben nicht. Der Lehrer griente bedeppert die Schülerinnen hinter mir an, denen langsam, aber sicher ungebackene Brötchen an der Vorderseite wuchsen, ob ich Scharte anprangern wolle. Das bejahte ich zwar halbherzig, aber er sei doch mein einziger Freund, sagte der Lehrer.

„Du willst doch deinen Kumpel nicht anschmieren oder?", sagte er. Ich nahm einen Schritt Abstand. Das schönste an diesem Lehrkörper war der Mund, nicht das, was er damit sagte.

Um zu helfen, nachzuhelfen – er gab auch Nachhilfe –, sagte der fake Freddie nach meinen wieder und wieder wiederholten Anfragen so ungefähr als ich dreizehn war endlich: „Wir machen lieber mal einen Mann aus dir, der das wegstecken kann."

Er scherzte dann später mit einem Buch in der Hand über Hases Fußabdrücke in meinem Körperbau hinweg. Das machten Menschen ja gern mit Büchern, wenn sie sie nicht gerade verbrannten. Kurz darauf tupfte er im Unterricht mit einem Kreideklümpchen zwei Menschenfiguren auf die grüne Klappwand, malte sie aus dem Nachschlagewerk ab. Biologie. Er sagte, „Zeugnisse", also auch bioproduktive Erzeugnisse aus Ei und Samen, „seien das wichtigste in einer Erzeugergesellschaft, dominiert von Abiturienten", ob wir das begriffen? Stumme Gesichter im Klassenzimmer antworteten mit Atem anhalten. Ich gähnte. Freddie teilte also einfach mal die Kondome aus wie Thesen, ja Revolutionsschriften, so große Gesten beim Werfen. Einige Mitschülerinnen bliesen die elastischen Schutzvorrichtungen auf. Freddie malte Penis und Vulva an die Tafel. Nur dafür schien die Klasse sich zahm gewartet und in den Unterricht gehetzt zu haben. Infantil purzelten sie durchs Zielband des Gelächters und bespielten sich dabei, haha, gegenseitig, hoho, die berstenden Rippen, höhöhö, ersten Büstenhalter, hehehe, erstbehaarten Gemächte. Was für ein Krawall.

Ein Kreuz malte Freddie, nicht geknickt und auch ohne Leiche dran, an das Loch der Venus: ♀.

Dem Marskringel schwang er den Travolta-Finger, als Eselsbrücke für einen steifen Pfeil aufwärts obendran: ♂.

Weiblich und männlich hieß das anscheinend, die Bedeutungen waren lediglich zwei Zeichen geworden, Buchstaben. Freddie meinte, das XX-Chromosom stehe in der Genetik sinnbildlich für die durch Bekreuzigen doppelt durchkreuzten Frauenzimmer. Ein Mädchen in der ersten Reihe nickte eifrig. Verstand sie das?

Und das XY-Chromosom stehe für das mannhafte Verlangen nach dem Y der biologischen Unterscheidung zwischen den Beinen der Frau, oder so was faselte der. Ich hörte nicht zu, das kam mir alles ziemlich beliebig vor, auch weil ich das Gefühl hatte, hier ging es wieder um grausame Absichten der Erniedrigung. Außerdem fühlte ich mich weder von XX noch von XY gemeint, obwohl ich natürlich wusste, dass ich ein Mann sein sollte, weil ein Mensch mit Penis das eben soll. So und nicht anders. Aber interessant ist das Konzept einfach echt nicht.

Der Lehrerkörper flüsterte: „Such dir das dir Zugeteilte davon aus, dann kriegste auch nicht auf dein Maul, Schätzchen", hähä, lachte er, „Scherz, Leute, Scherz, ich spreche niemanden persönlich an."

Während ich stumpf mitschrieb, verstand jemand den Subtext des Witzes und fragte, was denn mit den Homos sei. Der Schüler brüllte es lachend und zeigte schräg an mir vorbei auf die Wand, aber an der Wand war gar nichts. Der Lehrer winkte ab, das mit den Homos stehe nicht vorgetippt im Lehrplan und beim Elternabend gebe es immer Ärger für brauchbare Tipps an die Schüler, die sehe der Dorfklüngel nun mal als Missbrauch an. Aber jener Hubalt aus der letzten Reihe ließ nicht locker, indem er seine Lümmeltüte an die Lippen hielt und pantomimische Meisterstücke vollbrachte. Vermutlich deshalb erbarmte sich der Lehrkörper mit ein bisschen mehr Info für die Ungebildeten. Homo heiße „gleich", sagte der Lehrer mit seinen Lippen unterm Schnurrbart. Es sei das griechische Wort für „gleich". Und gleich gebe es die gleiche Zensur wie immer für solche Zwischenfragen, Hubalt, das Thema sei durch.

Ich spürte währenddessen eine schnecktakuläre Irritation zwischen den Beinen kriechen. Fragte mich, war das alles, was es über das Thema zu berichtigen gab? Homo war gleich?

Gleich wem? Oder gleich was? Wovon kamen die Beklemmungen in meiner Klemme jetzt, nachdem ich früh schon als männlich frühsexualisiert war und so was wie Kaliber und die Zahl 175 kennengelernt hatte?

„Nein", schrie Melissa, die wegen meines Sitzenbleibens nun in eine Klasse über mir ging und lediglich ihr Mäppchen im Klassenraum vergessen hatte und schockiert war, dass der Freddie den gleichen Bockmist wie bei ihr in der Klasse ein Jahr zuvor verzapfte, Homo bedeute Mensch, Mann, das sei Latein!

Was denn nun?

„HOMO HEISST SCHWUCHTEL", stöhnte der Rest der Klasse über Melis dummen Kommentar.

Ich war verwirrt und packte zum Klingeln der Stunde meine gezeichnete Menschgleichung ein. Ich war mit dem Latein der andern am Ende, ich konnte kaum an was denken, was nicht sanfte Lippen, *Intentions* war auf meinen blutunterlaufenen Rippen, aber ging das nicht auch ohne Grausamkeit dieser zwei Lager? Wenn ich ein Dazwischen war, ein ersie, oder jenseits davon, vielleicht gab es dann ohnehin nur gutherzige Absichten?

So würde ich nie die Schule schaffen.

Mit grausamen Absichten galt es immer zu gewinnen oder zu verlieren, fand ich. So funktionierte die Welt, so machte Mann das wohl. Beispiel:

Während Deniz gewann und auf seinen Schüleraustausch ins Ausland ging, verlor Melissa wegen der gesundheitlichen Folgen eines Autounfalls und würde sitzen bleiben. So waren theoretisch gesehen zumindest die zwei wieder im schulischen Kontext auf meiner Höhe, aber welche Höhe war das? Mit wem oder was war das, was ich war, denn gleich? Mir fehlten andere Menschen mit Superkräften wie meinen, Menschen wie ich und das war mir so was von klar. Das machte mich ein bisschen traurig. Aber wie geht Mann mit Trauer um?

*

Sie in Schaukästen konservieren
reicht als Hobby, um sich mit der Trauer zu befassen.

Zumindest lernte ich das so. Würde da jetzt aber niemandem empfehlen, drauf zu setzen.

Ich stieß mir mehrfach mein Knie an einer der vielen Vitrinen. Mit der Taschenlampe aus dem Küchenschrank leuchtete ich auf die Scheibe. Im Innern des Kastens schlummerten gleich mehrere Schmetterlinge, kitschige, präparierte Kleinteile, wie abgelaufenes Konfekt. Licht sei schlecht für den ewigen Schönheitsschlaf, mahnte Förster und schlug mir die Funzel aus der Hand. Ich wurde bald vierzehn und er traute sich mit seinen Werken so langsam an die innerhäusliche Öffentlichkeit.

„Der Aurorafalter", sagte ich. Der Förster nickte irritiert. Ich sagte: „Warum habt ihr ihn nicht gesucht?" Förster schloss kopfschüttelnd den Keller auf und griff einen großen Tank, schnallte ihn sich auf den Rücken und nahm die über einen dünnen Stahlrüssel damit verbundene Spritzkanüle in die Hand. Er gehe Unkraut verätzen. Auf der Türschwelle drehte er sich um und sagte, Magda werde verrückt davon, ich solle aufhören, mir die Haare zu färben. Mich von Oma herzuholen sei ohnehin nur ein Versuch gewesen. Wenn diese Schulpflicht nicht wäre! Und im Rausgehen seufzte er zum Garten hin, er wünschte, es gäbe ein Spritzmittel gegen dieses Homo, dieses Hormonster dieses. Zur Not schicke er mich einfach zurück, die alte Hexe wisse schon, was zu tun sei mit einem 175er. Ich schaute an mir runter, fragte mich, was genau er meinte, aber er war bereits raus. Tür zu. Merkwürdig. Was war sein Problem?

Die große O war möglicherweise schuld, grummelte ich, dass Jakop überhaupt weggelaufen war, mit ihrer Verwünschung, ihrem Fluch bei der Taufe. Förster war schuld mit seinem XX-Pollenflug in ein XY der Mama. Und Magda, Förster tat gerade so, als sei ich an ihrer Verwirrung beteiligt, als hätte ich meine Haare selbst versilbert, als wäre ich wie Jakop ein Täter, dabei war ich eher Tatwerkzeug oder Mittäter. Just in dem Moment watschelte die untätige GM herbei: „Hast du viel gelernt in der Schule?“ Ich zog mir den Pulli aus, um meine Blutergüsse zu zeigen, sagte: „Ja, ich bin jetzt ein Mann, unantastbar, wie ihr wolltet, also fass mich nie wieder an.“

„Überall Beulen, Jakop“, staunte sie, „dein schöner Rücken!“

„Nenn mich Kopja, Mann!“

„Wer macht denn so was?“

„Lena macht so was. Die nennt mich so.“

„Ist das deine Freundin, sag nicht das ist deine Freundin! Du bist doch erst elf. Es ist zu früh für eine Freundin, die dich so zurichtet.“

„Ich bin vierzehn! Außerdem, Lena ist deine Tochter, du Nuss. Wo ist die überhaupt? Sind wir euch völlig egal?“

„Ruhig, Jakop. Jetzt bin ich ja da.“

Hätte ich nur einen Zauber, dachte ich, einen Trank wie im Märchen, weitere Kapseln, die Sprüche oder Verfolgerinnen und blaue Flecken abwehrten, einen Trank, der mich stark machte, der mich zu einem Mann macht, den sie alle in Ruhe lassen, so wie sie Jakop im Grunde immer in Ruhe gelassen hatten, so was wie ein Placebo, hieß es nicht Placebo? Gab es im Schlafzimmer der Eltern so was, dort, wo Magda mich hinzog? Ich wühlte in Schubladen, musste atmen. Bekam keine Luft in diesem stickigen Loch und hob eine Zahnlücke breit den dicken, kratzenden Stoff vom Fenster ab.

Draußen rieselten tausende klitzekleiner Sternchen an der Fensterscheibe. Insekten. Falter. Schwärmer und Mückchen. Motten und Käfer stachen mit ihren filigranen Schwingen auf die gläserne Stille ein. Es war bereits dunkel. An der Außenwand hatte Förster zwecks Jagd nach Faltern zwei Scheinwerfer angebracht. Was für ein bizarrer Fetisch, dachte ich, meinte den flatterhaften Drang ins Helle, aber auch den, zerschmetterte Dinger haltbar und unendlich zu machen, Altes zu konservieren und Totes zu mumifizieren. Nicht loszulassen. Konservativ.

Ich öffnete wortlos das Fenster. Zwei monströse Falter klatschten mir sofort an die blassen, lichtbeschienenen Schläfen, bissen sich fest oder klebten von der Aufschlagswucht aufgeplatzt nun mit ihren Eingeweiden an mir fest. Mehrere andere Schwänzchen, Äuglein und Füchse, wie man dieses Getier nun mal nennt, Fliegen und haarfeines Gebimmel kribbelten mir an den Körper, dass ich die Augen verengen musste. Sie flogen herein und hetzten eine angewiderte Magda davon. Ich war beflügelt vom frischen Wind und die riesigen Motten an meinen Schläfen sagten förmlich: Spreng, Kind, spreng dich! Und ich antwortete, die O könne vielleicht keinen Paragraphen austreiben, aber mit Zauber in Form von Getränken überspielte sie ihre Trauer allemal. So macht man das auch. Ich dachte mir: Versuch's mal.

Ohne detaillierte Vorkenntnisse im Abrauschen verließ ich das beflügelte Aquarium, tigerte über den Flur, die Treppenstufen zum Erdgeschoss und dann an den Keller. Förster hatte vergessen, ihn wieder abzuschließen, und ich sackte das Vorhängeschloss direkt mit ein. Durch die Falltür holperte ich einzelne Steinstufen hinab, Vorsprünge tief kollabierte ich zwischen alten Äpfeln und flaumigen Flaschen nieder. Keine Taschenlampe, aber eine Fackel fand ich hier, reckte jenen Knüppel über mir mit einem Feuerzeug an, ließ, was noch dran war, mit einem weltmännischen Strotzen entflammen, lautstark und katastrophal und dachte: Nie hatte Jakop die

Tiefe fasziniert. Dabei war sie auch eine Art Berg. In diesem Fall ein hohler Vulkankessel, voller Branntwein, Schnaps und Likör. Ich musste den Zauber nur verinnerlichen, dann konnte ich vielleicht in Ruhe gelassen sein von all den Problemen der andern.

Blöd vor Freude soff ich, hihi, während ich die Kellertreppe mit der Fackel olympisch hinauflachte. Ich trat raus in die Frischluft. Förster sprühte in der Ferne Herbizide durch die Mitternacht. An der Kastanie neben Gretels Haus sprang ich hinauf, ich glotzte den Mond an, wie ein Werwolf, nein, eher seliger Weridiot. Dürre Wölkchen lagen wie graue Baguettes am runden, gelben Nachtgestirn.

Die Bewohnerin der Scheune moserte in den Tiefen ihrer Messie-Höhle, zahnlos hängte Gretel ihren melierten Kopf aus dem Tor: „RUNTER DA!"

Sie mauserte sich ihr halbes Federbett aus den struppigen Fetthaaren, rauchte trotz der späten Stunde.

„RUNTER!" Barfuß über den eisigen Sandstein hampelte ich, der ich nun schwerer wog als mit sieben Jahren. Unter mir die Platten knackten wie dünnes Eis, bis ich es sehen konnte.

„RUNTER, RUNTER!", schrie die Gretel, ein Hund bellte in der Nachbarschaft. Ich sah das Artefakt und hielt die Fackel drüber, beugte mich zum Raketenschlafanzug runter, den ich vor Jahren an der Platte festgefummelt hatte. Ich riss ihn ab. Jakops *Ich bin hier* war nirgends zu sehen. Wie ein Tölpel sank ich auf meinen Hintern. Hatte der Regen seine Kreide weggeschwemmt? Hatte jemand dieses Versteck gekannt und ausradiert? Jakop war doch hier gewesen! ER WAR DOCH HIER GEWESEN!! Was für ein beschissenes Sinnbild, dachte ich. Was für ein Arschloch vor dem Herrn, vor sich selbst, dieser Betrüger, wenn ich ihn das nächste Mal sah, diesen wärmst empfohlenen, diesen warmen BRUDER, würde ich ihm die

Fresse mit seiner eigenen Kreide polieren, schwor ich, beschwor irgendwen, eine Version von mir, und exte den verbliebenen Absacker aus der Flasche. Dann sah ich's. Die Brusttasche des Schlafanzugs dellte sich nach außen. Von sakraler Ehrfurcht gestreckt, lugte ich hinein und fand den Beweis seiner Existenz doch noch. Die Goldlocke, die ich ihm in seiner letzten Nacht mit dem Unkrautmesser abfrisiert hatte, um mir die wohlverdiente Scheibe von ihm abzuschneiden. Ich griff den Henkel zum Anfassen zwischen den Beinen, schnürte ihn wie einen Senkel raus und pinkelte singend vom Dach.

„RUNTER, DU FERKEL!" Ja, wenn ich so wie Mann es macht, eben mit Alkohol eure Probleme nicht mehr mittragen muss, werde ich wirklich euer Jakop sein. Viele Menschen sollten meine Verwandlung vom Bürschchen zum Boss beurteilen müssen: Ich werde euer Jakop sein und gemeinsam mit einer neunen Version von mir werde ich euer Weltall durch absolutes Betören zerstören! Hahaha, ich kotzte mir ein bisschen in den Mund vor Lachen.

„RUNTER, JUNGE!" Ich warf meine Fackel nach Gretel und die leere Schnapsflasche auch. Sie kauzte zurück in ihr Astloch und ich breitete meines Bruders Flügel, also die Falter, die mir an den Schläfen zitterten, aus und sprang.

Landete auf einem Komposthügel. Rannte in die Badekammer, wusch mir altes Gras ab, drückte zum ersten Mal das Blaublut aus der Tüte, kolorierte meine Haare höchstselbst mit dem vorgefertigten Schwarzweiß-Piktogramm auf der Verpackung und erst, als ich mich auf höchster Stufe trocken föhnte, verflügelten sich auch die zwei Motten von meiner Stirn. Ich hatte mich selbst zu diesem Mann gemacht, der so dermaßen alle beruhigte. Oder? Ich wusste, wo Flaschen standen, wusste, wer schön sein will, muss leiden, und ich wollte der Schönste von allen sein. Täter sein war das stärkste Nein auf der Welt. Von Wohltätern wusste ich nichts. Ich kannte Lobo, den Antiheld, der seine ganze Sippe auf dem Gewissen hatte, ein alles in allem fröhlicher Zeitgenosse. Eine solche, mordsmäßige Tatkraft wollte ich sein – ein Mann –, wenn es das war, was alle wollten, zur Not musste meine Sippe eben auch dran glauben.

Und sie würde in kürzester Zeit.

Eine ganz besondere Attacke traf Scharte auf dem Schulhof. Ich war so richtig mies *on fire*.

*

Grausame Taten
waren meine Antwort auf die nervtötende Bedrängnis der stinknormalen Menschen gegen eine ersie jenseits Person wie mich.

Selber schuld, sag ich mal und rolle mit den Augen. Oder nein.

„Hallo, guter Esel", sagte ich, „wie heißt du wirklich, mein Häschen?"

Ich streckte die Hand wie einen Bleistift in den Elektrospitzer, mein Name sei Kopja, sechzehn Jahre alt. Mein Gegenüber war Hasenscharte.

Wir standen auf dem Schulhof, ich trug einen schwarzen Anzug, das Queen-T-Shirt unter dem weißen Hemd.

Minimal Mut angesoffen hatte ich mir natürlich. Nun kannte Hase mich beim Namen. Meine Gleichgültigkeit ihm gegenüber erschauderte ihn aber nur kurz.

„Stirb, Fotzling", grunzte er und raspelte mein Gesicht ohne Vorwarnung über den asphaltierten Spielrasen hinter den Gebäuden der Schule, wo einige meiner Mitschüler und Mitschülerinnen mit großen Augen nichts davon mitbekamen, Zigaretten leckten, Münder einatmeten, pubertierten.

Scharte zwang mich wieder mal, mich mit seiner Faust-Creme gegen Sonnenbrand einzuschmieren. Rot wurde ich trotzdem davon, aber seine Theorie: Wenn's später blaue Flecken sind, ist die Haut dunkler und die Gefahr, einen Sonnenbrand zu bekommen, geringer. Herzlichen Dank. Aber er ging nicht mal mehr zur Schule, woher wollte er das also wissen, oder generell überhaupt was wissen – Wissen war schließlich nur Wissen, wenn es beglaubigt war durch eine staatlich gesteuerte Institution –, plärrte ich: „Was machst du überhaupt hier in der Schule" und „Die Sonne scheint nicht mal!"

Ich zeigte nach oben, da war alles grau in grau und diesmal lächelte ich wie ein junger Satan, denn der Geist Jakops saß mir in den Knochen und Hasenscharte wusste von nichts. Ich trug eine Goldlocke in meiner Tasche. Magie.

ER sprach mit meiner Stimme und sagte: „Heißt du wirklich Hasenscharte oder hast du auch einen richtigen Namen, du dummes Aas?"

„Halt die Klappe", piepste die Fleischbestie über mir und halsüberköpfte meine ungewollte Yoga-Position, er drehte mich wie einen ohnmächtigen Fisch in der Grillzange, drückte meinen Kopf unter sein Muskelshirt in den Schwitzkasten: „FRISS!" Und mit jedem Schluck Salzwasser, den er mir so bis an die Mandeln injizierte, stach er die Testnadel tiefer in meinen ofenwarmen Pfefferlebkuchenleib, durchbohrte die weichste Mitte und es war, als würde es jemand anders für mich tun. Langsam öffnete ich meinen Mund, um ein neues Wort, einen unbeschreiblichen Buchstaben zu formen. Die Speckmassen seiner Essigachsel wölkten haarig zwischen meinem Gaumen und der Zunge herein.

„FRISS, DU HOMOSCHWUCHTEL!", höhnte er, als wär sein Vokabular das des Försters. Und mit aller Spannweite, die mir zur Verfügung stand, tat ich, wie mir geheißen, saugte seinen Schwabbel unter mein Zäpfchen, schnellte zu wie ein Krokodil, Tiger, Wolfshai, biss so sehr, so fest und so durch und durch zu, dass ich fast daran erstickte. Es war, als wollte ich ein besonders zähes Stück rohes Kotelett mit meinen Schneidezähnen zerteilen. Das warme Mus begann zu fließen zwischen den Rasiermessern, mit denen ich Hases eingeschweißtes Mett zerwühlte. Weit über mir erhob sich der honigsüße Hubschrauber von erstem, tatsächlichem und unverhohlenem Schmerz ins Himmelgrau, was für ein Schrei! Heiß sprudelte Schartes Dicker-als-Wasser gegen meine Füllungen, während er den Fleischlappen gewalttätig wagte aus meinem Piranhamaul rauszustümmeln. Hasi schaffte es nur, indem er mit aller Kraft seine Handrundung in mein Gesicht stapelte, bis ich wieder unten war und am Asphalt in seinem bordeauxfarbenen Bodensee grinste. Von Jakops heiligem Geist exorziert, spürte ich plötzlich ein K.O. im Schädel aufkommen und wieder absinken, Taubheit, dann ein mächtiges Schmatzen und Reißen dort, wo Scharte ein Krisengebiet in meine Nase reinimportiert hatte. Sie war wohl gebrochen. Sein rosenblütenfarbenes Lebenselixier, das mir die komplette Mundpartie zierte, mischte sich widerwillig mit meinem eigenen Blut. Dank dieses facial Bio-Lippenstifts verunreinigten wir uns für alle, alle, alle Ewigkeit in einer ungewollten Blutsbrüderschaft, das wusste ich eh, knöpfte mein Hemd auf, zeigte mein Queen-Shirt und sagte: „Wie Superman." Weiß auch nicht, wieso, schien cool in dem Moment. Der Nasenbruch hatte mich dümmer gemacht.

„Du kranker Pisser", fiepte das Ferkel. Mein Make-up gefiel ihm wohl nicht. Aufgelöst fixierte er sein klaffendes Drüsengewebe und humpelte in Windeseile davon.

„Bis bald, mein Freund Scharte", schnaubte ich mit blubbernder Nasenlochung über den Schulhof.

„Ich heiße HANSEL", peitschte es zurück. Wer sagt's denn. So schön konnte Freundschaft sein! Jetzt kannte ich sogar seinen richtigen Namen. Ich lachte gedämpft.

Zugegeben, ich spuckte einige Messbecher noch aus, bevor ich nach einer speziellen Locke tastete. Kaum hatte ich sie emporgefischt, glänzte sie gülden im Axtwurf der Sonne, die kurz durchs Wolkendach stieß. Ich erkannte mich im Spiegelbild auf den glänzenden Haaren nicht wieder. Ich erkannte nichts wieder. Alles war rot. Das wiederum kannte ich woher noch mal? Und wieso trug ich einen schwarzen Anzug? Meine

Hände öffneten sich von selbst, tasteten meinen Kopf nach einer Erinnerung ab, fanden nur ein Loch im Antlitz. Und wo war die Locke auf einmal hin? Ich suchte, aber fand in all dem Rot nichts.

Außer Rand und Band rief ein Sekretär jemanden an, weil ein blutüberströmter Zögling den bundesstaatlichen Schulhof verschmierte, der ihm nicht selbst gehörte. Ich schaute ins Bodenrot, dachte, oh nein, nicht schon wieder! Dachte an Lena. Der Sekretär schubste mich auf die Beine. Jemand sei da, mich abzuholen!

Förster hatte seinen Bart abrasiert. Ebenfalls in schwarzem Dress öffnete er mir die Waggontür der Mondrakete und lud mich ein, ihm doch gefälligst zur Beerdigung zu folgen und nicht wieder solche Sperenzchen von der Fichte zu zapfen wie schon am vorangegangenen Intervall. Welches vorangegangene Intervall? Ich schaute ihn an, er sah alt aus und schaute mich an wie ein Insekt, schaute auf meine Hände, die die Hände eines Täters geworden waren, nicht erst an dem Tag, sondern, ich schaute auf die Uhr, auf den Tag, um wessen Beerdigung es denn gehe, fragte ich.

„Steig ein, Kopja", sagte er und schämte sich für seinen Sohn, vielleicht zu Recht, vielleicht zu Unrecht. Oder schämte sich für seinen Enkel, denn er sah auf einmal so viel älter aus. Warum ich überhaupt heute morgen den Schulbus genommen hätte? Mein Mund stand offen. Die Welt stand still. Ich erkannte etwas an der Realität, die sich hier betätigte, nicht so richtig, weil, glaube ich, ich nicht wahrhaben konnte, wollte. Die Locke war weg. Ich sagte zu meinem Vater: „Die Locke ist weg." Und er legte sich den weißen Dutt über der Schulter zurecht.

Plötzlich die Bilder in meinem Kopf, die Erinnerung: Erwachsene, die über Geld, über Namen, Besitz, die Meinung anderer Leute streiten. Und wohin mit dem Jungen? Oben am Treppenabsatz. Weißweiße Haare, die in der Luft Spuren ziehen. Aufprall. Die Farbe. Das zerbrochene Lächeln. Meine Hände, die Hände eines Täters. Ein Vati, der sagt, „nicht deine Schuld." Aber meine Hände, die die des Täters sind. Schuldig, denkt der Junge, also ich, also obwohl ich sonst ersie bin, also dachte ich, glaube ich, dass ich Junge werden würde durch solche Hände, sah plötzlich wieder mich im Auto sitzen, an dieser Stelle komme ich mit dem Erzählen immer durcheinander. Diese Bilder im Kopf. Wie blaue Lichter vor der Tür einem den Kopf verdrehen. Echt! Blaues Licht ist schuldig. Ich erkannte mich nicht wieder. Saß im Auto, stumm, erkannte dann in Witterse eine schluchzende kleine Prinzessbohne vor der Hauspforte, als wir heimkamen. Als wären Pixel eine reale Mischhaut zum Anfassen, kratzte ich meine kleinkarierten Stressbläschen nervös auf, erwiderte Lenas Blicke mit einem Kopfschütteln. Das Blut von Hansel zur Beerdigung mitzubringen war mir auch echt peinlich, ehrlich, und sie heulte und heulte, das konnte sie eben ganz gut, seit neulich, seit dem vorangegangenen Intervall, dessentwegen jetzt eine Beerdigung stattfand. Ich sagte sofort: „Ich habe nichts damit zu tun", obwohl mich niemand danach fragte. Noch zehnmal flüsterte ich es. Lena könne diesen Trauerfall einfach nicht verstehen, sagte jemand. Nicht so. Aber ich tat mich auch schwer mit der abgefahrenen Geschwindigkeit auf dieser Mannwerdungsstraße mitzuhalten. Ich kannte die Situation, aber erkannte sie nicht wieder, glaube ich, glaubte nicht das. Ich glaubte konsequent einfach nicht dran, dass das echt war, aber es war echt.

Magda stand wie vom Blitz aufgebrochen mit einer Zigarette im Mund am Türrahmen, sagte: „Dieser Türrahmen muss mal repariert werden, Isaak", er sagte: „Dein Mann ist tot, Magda", sie sagte: „Du Scherzkeks." Aber tatsächlich, der Typ, der mich abgeholt hatte, war die große O, obwohl sie in meiner Erinnerung die Treppe runtergefallen war und sich den Schädel aufgeschlagen hatte, an einer Vitrine mit Schmetterlingen drin.

„OMA", kraulte Lena durch ihr eigenes entäugnetes Schwimmbecken aus totem Meer. Sie dachte auch, ihre liebste O sei tot und kam nun mit dem Gespenst in Form einer lebenden Großmutter nicht klar. Großmutters Haare saßen schief, wie ein alter Hut. Ja, so ergab es Sinn. Aber ich wolle nicht auf den Friedhof, sagte ich. Nicht auf den da. Schaute meine Hände an, hatte ich etwa den Förster geschubst, und nicht sie? Hatte er nach Halt gegriffen und ihre Haare mitgerissen?

„Ich will auch nicht", sagte Magda, „nicht auf den Friedhof da", so als sei speziell dieser Gottesacker out. So als läge da jemand, an den sie nicht erinnert werden wollte.

Trotz der Zeit im Aquarium, trotz allem nahm ich ihre Hand. Einige Schmetterleichen eichelten aus Omas schnell übergeworfener Trauer. Blieb wieder alles an ihr hängen, meinte sie. Ohne Bart sah das Gesicht, das sich männlich neben der Mama aufstellte, aus wie eine frisch geschälte Kartoffel und glänzte auf eine beunruhigend feuchte Weise. Dabei dachte ich, dass ich nie richtig seine Lippen gesehen hatte, dass der Förster als Kussmund nie existiert hatte. Ob ein Mannvater damit küsste, ob er damit jemals einen Menschen angerührt, etwas Liebes gesagt hatte, fragte ich mich und dachte dabei an Magda, ja vielleicht sogar an mich. Nun jedenfalls kümmerte sich die Großmutter greifbar um unser gemeineres Wohl, gabelte den servierfertigen Sargvorschlag, der lange schon vorbestellt und Gerüchten zufolge eine tote O mal hätte aufbahren sollen, auf ihre XX-Schultern und schleppte den Schwiegersohn so passioniert fort, dass nur ein Dornkrönchen ihrem weißen Haar mangelte.

Heulsuse Lena, Transuse Magda und ich, die Suse Trine, betreuten die Verscharrung lieber aus der Ferne. Die Dorfpastorin rezitierte umso inbrünstiger die Umlaute und Konstanten des verstorbenen Lebens. Strahlend deklamierte die Hirtin, als sie neben der schwarz lackierten Pappschachtel posierte, vom Zettel ab:

Liebe, Liebe, hofft das Mädchen, fährt noch nachts mit seinem Rädchen, wird entehrt von Nachbars Blagen, schiebt in Zukunft Kinderwagen.

Scheiße, Scheiße, schreit die Frau, macht den laschen Mann zur Sau, noch ein, zwei Tage, sagt sie sich, dann mach ich mit ihm reinen Tisch.

Damals, damals, keucht die Alte, hatte ich noch nicht die Falte, im Gesicht noch im Gemüt, und nie besaß ein Reitgestüt.

Der Krieg war schuld, das war'n nicht wir, „wir" war's Opfer, nicht das Tier, brüllt sie zuhaus Gedanken, nichts will hören, nicht will wanken.

Herrjee, herrjee, jetzt mach bald Schluss, verlangt die Frau im fichten Kleid, sie wähnt sich matt und ist es leid, und gibt sich bald den letzten Schuss.

Den Mann erschlug sie lange schon und kichert heute noch aus Hohn: Hat ja niemand rausgekriegt, ein Unfall war's – wie ungeschickt!

Ein Hoch aufs Leben? Schimpf ist ihre Tugend! Alt, im letzten Atemzug, Pfusch war's je und nie 'ne Jugend, eine Lüge schon genug.

Maria von der Tann zur Ficht fiel wie ein Baum ins jüngst Gericht,

Die große O räusperte sich, den Text müsse wohl jemand für den vorbestellten Sarg abgegeben und mitgeordert haben. Sie sei aber nicht tot. Der Schwiegersohn sei umgekommen. Die Pastorin schaute auf den Zettel. Oh, der feine Herr Isaak

Förster, stimmt, der hatte ihr die Grabesrede angezettelt. Schade! Und die große O vollendete die Rede:

Er floh die Treppe runter, geht unbeweinet unter.

Schlaf schön männlich-Ära ein, deine Zeit trifft nimmer hier. Andre Seiten ziehen auf und auch wenn's wölkt, erweitern wir.

Magda flüsterte mit der Kippe im Mund:

Und wer des Bäumleins Fall gebracht,

war Thanatos aus meiner Nacht.

Schnell wurde noch Försters Schwester Holda, genannt Holle, abgefertigt. Dann stupste die Pastorin mit einem dünnen Ast den eingepackten, schwachen Leib meines toten Vaters in ein tieftiefes Erdloch. Wie eine Feder versank er und bevor lautlos sein Leichnam den nicht sichtbaren Grund der rechteckig gebuddelten Senke ertastete, fuhren piepend die LKWs an die Grabmulde zurück und ließen mehrere Sandladungen Tannen- und Fichtennadeln ins Loch krümeln, bis es ganz und unkenntlich plan betoniert von der O wie ein Kiesbeet zur Ruhe geharkt wurde.

Ich hatte genug. Wollte gerade eine Idee mit Lena teilen, den Bus zu nehmen, fort von hier, zu Jakop. In dem Sekündchen kehrte abermals die Großmutter zurück und faltete meine Schwester zusammen, denn Lena kam nicht ganz so gut mit den Bildern einer Leiche im Kopf klar und dachte, da der Förster der Großmutter die falschen Haare beim Sturz entrissen und dann in einer Suppe gelegen hatte, dass die Oma gestorben war, doch da stand sie ja vor ihr. Lena schrie nur noch, weshalb die O ihre langen Finger aufs Telefon dirigierte, es sei zu gefährlich für Lena hier. Sie schaute dabei mich an. Sie palaverte in einen Hörer, womit sie die Enkeltochter an einem sichereren Ort anmeldete. Für schwer erziehbare kleine Opfer. Sozusagen in einen adressierten Briefumschlag bannte die O sie, schrieb mit flüssigem Herbizid, das noch vom Vater übrig war, die Anschrift auf das Kinde drauf und schickte Lena einfach fort.

Während Magda nicht aufhörte, ihre Nagelbetten aufzubeißen, gab mir die O eine Ablenkung in die Hand. Den Flachmann, den ich bei der Schatzsuche im Wald mal gefunden hatte. Sie würde sich schon um alles kümmern. Aufpassen. Sichergehen. Gleichzeitig schenkte sie mir ein, sagte, auf den Schreck ein kleiner Schluck, und trank dann auch selbst was. Das mache Mann halt so.

Das Kinderzimmer wurde das Zimmer der O, wo sich die Alte verkroch, da sie eigentlich nicht mehr gut stehen konnte, konträr zu ihrem Auftritt als Sargträgerin bei der Beerdigung, aber den Spaß habe sie sich nicht nehmen lassen wollen.

Ich konnte es nicht begreifen, mit meinem neuen Flachmann in der Hand, der ein Flachwitz war am Firnis des Selbstbilds. Wenigstens schlief ich so nicht mehr im Aquarium. Magda hielt von einem verschorften Naseweis ohnehin Abstand. Da war man einmal kurz Mann gewesen und schon nicht mehr Kind genug. Ich kapselte mich also im Wohnzimmer ab. Schaltete den Fernseher an, um zu lernen, wie's bei andern zuging. Ob das alles normal war.

Im Fernsehen sagten sie Sachen wie: *Dein Street-Style ist echt unterirdisch, Candy!* Grelle Dussel polierten dort ihre krassen Karossen, Premium-Schlitten, eigenen Automobile. Ich nuckelte flachmännisch, äffte sie nach: *Dein Dorf-Style ist echt außerirdisch, Kopja.* Ich pulte in meiner rot kandierten Nase und schaltete auf Jakops Lieblingskinderserie um. Normalität gab es hier nicht. Weder auf der Mattscheibe noch davor. Aber tatsächlich würde ich meine eigene private Dokusoap Witterse bald mit einem großen Knall verlassen und auf dem Weg in eine aufregendere Welt noch ein bisschen Liebe mitnehmen. Doch das wusste ich zu dem Zeitpunkt noch nicht. Und wie durchhalten, ohne das Wissen, dass da noch richtig viel Schönes wartet?

* * *

Credo und ein Kammerspiel
würden die Kippsituation, die Eruption in mir auslösen, aber ich ahnte das noch nicht.

Ich glaube, in der Schule lasen wir das Buch der Bestsellerautorin Kali Manena. Ich fand das großartig, weil es ein Bestseller war – an der Spitze, wie Jakop damals. Außerdem konnte ich so gut lesen aus meiner Zeit in der Schiefervilla, es war eine einfache Aufgabe für mich.

Ich saß bereits vor Beginn des Unterrichts im Klassenraum und erledigte meine Aufgaben. Den Wahlpflicht-Aufsatz der vorigen Woche über Dr. Jekyll und Mr. Hyde hatte mir der Oberstufenlehrer Herr Prandter aber aus dem gleichen Grund wie immer so richtig zerfetzt und daher fand ich mich nun unentschlossen mit entweder dem Stift oder einer Flasche Zaubertrank in der Hand.

Zwei Liter Flüssigkeit am Tag soll Mann trinken. So lautet doch das Motto, oder? Wenigstens die Wirkung des Tranks zerfetzte mir niemand. Wie wohl Kali Manena mit Zerfetzung umging, fragte ich mich. Ich kannte die Frau ja nicht persönlich, fühlte aber, dass mir ihre Person oder ihr Buch näher standen als, na ja, Widerspruch leistende Mitmenschen eben. Ich war bei der Aufgabe angekommen, ob sie nicht einfach was Witziges hätte schreiben können, statt ihren „Frauenporno“ *La Schmonzette*. Ich fand das Pornografische ehrlich gesagt nicht übel, streckte meine Beine lang unterm Tisch. Vielleicht hatte sie sich wörtlich beweisen müssen, verteidigen gegen auch einen Lehrer oder gegen sich selbst. Vielleicht ging sie bald in Flammen auf. Ich wünschte ihr alles Glück dieser Welt und wünschte mir eine Erleuchtung, die mir den Lehrer vom Leib hielt. Noch vier Minuten bis zum Beginn der Stunde. Ich zermarterte mein Brain. Manenas Inhalt musste irgendwie Sinnbild für etwas sein. Bling blang blong, es klingelte gebrochen zum Ende der großen Pause, scheinbar war etwas mit der Pausenglocke nicht in Ordnung. Ich strich mir den Scheitel glatt, wollte nicht hier sein, nicht ich bleiben müssen, jeden Tag vor Lehrern, jeden Tag in einem Generationen alten Zuhause, ohne meine Geschwister, ohne Jakop. Ich sah das Fenster des Klassenraums wie eine Tür.

Draußen im Gang Schritte. Mein Stift zitterte merklich unter den zwei Litern Tagesbedarf. Ich sah die getrockneten Spuren des letzten Regens auf den Fensterscheiben. Am besten sofort, dachte ich. Spreng dich raus. Nur ein Knall auf den Schulhof und fertig, da haben sie den Salat.

An der anderen Seite des Raumes knackte eine klasse Tür aus dem Rahmen. Hastig polierte ich meinen kleinen Liter-Kanister zurück in die Jacke, schluckte tief die leckere Magie. Aus dem türlich sich auftuenden Loch schnäuzte ein Männlein hervor, keilte seine Aktentasche wie ein poetisches Beil oder prothetisches Holzbein auf den Tisch. Diese menschliche Zwiebel auf zwei Zahnstochern wackelte ans Fenster und schaute hinaus. Er trug Zwangsjacke aus Ledergürtel mit Silberschnalle, engem Satinoberhemd, Traumfänger um den Hals, in der Brustwolle am weit offenen Kragen. Während er seinen Tisch mit Stiften wohnlich einnordete, fror er in der Bewegung zusammen. Herr Prandter erkannte mich in dem Moment als Jungen, als Schüler, als Feind in seinem Gebiet und reagierte allergisch.

„Gesundheit“, sagte ich. Prandter wischte einige Klümpchen von seinem Arm, schaute sich um, sagte, jetzt rede er mal Tacheles. Gönnerhaft erklärte er, sein Kurs sei erhöhtes Niveau, VonUndZu Fichte, ob ich VonUndZu nicht in den Grundkurs wechseln wolle, ob ich schon mal Fichte gelesen habe, was ich vom Adel in Deutschland halte, was ich überhaupt denke, wer ich sei, reicher Hochwohlgeboren, nicht dass ich es nötig hätte mit Papis großem Klingelbeutel überhaupt etwas zu lernen, ob ich wegen meiner Hautkrankheit schon mal beim Arzt gewesen und ob das eigentlich ansteckend sei, grauenhaft, unverantwortlich, und generell, er würde den Alkohol riechen, ich hätte eine schlechte Erziehung genossen, das sehe man, sein geschultes Auge sehe das sofort, ob ich Kali Manena überhaupt gelesen hätte, das wär ja bestimmt nix für mich Zärtelchen. Er kramte in seiner Aktentasche, knallte mir einige zusammengefaltete Zettel hin, sagte: „Du hattest eine Realschulempfehlung, Fichte, ich weiß diese Dinge und damit kommst du bei mir nicht weit. Deine Texte sind zu konstruiert, die erkenne ich sofort und dieser Essay hier", vor mir lag eine benotete Klausur. Er hatte sie kommentarlos mit Rotstift durchgestrichen, „der Essay ist nicht von dir."

Obwohl er mich am Klausurtag ganz nach vorne gesetzt und gezwungen hatte mit seinem Kuli zu schreiben, behauptete er, alles sei abgeschrieben. Der wusste halt nicht, dass ich schon mit sieben Jahren eine ganze Chronik geschrieben hatte, sagte: „Zwei Punkte fürs Abmühen", er sei Wohltäter im Innern, er sei ein toleranter Mensch! Was sollte ich dazu sagen. Ich tat das Einzige überhaupt in der Welt: schaute aus Fenstern. Ich stellte mir vor, wie Jakop ausrasten, den Raum verlassen, auf den Schulhof runterlaufen, rauchen und knutschen und alles einfach tun würde. Ich sah ihn richtig dort sitzen, unten auf dem Schulhof, ihn, oder mich, also ihn, Jakop, also schön und mutig, aber ich wusste, dass diese Vorstellung aus dem gleichen Gold bestand wie meine Raumkapsel, die an Superkraft eingebüßt hatte. Ich war nicht perfekt wie er. Mir unterliefen Fehler, Taten. Das VonUndZu hing mir nun zusätzlich im Hals.

„VonUndZu, du schreibst heute Stunden-Protokoll!" So begann meine letzte Schulstunde überhaupt. Ein Protokoll? Und dann Freiheit von diesem Typ? Gern. Ich würde mich freischreiben damit, das ging zwar nicht, hatte die O einmal über Kammerspiele gemeint, ich verstand das damals aber schon nicht, also warum sich Jahre später die Mühe machen, etwas zu verstehen, was keine Freiheit verspricht. Essays versuchen war ihm zu konstruiert, dann würde ich spielen mit dieser Konstruiertheit, den Konstrukten, die sich in dieser Kammer, die sich Klasse nannte, abspielten. Und es einfach tun: mich freischreiben. Ich spürte das. Dass es mir helfen würde. Ich hoffte es zumindest. Es lag was in der Luft. Ein Protokoll wollte der? Text? Von MIR? Dann erst recht. Ein konstruiertes Inferno würde ich ihm ins Papier schmieren.

Nach und nach waren die letzten Schüler und Schülerinnen in die Klassenkammer getrödelt, nahmen Platz, vornehm hüstelnd, wie über Opernsitze stolpernd. Ich habe zu diesem besonderen Tag, das Stundenprotokoll gerade vorliegen, das ich an dieser Stelle gerne einfügen beziehungsweise szenisch vortragen möchte. Ich habe alle stummen Mitschüler und Mitschülerinnen rausgelassen und die Namen dahingehend geändert, dass diese wahre Begebenheit, die nun folgt, niemanden belasten wird, quasi frei erfunden ist, wenngleich sie sich an die Fakten des Tages hält, jedoch Ähnlichkeiten mit echten Personen natürlich rein zufällig sind.

Prandter: Ich hoffe, ihr habt alle das Buch über die Herbstferien gelesen?
(Alle: stöhnendes Jaaah)
Prandter: Gut. Zusammenfassung – Aksü.
Deniz: Warum immer ich?
Prandter: Lies.

Deniz: Es heißt übrigens Aksu, das steht doch auch auf Ihrer Klassenliste?
Prandter: Wenn du dich angesprochen fühlst, kannst du auch vorlesen, Aksü.
Deniz: Warum muss die da nicht lesen?
Prandter: Weil Melissa so schön lächeln kann.
Deniz: Schön lächeln kann ich auch.
Prandter: Lies.
Deniz: Der Roman „La Schmonzette" von Kali Manena handelt von einer jungen Frau namens Jette Hersch. Sie ist Studentin von deutscher Literatur.
Prandter: Literaturstudentin!
Deniz: Sportlich, blond, Speerwerferin. Sie möchte sich sexuell liberalisieren.
(Melissa lacht)
Prandter: Befreien!
Deniz: Ich weiß, was das heißt! Jette möchte sich liberalisieren, beginnt neben der Uni als Prostituierte zu arbeiten und darüber Tagebuch zu führen. Auf einer organisierten Sexparty lernt sie einen Mittdreißger, einen sportlichen Mann kennen. Mit dem fängt sie eine sadomasochistische Beziehung an, um mehr zu verdienen. Sie erniedrigt ihn gegen Geld, um sich zu liberalisieren.
Prandter: Zu befreien.
Deniz: Ja doch! Zunächst hat sie emotionale Hemmungen, aber nach einiger Zeit verliebt sie sich wohl. Die Stelle hab ich nicht ganz begriffen, da war der Text so komisch. Sie setzt mit ihm diesen Sklavenvertrag auf. Sie nennt ihn immer nur Wurm und Abschaum und andere total platte Sachen und Kreuzknecht, weil die beiden sich an einem Foltergestell, Andreaskreuz, in diesem BDSM-Keller kennengelernt haben. „La Poule" ist übrigens der Puff. Jette findet heraus, dass ihr Sklave zwei kleine Kinder hat und mit seiner Frau in der Vorstadt lebt. Sie sieht dann quasi

ihre Kindheit in der Familie des Kreuzknechts gespiegelt, will ihn dann dafür extra strafen und bla. In Kapitel neunzehn sieht sie zum ersten Mal, der hat eine Tätowierung wie ein Auge. Findet sie uncool, weil das in ihrer Familie ein schwieriges Thema ist, also Tätowierungen, und weil die permanent sind, das gefällt ihr auch nicht, permanent sagt ihr nicht zu, sie will frei sein, nicht permanent. Mit der Zeit wächst ihre Obsession mit dem Typen, der übrigens älter ist und muskulös, was ständig rauf und runter betont wird, wie attraktiv sie ihn findet. Das ganze Buch besteht übrigens aus Tagebucheinträgen, das hatte ich noch nicht gesagt. Dann kommt etwas abrupt durch den Überraschungsbesuch ihrer Familie raus, dass Jette wegen eines Kindheitstraumas – die verklemmten Eltern trennten sich früh, blieben aber unglücklich verheiratet – ihre Sexualität unterdrückt, das ist so pseudopsychologisch im Text, und dass sie das Deutschstudium nur begann, weil die Eltern dagegen waren. Beim Besuch bekommen die das mit dem Job raus, das ist dann der totale Bruch und Jettes jüngerer Bruder schnüffelt in ihrem Zimmer und sieht das Tattoo-Symbol, dieses Auge, das sie überall draufkritzelt. Da schalten die dann diesen Rabbiner ein, im Buch steht Rabbi, weil – das kommt an der Stelle erst raus, oder ist zumindest mir an der Stelle erst klar geworden – ihre Eltern Juden sind und, äh, Jette schämt sich auch für die, weil sie so gar nicht an etwas Höheres glaubt, sondern an Körperlichkeit. Danach erniedrigt sie den Kreuzknecht auf 'nem verlassenen Flugplatz. Soll ich weiter?

Prandter: Ja.

Deniz: Oh Mann. Na gut. Als ihr Bruder dann einen Brief schickt, wegen der schwarzen Sonne und was das überhaupt solle, versteht sie die Welt nicht mehr. Das Auge auf dem Rücken des Familienvaters Kreuzknecht ist nämlich ein Nazisymbol. Jette so, voll am Durchdrehen. Sie trifft sich ein letztes Mal mit dem

Knecht, malträtiert ihn so richtig mies. Im Grunde fasst sie ihn da auch zum allerersten Mal tatsächlich an. Sie verletzt ihn mit ner Gabel und weint irgendwie, weil sie ihn liebt, was echt pervers ist und skurril und viel zu dramatisch. Dann ruft sie den Notarzt und sagt dem Kreuzknecht, dass sie Jüdin ist. Die Stelle fand ich gut, da steht dann so was wie, „es fühlte sich fast an wie eine Wahrheit", weil sie ja nicht gläubig ist und sich auch sonst vorher nie zugehörig fühlte, aber komisch war die Stelle trotzdem, denn sie sagt es ihm ja irgendwie, um ihn in seinem Masochismus richtig zu befriedigen, und ihm gibt das voll den zusätzlichen Kick. Um ehrlich zu sein, hat mich das schon sehr irritiert. Aber deswegen fand ich's, glaub ich, auch gut. Der Typ fragt dann, ob er seine Herrin wiedersehen könne, er brauche seine Herrin, total krank und wie sie weint. Ob der Typ ein richtiger Nazi-Nazi ist, kommt nicht raus. Jette denkt das aber. Ich glaube das auch. Sie beendet den Sklavenvertrag. Ihre Tagebuchnotizen sendet sie dann an Verlage, um sich zu befreien, aber es kommt lange nichts zurück. Das Ganze spielt übrigens in Paris. Ihre Geschichte wird veröffentlicht unter dem Titel „Le Voyage dans La Poule". Sie gewinnt einen deutschen Literaturpreis. Von dem Preisgeld kauft sie ein Modegeschäft und fliegt nach Bali. Ihre Eltern versöhnen sich, der Bruder wird Koch. Für den Kreuzknecht interessiert sich kein Schwein ist der vorletzte Satz und Schwein kursiv gedruckt. Mehr hab ich nicht.
Melissa: Also ich will nur mal anmerken, dass kein Mann, der sich so was kauft, also der sich eine Domina kauft, attraktiv ist wie der. Das ist total unrealistisch, das Buch. Solche Männer sind eklig und welche Frau verliebt sich da so, is ja völlig plemplem.
Deniz: Wieso soll der nicht gut aussehen können? Der schämt sich vielleicht einfach und kann das, was er gerne machen möchte, mit seiner Freundin nicht tun, weil die 'nen Stock im Arsch hat!
Melissa: Come on! Verteidigst du jetzt den Neonazi?

Prandter: Wenn ich kurz eingreifen darf, war das alles Deniz?
Deniz: Also, die Sexszenen sind hardcore und reichlich, da schreibt Manena für meinen Geschmack sprachlich zu intensiv, da kann man dem Inhalt nicht folgen, ist körperlich anstrengend weiterzulesen.

Auf das Stichwort betrat Credo den Raum. Klingt konstruiert, aber das war wirklicht sein Name. Der, den ihm seine Eltern gegeben hatten. Vielleicht sind auch Namen ein vorgegebenes Konstrukt, dem wir uns entweder beugen müssen oder das wir prädestiniert sind zu brechen. Dieses attraktive Konstrukt: Ein junger, sportlicher Mensch in weißem Hemd und Krawatte. Credo war schlank, mittelgroß, hatte schwarze Augen und einen sehr weich geschwungenen Mund. Wenn er sprach, bewegten sich köchelnd die molekularsten Teilchen in der Luft. Ihn reden zu hören kribbelte mineralwasserkühl unter der Haut. Seine Stimme fiel trocken wie Ahornlaub, klang stabil und kaminfeuerwarm. Auch er musste jemandes Kind sein und alles, aber er wirkte nicht so kindisch wie andere hier oder laut-forsch wie ich behandelt wurde von sprechenden Leuten bisher. Er sprach mit allen höflich, außer mit Prandter. Die beiden mochten sich nicht. Oder mochten sich besonders gern, das habe ich nie ganz kapiert. Ich konnte Credo stundenlang zuhören, seine Lippen anstarren, wollte ihn jemanden küssen sehen, jemanden, der dadurch so schön wurde wie er. Credo setzte sich auf seinen Platz mittig zu Deniz und Melissa und tütete *La Schmonzette* von Kali Manena aus seinem Turnbeutel. Sinnierend blätterte er darin, aber er spielte das nicht. Er sinnierte wirklich. Und so wollte ich ihn auch in meinem Stundenprotokoll festhalten. Genau so. Prandter würde das ohnehin nicht lesen. Ich nahm heimlich einen Schluck Zaubertrank.

Credo: Guten Morgen!
Prandter: Erstens – Deniz, Kali Manena körperlich anstrengend? Fass dir an die eigene Nase! Deine Zusammenfassung schlecht formuliert. Alles aus dem Internet.
Deniz: Hä? Nein!
Melissa: Klar hat er das aus dem Internet!
Deniz: Halt einfach die Fresse, Melissa. Du hast echt ein Problem.
Prandter: Genau wie deine Klausur im Übrigen, die war traurig, Aksü.
Deniz: AKSU! Mit U!
Prandter: U. Trotzdem konfus, keine Fakten, ungenau, schwach.

An der Stelle zog Prandter die anderen Klausuren aus seiner Aktentasche, rief Namen und Daten ablesend die einzelnen Schüler und Schülerinnen aus ihrer Desinteresse-Vermummung. Deniz erdrosselte seine Klausur der geringen Punktzahl wegen. Melissa hingegen, ganz happy.

Prandter: Und für die Hausaufgabe aus dem Internet einen Punkt.
Deniz: Was reden Sie, ich hab's gelesen! Gut, ich hab das gerade frei erzählt, aber ist doch egal, ich hab alles gelesen und die Stichpunkte sind von mir, was wollen Sie noch?
Credo: Deniz war doch sicher nicht halb so schlecht, wie Sie ihn gerade abstufen.
Deniz: Echt mal!

Ich glotzte Credo so konzentriert an, dass ich fast vergaß, dass ich mich vor Minuten noch aus dem Fenster werfen wollte. Seine Lippen schimmerten matt, wie frisch aufgeschüttelte Kissen, voll und glatt und rotbraunwarm, melonensüß, der Geruch von nahem, ganz nahem Herzschlag fuhr in mich ein. Bubum, bubum.

Prandter: Credo, du bist zu spät. Also Aufgabe für dich, Thematisierung der Schuldfrage in „La Schmonzette", los!
Credo: Das ist nicht Ihr Ernst?
Prandter: Es steht so auf meinem Zettel.
Deniz: Herr Prandter, Ihr Zettel ist leer.
Credo: Und meine Klausur?
Melissa: Herr Prandter, geben Sie Credo erst mal die Klausur, der braucht seine Note. Ist was Pathologisches.
Prandter: Die gibt's, wenn du die Aufgabe annimmst, Credo.
Deniz: Ist das jetzt 'ne Mutprobe?
Credo: In dem Buch geht es nicht um Schuld.
Prandter: Deiner Meinung nach nicht.
Credo: Nur weil da eine Jüdin drin vorkommt?
(Raunen in der Klasse)
Prandter: Pass auf, was du sagst!
Credo: SIE kamen doch sofort mit der Schuldsache. Da soll ich jetzt nicht ernsthaft drauf eingehen. In dem Buch geht's um Liebe. Und Körper.
Prandter: Zu dem Thema will ich aber nichts hören.
Credo: Worüber möchten Sie reden, Herr Prandter? Über Ihren leeren Zettel vielleicht?
Prandter: Schuld.
Credo: Sofern ich meine fünfzehn Punkte bekomme.
Prandter: Du bekommst, was du verdienst.
Credo: Fabelhaft. Wir können das ja kurz machen. Was genau ist Jettes Position? Schuldet sie jemandem Geld? Nein.
Prandter: Natürlich ist sie ein Opfer!
Credo: Jette ist eine Domina. Die ist vertraglich abgesichert.
Deniz: Genau! Und dem Knecht gefällt das, für den ist's geil!
Prandter: Wurscht jetzt, Deniz. Jettes Eltern sind Juden, sie ist Jüdin.
Credo: Und?

Prandter: Das will ich von dir wissen. Ist diese Frau nicht betroffen?
Credo: Oh Mann. Diese eine Jette ist nicht direkt von etwas betroffen, nur weil sie Jüdin ist. Jettes persönliches Trauma ist, dass ihre Eltern sich getrennt haben. Ihr Trauma ist der Zweifel an der Liebe. Jette ist weder religiös gläubig, noch fühlt sie sich zugehörig. So was gibt's. Das trifft doch auf viele Menschen zu, so besonders ist das heute nicht mehr.
Prandter: Du hast ein anderes Buch gelesen als wir.
Credo: Kommt, Leute! Sie hätte genauso gut Katholikin sein können.
Prandter: Ist sie aber nicht!
Deniz: Das wäre schon was komplett anderes, oder?
Prandter: Sie bezeichnet sich als Jüdin vor ihrem Kreuzknecht!
Credo: Sie sagt es, um ihren Kreuzknecht ein letztes Mal sexuell zu stimulieren. An körperliches Stimulans glaubt sie nämlich. Mal ehrlich, hätte Kali Manena nicht direkt eine Schwarze Jüdin geschrieben, also eine nicht-weißchristliche Protagonistin, hättet ihr doch alle ganz selbstverständlich die Jette als weiß und christlich wahrgenommen.
Prandter: Was hat das mit Deutschland zu tun?
Credo: Wie jetzt, mit Deutschland? Ich will nur sagen, andere Geschichten müssen ständig extra als anders ausformuliert werden, weil eine gewisse Menschengruppe ihr weißes Christentum überall als normal draufprojiziert. Es gibt auch noch andere Jettes in Paris und diversere Geschichten in der Welt. Was ich definitiv sagen kann, ist, Kali Manena hat dieses Buch nach ihrer Scheidung von Peter Gonzalez-Manena geschrieben, Herr Prandter, ich hab's recherchiert.
Prandter: Kali Manena ist Autorin. Sie ist nicht die Geschichte selbst.
Credo: Jetzt verstehen wir uns. Die gescheiterte Liebe erkennen

Sie also? Es soll keine Permanenz sein für Jette. Ehe ist ja generell ein Sinnbild, das Permanenz anstrebt und dabei häufig scheitert.
Prandter: Es soll Menschen geben, die sehen das anders.
Credo: Jette nicht. Wir reden über das Buch, über Jette.
Prandter: Die trotzdem Jüdin ist.
Credo: Erst mal ist Jette fiktiv, ausgedacht.
Prandter: Fiktiv, aber Jüdin.
Credo: Jüdin ist nicht gleich Jüdin. Frau ist nicht gleich Frau.
Prandter: Ehe ist nämlich auch nicht gleich Ehe, mein Lieber. Du drehst die Worte in aller Munde, als würde das Schuldthema niemanden mehr betreffen. Dabei fühlt ihr euch ja schon schuldig in diesem Land, das Wort Jüdin auszusprechen. Das betrifft dich also.
Credo: Hä? Moment mal. Geht's jetzt darum, dass es in Deutschland merkwürdig sein könnte, das Wort Jüdin zu sagen? Es ist ein Wort. Ich sage es mit Stolz, wenn's Ihnen dann besser schmeckt. Jüdin!
Prandter: Niemand erwartet Geschmack von dir. Aber wir fühlen uns im Innern betroffen. Daher müssen wir im Unterricht darüber reden.
Credo: Das ist doch keine Therapiesitzung hier! Und wen meinen Sie mit „wir"? Wen betrifft denn Ihr Thema heute noch direkt?

Unruhig fingerte ich beim Schreiben an meinen Lippen. Ich wollte was sagen. Es fehlte nicht viel Schluck und ich hätte über die große O gesprochen, über die Fotos mit Hakenkreuzen aus einer extrem schwarzweißen Zeit. Ich wollte Credo das sagen, einfach mal so. Zur Debatte stellen, ob das nicht sogar mich betraf, so etwas über die eigene Familie zu wissen, und was es überhaupt hieß, wollte ich auch wissen. Diese Schuldvermutung, alle über einen Kamm, alle Härchen über den hässlichen Scheitelkamm zu spalten, weil es so gewesen war. Angst hatte ich, dass es erblich bedingt in den Menschen wie eine Krankheit auftrat, das Wölfische, das alles andere töten, erniedrigen wollte, um sich selbst zu stärken. Lobos Genozid, um einzigartig zu sein. Ich schaute meine grauen Hände an. Ich wollte kein Wolf sein, hatte Angst, auch weil ich selber anders war, aber keine gute Sprache dafür hatte. Betroffen fühlte ich mich, aber *war* ich's überhaupt? Fühlte den Ekel vor Verwandten und vor der O, aber ging mich dadurch das Thema was an? Weißchristlich, wie Credo es nannte, ist eine vornehmlich unbefleckte, dafür arg Flecken bereitende Lautfarbe, wenn man sie ausspricht, nicht?

Prandter: MICH!
Credo: Es betrifft Sie?
Prandter: Mein Vater hat seine Nachbarn verraten.
Credo: Das hat er Ihnen einfach erzählt? Kürzlich. Bei 'ner Tasse Tee.
Prandter: Auf dem Sterbebett.
Deniz: Ups.
Credo: Mein Beileid.
Prandter: Nicht dafür. Menschen wurden industriell getötet, Credo.
Credo: Das hat man uns im Geschichtsunterricht mehrfach mit Dokumentationen, Zeugenberichten und dem KZ-Besuch geschildert.
Prandter: Half nicht viel, was?
Credo: Es war nicht meine Intention, Ihnen zu nahe zu treten. Wenn es wenigstens um aktuelle Situationen ginge, is ja nicht so, als gäbe es keine Genozide mehr, aber immer der von fünfundvierzig?
Prandter: Weil man in diesem Land lebt. WIR haben das getan!
Credo: Ihr blödes WIR hat auch noch andere Genozide zu verantworten. Ich sag mal Namibia.
Deniz: Also meine Familie war da nicht beteiligt.

Melissa: Nee, ihr hattet euren eigenen Völkermord.
Deniz: Halt's Maul.
Credo: Und welches „wir" ist das überhaupt? Es leben Leute von überall hier! Und was ist schon „hier".
Prandter: Darum geht's nicht! Weil ich in diesem Land lebe, muss ich mich damit befassen. Alle müssen. Gegen Väter, gegen Geschichte. Der hat mich doch erzogen, von dem bin ich gemacht!

Wenn selbst der Prandter Schiss hatte, durch Verwandtschaft und Geschichte wölfisch zu werden, musste ich mir vielleicht wirklich Sorgen machen. Arschloch hin oder her, der Mann hatte immerhin studiert. Der musste doch irgendetwas wissen. Oder verkraftete er bloß den Tod eines eigenen Mitmenschen nicht? Hilfesuchend schaute ich raus zu Jakop, der tat, als würde er aus einem Fläschchen trinken, griff sich an den Bauch, ans Herz, den Hals. Seine Lippen formten das Wort: SPRING. Keine gute Idee, dachte ich, nein, nicht jetzt, peinlich, mitten im Unterricht, lass nur, nicht jetzt, schon gut.

Prandter: Zeig Mitgefühl!
Credo: Auf Knopfdruck, wie für eine Klausur, oder was?
Prandter: Stell dich nicht dümmer, als du bist.
Credo: Sie wollen doch Dummies.
Prandter: Ich will dich betroffen sehen in einer ernsthaften Auseinandersetzung.
Credo: Kann man nicht mal mehr Jüdin sein, ohne gleich Jüdin zu sein? Warum lesen wir eigentlich über das Thema nichts von jüdischen Autorinnen?
Deniz: Kali Manena ist nicht Jüdin?
Melissa: Nein, du Otto.
Deniz: Krass.
Credo: Krass, sagt er. Oder wir könnten mal so ganz hippiemäßig

kommunikativ einen konfessionsungebundenen Religionsunterricht abhalten. Toleranz is doch Ihr Stichwort, Herr Prandter. Judentum, Christentum, Islam sind alle verwandt, darüber reden wir nie.
Melissa: Islam hat doch mit Christen nichts zu tun.
Deniz: Sie so, keine Peilung.
Credo: Deutsches, weißes Christentum ist ein Kleingärtner-Verein. Die Christen hier sind größtenteils konservativ und praktizieren null die Botschaft von Feindesliebe.
Prandter: Credo!
Credo: Die haben Schiss vor anderen Menschen und anderem Glauben, weil sie nicht wissen, was das ist. Glaube. Und alles, was ich hier nachplappern muss, um Lehrer zu befriedigen ist: Juden wurden von Nazis getötet und Nazis, das warn alle Deutschen, weil generalisieren so schön easy ist. Über Religionsgemeinschaft, oder warum es Antisemitismus gibt, hab ich in dieser Einrichtung noch nichts mitbekommen. Es geht immer nur um die Täter und ihren Komplex. Werdet keine Nazis, sagt mir der Unterricht, nicht weil er will, dass ich ein guter Mensch neben meinen Mitmenschen werde, sondern weil er davon ausgeht, dass ich schon längst ein schlechter Mensch bin.
Deniz: Du läufst heiß, Credo, chill mal.
Melissa: Er hat schon irgendwie recht.
Prandter: Schluss jetzt. Wir machen weiter.
Credo: De facto soll ich mich damit befassen, was in Deutschland getan wurde, damit ich nicht vergesse, wer hier wen fertig gemacht hat. Wer die Hosen anhat. So was nennt sich Reproduktion von Rollenbildern. Ich will aber jetzt diese dullige Schmonzette lesen und über Liebe reden. Die ist nämlich da drin, ob Sie wollen, oder nicht, Prandter. Liebe ist in fucking allem, wenn wir sie nicht unterdrücken. In Konzentrationslagern hat es Liebe gegeben, unter den Gefangenen zumindest. Jette liebt und lebt

und das ist wunderbar, weil sie Ihre abgehalfterten Rollenbilder bricht. Warum rede eigentlich nur ich die ganze Zeit hier? Hat keiner einen Mund von euch? Natürlich verrenne ich mich in diesem Thema, wenn Sie mir, Prandter, durch Unterrichtsbezug aufdrängen, dass es Teil meines Identifikationsprozesses wird.
Deniz: Identifikationsprozess, hört, hört.
Credo: Hilf mir lieber, Deniz!
Deniz: Ja, weil, er ist nicht mal Deutscher, wozu soll er das lernen?
Credo: Klar bin ich – ach, hilf dir selbst, Aksu.
Deniz: Ich heiße Deniz.
Credo: Fick dich.
Prandter: Ich zwinge niemanden, sich zu identifizieren. Ich mache nicht den Lehrplan.
Credo: Sie haben mir eben gerade diese Aufgabe von Ihrem scheißleeren Zettel da gegeben! Ich will nicht durch meine Staatsbürgerschaft genötigt sein, Teil von dieser Unaussprechlichkeit zu werden. Ich will es einfach nicht. Ich wurde Anfang der Neunziger geboren! Wie stellen Sie sich das denn vor, sich als junger Mensch in Deutschland damit auseinanderzusetzen?
Prandter: Es ist nun mal Teil deutscher Geschichte und damit deutscher Identität.
Credo: Es ist Teil menschlicher Identität, das Böse, das gibt es auch außerhalb von Deutschland oder deutscher Geschichte. Man bekommt ja fast das Gefühl, Völkermord wär ein deutsches Patent!
Deniz: Ist es nicht? Joke.
Melissa: Irgendwas muss sich jeder auf die Fahnen schreiben.
Credo: FAHNEN? Hören Sie das? Die Notwendigkeit, es doppelt und dreifach im Unterricht durchzukauen mit der landeseigenen Täterschuld, ich könnt kotzen. Ist ja fast, als pinsle man sich den Bauch für diese Höchstleistung in Sachen Hass und Massenmord. Und dann auch noch Leistungshelden in der Verarbeitung dieser Horrorgeschichte wollen wir sein?

Melissa: Okay, Dramaqueen.
Credo: Krieg ich jetzt meine Klausur wieder?
Prandter: Nein.
Credo: Wieso, ich hab doch gemacht, was Sie wollten.
Prandter: Weil du es besser wissen müsstest. Du hast ein Problem, über deine Geschichte zu reden. Das müssen wir angehen.
Credo: Wir sind Menschen, Weltbürger, das ist die einzig sinnvolle Geschichte. Geboren werden wir alle und sterben werden wir auch. Gemeinsamkeiten sind wichtiger als nationale Gegensätze.
Prandter: Reden wir noch ein wenig über uns. Uns als Deutsche.
Credo: NEIN!
Deniz: Der spielt doch mit dir, Credo. Lass stecken!
Credo: Ich kann das Wort nicht mehr hören. Es gibt nicht DEN Deutschen. Hier sind einzelne Menschen, Interessen, Werte, Vorstellungen vertreten, die sich ständig verändern. Ich bin jetzt nicht der gleichen Meinung wie mit fünfzehn oder mit dreißig!
Prandter: Deine Meinung ändert sich also irgendwann zu meinen Gunsten?
Credo: Never! Gedanken haben Migrations-, haben Diversitätserfahrung! Deniz und Melissa sind ja auch nicht mehr zusammen da hat offensichtlich eine Bewegung stattgefunden!
Melissa: Stimmt.
Deniz: Um uns geht's doch hier nicht!
Credo: Eine Person ist nicht immer die gleiche, will ich nur sagen. Eine Person ist unendlich viele. Und eine Gesellschaft besteht aus unzähligen solchen, machen Sie die Rechnung, Herr Prandter.
Prandter: Den Unterricht leite immer noch ich.
Deniz: Wann is eigentlich Pause?
Melissa: Die Klingel ist kaputt. Die Uhr sagt, wir sind durch.
Credo: Wenn Sie denken, soundso ist Deutschland, das ist hier eine weißchristliche Storyline, dann brauchen Sie nicht erst wen

in der U-Bahn zusammenschlagen oder ein diskriminierendes Buch über Integrationspolitik zu schreiben, um auszuschreiten. Wer etwas denkt, trifft eine Entscheidung mit sich allein, der wichtigsten Person im eigenen Leben. Wenn Sie im eigenen Kopf, im Beisein Ihres eigenen Bewusstseins beschließen, etwas Extremes zu denken, ist das bereits eine Handlung. So einfach ist das.
Prandter: Nichts ist einfach, Credo. Schon gar nicht in Gedanken. Merkst du nicht, deine Freiheit bezieht sich ausschließlich auf dich selbst. Du schränkst mich ein.
Credo: So meine ich das nicht.
Prandter: So redest du aber. Du willst etwas richtig machen. Das ist der erste Schritt in die möglicherweise falsche Richtung. Nicht jeder hat deine Gedanken, den Willen, die Kapazität, die Möglichkeiten.
Credo: Ich will einfach nicht denken wie Sie.
Prandter: Wie, wie ich?
Credo: Erhaben! Sie fühlen sich mir gegenüber erhaben. Allen gegenüber. Im Innern des Menschen ist nicht eine Person, kein kugeliger Kern, dem man gegenübersteht, über den man sich lehrmeisterlich erheben kann.
Prandter: Was tust du denn gerade?
Credo: In meinem Innern ist eine ganze Gesellschaft. Da sind Viele. Und wenn Leute wie Sie das mal raffen würden, gäb es kategorische Diaspora und Wechselföderationen, nicht dieses sich national Einschreiben und permanent Verorten! Die Staatsform der Zukunft heißt Diversistan! Herr Prandter, ich möchte Ihnen das Sie anbieten.
Prandter: Leute. Es geht in diesem Roman um die wichtigste Auseinandersetzung der Deutschen in den letzten hundert Jahren!
Deniz: Ich muss aufs Klo.
Credo: Es gibt keine Deutschen, Herr Prandter. Alles Weltbürger.
Prandter: Du Kind. Die Frau hat den Büchner-Preis bekommen!

Melissa: Heißt das, wir können gehen?
Credo: Ich bin Jude.

Auf einmal drehten sich alle um, als hätte jemand „Heil Hitler“ gebrüllt. Nur Deniz blieb unberührt.

Deniz: Ich bin Moslem, krieg ich jetzt auch eine Eins?

Alle Augen waren noch immer bei Credo. Aus heiterem Himmel verirrte sich eine flapsige Bewegung über meine Zunge und ich sagte vom Rande des Raumes aus:

Kopja: Ich bin getaufter Christus.
(Schluckauf)
Kopja: Christ, mein ich, Teufel, oh Gott, Täufling, äh sorry.

Nur Deniz und Credo sahen mich an. Einer von beiden schüttelte den Kopf.

Credo: Gott sei Dank hätten wir das geklärt. Und Ihr Vater hat also seine Nachbarn verraten, Herr Prandter, warum noch mal?
(Herr Prandter rüttelt an der Tür, versucht, das Zimmer zu verlassen.)
Prandter: Scheiß einziger Ausweg.
Melissa: Richard.
Prandter: Ja?
Melissa: Kommen Sie wieder?
Prandter: Immer mal.
(Verlässt den Raum)

Credo steckte sich eine Zigarette an. Mitten im Klassenraum. Ich fiel aus allen Wolken. Wieso rauchte mein Rednerboy?

Seine Lippen, gleich würden sie zerfallen in graue Kruste, in alten Schlick, er würde ein Maul, wie alle anderen. War er jetzt einer von denen, die pafften? War er etwa genau so wie alle anderen? Alles aus. Ich drehte mich zum Fenster, stand auf, ging hin, öffnete es mit einer weiten Armbewegung, stieg auf das Fensterbrett des Klassenraums, schaute nach unten. Der Schulhof garniert mit Taubenscheiße. Einige Ratten der Lüfte flatterten auf in den Himmel, weil ein „Junge" an der Suizidkante stand. Was, wenn der Sprung aus dem zweiten Stock nicht reichte? Lag ich dann mit gebrochenem Fuß in der Taubengrütze? Jakop schaute von unten herauf, drehte den Daumen hin und her, sinistrer Kaiser im Kolosseum. Ihm gefiel das Bild nicht, das mich zeigte, wie ich mich auf seine Ebene hinabschmeißen wollte – denn wie sollte das gehen, stand ich doch hierarchisch unter ihm. Sein Daumen ging also hoch. Robotisch stieg ich wieder vom Fensterbrett, schloss die Glasklappe und setzte mich zurück auf meinen Platz. Niemand hatte was bemerkt. Die stummen Schüler waren unbenutzte Rasenmäher hinter verschlossenen Gartenlauben. Nur einen Rasen-Säer gab es und der machte seine Kippe aus, auf dem Tisch, trank einen Schluck Wasser aus seiner Flasche, schwappte sich dabei ein Rinnsal am Mundwinkel vorbei. Es floss an seinem Hals entlang, versteckte sich in seinem Kragen. Schnell verbarg ich, dass ich mich auch dort anschmiegen wollte.

Deniz: Melissa, sag endlich, hast du mit Prandter gefickt?
Melissa: OMG. Hast du was gesagt, ich versteh dich so schlecht.
(Prandter zurück ins Zimmer)
Prandter: Sorry, ich hab meine Tasche verg-
Deniz: Ja, lustig, weil ich Türke bin, oder was? Deswegen hast du doch Schluss gemacht!

Prandter: Was ist denn hier los?
Melissa: Erstens, sorry was? Und zweitens, Türke? Du bist doch hier geboren, sagst du, mein Land ist dein Land, nimm, so viel du willst.
Prandter: Kinder, Leute, die Stunde ist lange vorbei!
Deniz: Dass ich nicht lache. Ein Land ist kein Land, du bonzige Label-Hure. Dir bin ich vollkommen egal.
Melissa: Als wär ich so oberflächlich mit Nationalität. Guck dich an. Ich hab dich vor die Wahl gestellt! Die Haare oder ich.
Deniz: Am Arsch.
Prandter: Die Pausenklingel ist kap-
Credo: Sie haben mir meine Klausur nicht wiedergegeben, Herr Prandter.
Melissa: Du wäschst dich nicht mehr, stinkst wie ein Aal, Rebell und gefärbte Haare willst du sein? Weil du noch ein Kind bist, hab ich dich abgesägt, Deniz, deshalb!
Deniz: Das ist Punk-Rock!
Melissa: Super. Viel Spaß damit, du Sexpistole.
Deniz: Trampel.
Melissa: Opfer.
Prandter: Dein Gespräch über Liebe, Credo. Da hast du es doch.
Credo: Ich will meine Klausur!
Prandter: Hat hier drin jemand geraucht?
Credo: Meine fünfzehn Punkte, Prandter!
Prandter: Und wenn es keine fünfzehn sind?
Credo: Das wagen Sie nicht.
Prandter: Stell dir vor.
Credo: Sie wollen mir absichtlich an' Karren pissen! Sie sind so extrem asozial.
Prandter: Was sonst, Credo. Was sonst.
Credo: Ich hab Kopfschmerzen.
Melissa: Das macht das Wetter!

Prandter: Extrem, Credo, bist du, sonst niemand hier.
Deniz: Die Kartoffeln immer mit ihrem Wetter!
Credo: Ich bin nicht extrem.
Prandter: Dann gibst du dich also auch mit mittelmäßigen Noten zufrieden?
Credo: Niemals.
Prandter: Siehste.

Die meisten Schüler verließen gähnend den Klassenraum. Ich war mir unsicher, ob ich das Protokoll weiterführen sollte. Prandter schritt wie ein getriebener Lude auf Credo zu und würde gleich seine Machtposition ausnutzen, um dem schönen Schlauberger Nachsitzen zu erteilen. Um Credo zu beschützen, die Geschichte dieses Moments selbst in die Hand zu nehmen, begann ich ihm meinen Sprech, meine Gedanken reinzuprotokollieren. Mit meinen Gedanken in seinen Mund einzudringen, zumindest auf dem Papier, mit meinen Worten seine Lippen zu benetzen. Statt physisch dazwischenzugehen, änderte ich die Fakten, die Geschichtsschreibung des Unterrichts;

Credo: Ich rede jetzt über Liebe, die ist viel mehr als ein Gefühl, das wir fühlen.
Prandter: Ich zittere vor Angst, oh rette mich, Deutschland, vor Love!
Credo: Verzeiht mir die kurze Pseudo-Poesie, aber uns passiert ein Leben, huch, plötzlich sind wir drin und wissen nicht mal, wie man's macht. Wir stehen quasi breitbeinig in unterschiedlichen Waggons einer Berg-und-Tal-Bahn. Mit einem Bein im Waggon, genannt „das Übermorgen anderer Menschen". Mit dem anderen im Waggon, „ein Nichts, das ich mein Ein und Alles nenn". Und auf jedem Höhe- oder Tiefpunkt der Sinuskurve dieser Fahrt müssen

wir unser Gleichgewicht halten. Wir sehen von Sekunde zu Sekunde mit einer minimal anderen Aussicht, einer anderen Perspektive auf die Welt, über die wir rollen. Wir sind die Fahrt. Sein heißt, alles sein, was man schlussendlich gewesen sein wird. Wir sind all die verschiedenen Perspektiven der Fahrt.
Deniz: Ui, Credo, bin ich ein Dividuum!? Tell me!
Credo: Maybe! Teilbar in mehrere. Es gibt keinen Kern, keinen Höhepunkt, der anhält, keinen Tiefpunkt, der für immer anhält. Nicht mal unsere Richtung bleibt ewig. Dabei wollen alle das Richtige tun, sein, machen, erreichen! Das Richtige hängt von der Richtung ab, in die wir schauen, und ist für alle anders. Deshalb, ich predige hier mal kurz, schaut in mehrere, versteht euch mit den Richtungen anderer, bleibt in Bewegung. Nichts ist nie unanfechtbar! Keine extremen Herren Meister, sondern Laien könntet ihr sein. Zweierlaien mindestens von zweierlei Waggons. Vielerlaien in vielerlei Lebensperspektiven. Schwankend viele in einer Person. Mensch müsste immer das Gegenteil kennen von dem, was ersiees ist, nur um zu wissen, dass, was ersiees nicht ist, auch etwas ist, das versucht, richtig zu sein, auf eine eigene Weise. Nur uns persönlich geh'n wir einzelne persönlich was an. Der Rest ist wohl nicht persönlich gemeint. Überleben ist dabei das einsamste, Leben das gemeinsamste und Lieben das aufmerksamste auf der Welt. Ihr Vielen, wanken, aufmerksam mit denen, die's auch nicht besser wissen, die an andere Richtlinien glauben, so wie auch wir unausgewachsene Samen, Einsamen, Gemeinsamen sind, die da wachsen auf der selben Erde.
Deniz: Amen, Mann. Amen.
Prandter: Omen, Deniz, es heißt Omen.

„GEIL!", brüllte ich von der Fanmeile. Mein Ausruf ließ kein Entkommen mehr zu. Sie sahen mich alle an. Schnell stieg ich von meinem Stuhl, der laut scheppernd umfiel, entschuldigte mich prustend, stieg über zwei drei quietschende Siebtklässler, die sich nach dem Pausenklingel-Debakel irritiert in den Klassenraum verirrt hatten, stählte mich bis an die Tafel, griff mir eine Kreide und schrieb in großgrößten Großbuchstaben meinen eigenen Namen an die Tafel, sagte dabei, das sei mein eigener Name, meiner, wie es schon vor knapp elf Jahren hätte passieren sollen, verdammt noch mal. Jetzt hatte ich's endlich geschafft, hatte Einfluss genommen, wenn auch nur mit Stift und mit Kreide, schrieb neben Prandter das Zauberwort auf die Tafel: K O P J A, mein Name, meiner, nicht VonUndZu, sagte ich und setzte mich wieder. Plötzlich wirkte Credo ausgelaugt, getrieben, gedrückt, aber lächelte mich kurz an. Er sagte dann zu Prandter, er könne das nicht mehr, er brauche seine Eins, woraufhin Prandter grunzte, unsere Noten seien ihm völlig egal, er wolle, dass wir was lernen.

„Ihr zwei", sagte er, „arbeitet mir bis morgen ein Referat zur Liebe in Kali Manenas Schmonzette aus, sonst suspendiere ich euch aus meinem Kurs, alle beide."

Credo schaute an meiner grauen Haut entlang in meine Augen. Er wirkte nervös.

Wir gingen schweigend zum Schulparkplatz, wo sein Auto stand. Bevor wir einstiegen, packte er mich sportlich im Nacken. Elektroschocker. Er verstellte seine Stimme, sagte: „Sonst suspendiere ich euch aus meinem Kurs." Auf einmal fühlte ich mich weniger aufgeregt, weniger verkrampft. Wir lachten. Ich sagte: „Prandter ist ein Arschloch." Credo sagte: „Der Typ hat halt was gegen Leute wie uns." Wir stiegen ein. Leute wie uns, dachte ich und schaute aus dem Fenster. Credo erwähnte, dass er einen Text von mir gelesen habe, den ich neulich in den Müll geworfen hatte. Der habe ihm gefallen. Ich antwortete nicht darauf. Ein paar Kilometer weit sagten wir deshalb gar nichts mehr. Mein Hals wurde unstet, mein

Gaumen trocken, ein unteres Augenlid zuckte. Leute wie uns, dachte ich und konnte mir vorstellen, was er meinte, aber traute mich nicht, mir das vorzustellen, dass Credo mich mochte.

*

Das Referat war ein erstes Date
aber als Credo den Schlüssel vom Auto abzog, war mir das noch nicht klar.

Er habe gedacht, ich wohne in einem Schloss und so, wegen des Namens. Nee. Wir seien gar nicht reich? Ich schüttelte den Kopf, zuckte mit den Schultern und wir stiegen aus dem Car. Geblendet von dem weißweißen Gebäude hielt sich Credo den Handrücken vors Gesicht. Vorsichtig führte ich ihn ins Dunkel, erklärte ihm, dass Lichtschalter keine Option seien. Seit die O im Haus wohnte, hatte Ruhe zu herrschen. Die Dunkelheit war ein von ihr gern beibehaltener Faktor.

An den übrig gebliebenen, scharfkantigen Vitrinen führte ich Credo vorbei, nahm ihn aus Versehen an der Hand. Er sträubte sich nicht und zog sie auch nicht von mir weg. Die Hände lagen einfach warm ineinander, als wäre das bereits abgemacht gewesen, geschwisterlich, ruhig Blut. Ich war Formabguss eines Jakop und der zappelte nicht vor Aufregung, der presste Regungen runter. Ich beschützte Credo vor den alten Schmetterlingsgräbern die Treppe rauf, denn Vitrinen, die konnten Schädel wie Nüsschen aufspalten, brachten das blaue Licht, machten Schwestern weg und solche Späße. Ich nahm ihn den Flur entlang. Der Lichtstreifen unter dem alten Kinderzimmer, in dem die Großmutter vergetierte, war aus. Das Bad schien leer, ich schielte ins Aquarium, keiner da, schubste Credo samt Rucksack in das Zimmer, weil es ein Schloss hatte, und drückte die Tür hinter uns zu. Gluckedigluck. Wo war der Schlüssel? Credo hustete. Ich suchte und schaute, der Schlüssel war weg. Da stand er vor mir, fragenden Blickes: „Dein Zimmer?“

„Nein.“ Er schaute sich um. Ich machte eine tollpatschige Bewegung. Ob etwas sei, fragte er. Nein, alles gut. Wir müssen das Referat machen, fuhr er fort: „Ich will meine Note, ich brauch die." Klar, ja gut, okay, machen wir. Was sonst. Irgendwas sagte ich. Credo setzte sich aufs Bett. Aus seinem Turnbeutel zog er die Schmonzette. In meinem Körper, im ganzen, von ganz oben bis ganz unten, von außen bis in die Mitte, kreiselte Credos Atemgeräusch, sein auf und ab sich regender Oberkörper auf Magdas Altar neben mir, wie er las und nachschaute. Er war wirklich hier. Das war kein Traum. Flüsternd kamen erste Anmerkungen aus seinem Hals gegeistert. Seine Lippen bewegten sich und Worte wie Samthandschuhe. Ob er das Protokoll sehen könne, fragte er und noch ehe ich zurückzucken konnte, hatte ich es bereitwillig gegeben, zu lange geschmachtet, und er es bereits gelesen, gelesen, was er nie gesagt, ich ihm in den Mund gelegt hatte. Er stutzte. Das habe er doch gar nicht so gesagt. Credo lächelte auf das Papier, lächelte lange, ohne mich anzusehen, auf das Papier, wölbte seine Zunge wie ein Bonbon im offenen Mund. Liebe in der Schmonzette, sagte er und begann, mit dem Blick weiterhin auf mein Protokoll zu grinsen, Liebe sei *das Aufmerksamste*? Ich war wie betäubt. Mir drohte der Halt zu entgleiten. Peinlich. Panik. Verkackt. Ich stützte mich auf einer Bettwäsche ab, die ganz andere Sachen kannte. Hilfe. Wir scherzten drüber, dass ich mich wunderte, wer da sprach, mit und aus meinem Mund, als ich antwortete. Ich lächelte, schrieb mit klappernden Fingern am Stift Hallo in meine Hand, den Hintern schiebend, hin und her auf der glutheißen Unruhe. Seine Krawatte, wo war eigentlich die Krawatte? Er öffnete den obersten Hemdknopf, dass ich nicht hinsehen mochte, so blöde fantastisch. Er las Jettes Satz aus dem Buch: *Ich will nicht allein sein.* Seine Lippen lasen es ein zweites Mal. Hatte er gezwinkert. Ich lächelte, wusste nicht, blamabel, was jetzt, und er, wie er lächelte, rieb sich das eine Auge, und ich, Hilfe, oh Hitze, alles. *Ich will nicht allein sein.* Seine Hand nach meiner Hand langsam, aber ununterbrochen der Blick. Ich wusste gar nicht, dass so etwas ging, aber er tat's. Ich wusste gar nicht, das Flimmern. Wo er mich berührte, schoss es wie Dornranken durch. Zog er so gern meine Hand zu sich, dass ich es auch wollte, dass ich federte im Zwerchfell?

„Alleinsein will keiner", flüsterte ich mit der anderen Hand abgestützt, rückte dahin. Und seine Lippen und Augen verzeihend schelmisch, als hätte ich etwas nur minimal Dummes gesagt, hatte ich dummer Idiot schon zu viel des Guten gesagt? Irgendwo knackte ein Gegenstand, eine Wand, aber für solche Lappalien war alles zu spät, denn ich sank konkret in seinen Blick. Seine pulswarme, dunkle Hand auf meiner Blässe und diese schimmernden Lippen, als ich ihnen mehr und mehr entgegendriftete, wie ein Kahn seinem Eisberg, einem, heiß, Berg. Mir drinnen die Glut, Kohlefeuer des Vielerlaien Passagierschiffs. Eine Spur schnurrte sich auf irgendwo unten, ich hing noch annähernd in seinem Angesicht. Sachte berührte er meine locker gewordene Stifthand, geleitete sie sicher in seine warmwarme Mitte, wie ich das zum ersten Mal spürte, einen anderen Körper. Und ohne auch nur hinzusehen, hielt ich mich immerhin in seinem Blick und hielt fest, was er aufrecht mir aufrichtete. Fast umschloss ich, oder begriff, wie er warm war, wie er schaute. Sein Mund einen Fingerbreit offen. Wieder knarrte etwa ein Geräusch, wirklich, das war zu weit weg für mich so. Viel zu weit weg, lahmte alles an mir, außer die Schreibhand, die Berg und Tal überschrieb, in seinen Augen, auf und ab. Auf und ab. Aber ich sah da nicht hin, sondern in die schwarzen Tore, die er mir offen hielt, Augen. Schnaubend drückte er sein Kreuz durch, war mein Dirigent, schloss langsam beinah stillständig seine schweren Opus Augenlider über den zwei Globen, die mich überweltigt hatten, indessen knarrte es an der Tür hinter uns und sein Kopf fiel in den Nacken, der Stoß in mein Behandeln und wie ich endlich nach unten in seine Mitte schaute, er dahinflog, mit Schuss mir ins Gesicht musizierte und WAS MACHT IHR DA? Magda stand im Raum. Credo schlauchte sein Ende aus meinem Griff zurück ins schlüpfrige Baumwollkörbchen. Mich hatte aber schon, ah fuck, sein Tropfen Weisheit direkt ins Auge getroffen. Magda schrie, RUNTER DA! VOM BETT WEG!, ich jammerte: „Scheiße, mein Auge", und er nur: „Äh sorry also, sind Sie hier der Vater?" Credo hielt ihr eine Hand hin, zog die Hose mit der anderen zu. Mutter! Sie sei die Mutter!

„Meine Mutter", mimte ich, wegen der Glatze, an meiner Hühnerbrust einen sinnbildlichen Busen zurecht.

„Sie gehen jetzt", fauchte Magda.

„Ich geh dann wohl besser." Er nahm seinen Beutel, seine Schmonzette, rannte aus der Tür, Treppe runter, man hörte Stoßen, Vitrinen scheppern, autsch, Stille.

„Hast du noch alle Tassen im Schrank, Magda?"

„Das ist mein Zimmer!"

„Und das ist mein Körper. Da hat dich der unerlaubte Gebrauch bisher auch nicht gestört." Ich wischte mir Credo, so gut es ging, aus dem Auge, roch beim Treppenabgang wie routiniert meine Hand. Es stank nicht nach Aquarium, nicht nach alten Seegräsern, sondern duftete nach ihm.

„Wenn du zurückkommst", brüllte Magda mir hinterher.

„Und wenn schon", sang ich.

Credo saß wie eine andere Option vor seinem Auto. Er hielt sich das Knie. Unbeholfen half ich ihm und wir humpelten gemeinsam den Feldweg hinunter. Einfach so, ohne einen Grund, ohne ein Wort, ich weiß bis heut nicht, warum und warum diesen Feldweg zum Wald, warum wir nicht einfach in sein Auto sind. Hinterher ist man immer schlauer. (Mann?) Mensch.

Nach ein paar hundert Metern jedenfalls sprang er vom Sattel, der meine Schulter ihm war und setzte sich auf den Kies, holte die Schmonzette irgendwo raus und blätterte. Ohne zu lesen. Mir selbst lag's noch immer hart in der Hose. Er entschuldigte sich für das ungelenke Kennenlernen mit meiner Mutter, fragte vorsichtig, warum sie Glatze trage. Ich legte mich ins Gras, schaute gegen die Wolkendecke, sagte: „Is so, hat nichts mit dem zu tun, was du denkst."

Seine Hand zufällig gegen meine. Wir kannten uns null, aber irgendwie fühlte ich ihn, als bräuchte es keine zwei Liter am Tag. Als müsste es keinen Fenstersims in den Taubenkot geben. Ich war ich, glücklich. Bis der Schäferhund kam. So lang hielt es an. Ich glaube sogar, ich hörte das Bellen zuerst.

Aber davor noch fragte Credo, was ich nach der Schule machen wolle. Bis auf das Nachahmen meines Bruders hatte ich mir nie Gedanken gemacht, wozu oder worin ich gut sein wollte. Wusste nichts zu sagen darauf. Er studiere bald Menschenrecht, schwoll ihm die Brust. Wenn er hier weg sei, gehe sicher 'ne Menge. Er müsse hier unbedingt fort. Wie er sich so sicher sein könne, dass Fortgehen helfe, fragte ich ihn, fragte aber eigentlich jemand anders und sah in die Wolken. Er sagte: „Bevor man irgendwo bleibt, muss man einmal fundamental weggegangen sein." Ein Mensch müsse das Gegenteil kennen, von dem, was Plan sei. Das stehe doch auch in dem Text, den ich ihm in den Mund protokolliert hätte, oder nicht? Ich lachte wie aufgetaut. Seine Stimme klang an meinem Mundwinkel wie Geschmack, wärmender Saft frisch gepresster Sommersonne. Ich wollte sein Gesicht in die Hand nehmen, aber dann kam der Hund auf uns zu.

In der Ferne torkelte ein dazugehöriges Ungetüm vom X-Bein aufs O-Bein und brach mit jedem Schritt den schönen Moment mehr zu Schutt und Scherben. Credo klopfte herzlich dem Hund eine Schippe Provinzstaub von den Rippen, als mir bereits der Boden unter den Gliedmaßen verlosch. Warum gerade jetzt, warum, warum gerade so? Der Hund gehörte zum Blutsbruder. Mein Verflossener und mein Neuer trafen also sogleich aufeinander. Hansel versus Credo. Scharte trug Gummistiefel, die Haare gekämmt, kein Zeichen von Glatze, kein Knick im knorpligen Kreuz. Ein kariertes Hemd trug er, die Ärmel hoch, zur Arbeit freigelegt, bäuerlich adrett. Ich betete, betete, dass er sich geändert haben mochte. Im karierten Hemd jetzt. Auf ländlicher Sohle. Geordnet und fein. Ich betete zu Jakop, er möge uns verschonen, weil ich wusste, dass ein eifersüchtiger Jakop diesen Killer geschickt haben musste, wer sonst. Hansel pfiff nach „Blondie". Damit war es besiegelt. Ach, hätt ich's mir bloß nicht gewünscht, dacht ich und dachte an das Fensterbrett und an diese düstere Sehnsucht, die ich seit Wochen mit mir rumgetragen hatte.

„Fuck", hauchte auch Credo, denn Hansel kannte man im Stadtgebiet und solche wie ihn im Landkreis. Der einzige Trost: wir zu zweit. Hansel lächelte freundlich. Mit einem lockeren *Moin* erkannte er mich Tussi, erkannte er Credo als nicht weißchristlich und uns als Feinde in seinem Gebiet. Die Schwuchtel und der N****, sagte er, meinte mich und mit dem anderen Wort Credo. Dann ging alles ganz schnell. Credo hatte, mir nichts, dir nichts, seine nichtweiße Lebensrealität in Form eines Pfeffersprays aus dem Turnbeutel gefischt, noch nicht mal richtig gezielt, da hatte Hanswurst ihn am offenen Kragen. Mit Sprüh im Auge schlug der geblendete Hansel meinem Freund Credo, eins, zwei, seine riesige Pranke in den Mund und in den Magen, dass das Blut noch von den

Lippen Fasern und Fäden zog. Hansel linierte den aufmüpfigen Sprayer wie einen nassen Sack in den Graben. Da regte sich nix mehr an Credo. Wie ein Fohlen sprang ich meinem Jockey hinterher, den Bluthaufen wiederzubeleben, bekam ihn nur an der Hacke zu fassen, rief: „Credo!", aber Hansel wuchtete mich mit hunderttausendfacher Maschinenkraft an meinem Hosenbund aus dem Gras, dass ich wie ein Kreisel sirrte und einklappte in Staub und Steinchen. Er trat mir in den Rücken. Ich lag.

„Fass!", befahl er, hetzte den Hund auf Credo, FASS! FASS! und wischte sich die rot überzogene Handkeule im Gestrüpp. Doch sein Rassekläffer winselte wie ein windelweiches Vieh zwischen den Fronten von Rassismus und normaler Menschheit, für die er sich als Hund nun mal nicht interessierte. Man konnte Credo ohnehin keine Lüfte schnappen sehn. Hänselscharte packte mich am Fußstück, kickte dann den Klassenbesten wie Milieumüll in den Feldgraben, sodass von Weitem nichts mehr zu sehen war.

„Fressen ihn die Raben", sagte Scharte, nahm den Turnbeutel an sich und kickte der sich sträubende Blondie ebenfalls in die Fresse. Fiepend krümmte sich das Tier zu meinem Freund und Hansel zog mich am Bein den Feldweg entlang.

Blasses ich am Ginster, Geschrei. Aber die flache Ebene schluckte jedes Gesuch im Gegenwind brach. Bis zum Hexenhaus im Wald schliff er mich. Er war allein mit Härte durch die Tür direkt in die Hütte eingedrungen. Neben einem vermoderten Laubhaufen feuchtete er meinen Aufprall der Nase lang hin. Das war's. Kein selbstmörderischer Selbstmord mit mir ganz privat, nein. Dieser Hüne würde es tun. Er würde mich sehen dabei, hanseln dabei, hänseln und ausfranseln. Irgendwo der Hund. Ich nur Schleimhaut auf einem waldbodenbraunen Tablett. In meinen Ohren das Klimpern des

Sturmfeuerzeugs, ich musste nicht hinsehen, um das zu verstehen. Und ich atmete so tief ich konnte ein, ich hatte noch gar nicht gelebt. Nicht wirklich. In Scharen hasteten seine spatengroßen Fingernägel über meine Seidenhäute, legten mich frei, ein Spielzeug zum Ablassen all seiner privaten Enttäuschung, vielleicht einer Lust, einer Richtlinie, die er, weil er richten konnte, als richtig empfand, beinah verbeugte er sich über mir. Sein linkes Auge verzerrt von Credos glitzerndem Pfefferspray, mein linkes Auge von Credos Zuckerfreude. Auge in Auge, wir zwei Zyklopen. Und das Sturmfeuerflammen sprengte über mich. Seine glutweiße Messergabelscherenicht lichtete die alten Siegel und Tiegel wieder auf, Narben. Mein Wachs zerschmolz schmerzlich natternd, rassel, rassel, wie wässriges Blei in dünnen Linien aus Pailletten, heiße Pinatubo-Lava-Lawinen und kein Gold der Welt hielt das auf. Keine Kapsel, kein Gold kann aufhalten, was Blut Feuer fangen lässt. Nur bessere Menschen halten so was auf. Oder manchmal die Natur: denn das Hexenhaus knickte, knackte blond, rotrötlich, fing auch Feuer. Schwups, das Laub, ihm wurde heiß. Da verlor er sein Zünderchen, aua, aua, in den Flammen. Ohne Werkzeug war er ein Nichts, rannte ängstlich raus aus dem Haus. Die Flammen so da. Konnte mich nicht bewegen. Vernahm den Aufschrei des gestiefelten Hansels durch was immer ihn fand. Ich musste hicksen, der Rauch dann, kam mir zu nah. Und ich glaube,

... GEHEUTIGT, GESTORBEN UND BEGRABEN, HINABGESTIEGEN IN DAS REICH DES TODES ...

Vor meinen Augen der Mensch. Sein Haupthaar wie eine schwarze Krone. Sein Wille, ein Herz, das sagte: Nun geh schon, nun geh schon, NUN GEH!! Und mich an den Haaren zum fiebrigen Fenster hinausschnitt, mich rüttelte wie ein Gepäck, denn meinem Retter war so ein Marshmallow wie ich eine gesellschaftliche Last und als solche prallte ich frontal gegen den Erdboden, an dem er mich abwischte vor Erschöpfung. Ob ich noch lebe?

„Ja", hustete ich, „glaub schon." Credo drückte mich in den Stand, um das Feuer an der Kleidung zu löschen. Das Haus brannte. Hansel pulte mit beiden Händen wegen pfeffrigem Wahnsinn in den Augäpfeln. Credo hatte auf seinem Rückweg die volle Ladung Spray gegeben. Auch Hündin Blondie stieß dazu und bedankte sich mit zwei Reihen Zähnen bei ihrem Herrchen für den Maultritt. Mit Verachtung in der Stimme sagte Credo: „Jemand sollte ihm wohl helfen."

„Wir nicht", vollendete ich den Gedanken, „wir sollten hier abhauen", entschied ich und kippte eins meiner Beine nach vorn, um Credo vom Ausweg zu überzeugen. Ich wusste, dass es falsch war, zu verabscheuen, aber es fühlte sich richtig an, in dieser Situation, aus dieser Perspektive. Credo ließ jetzt erst das Spraydöschen fallen, hinter uns das Hexenstübchen ziepend, im Aufwind die Nadelhitze der Fichten. Einen Fuß vor den andern waren wir Freunde.

An seinem Auto angekommen, ein kurzer Blick zurück. Man konnte die Reflexion von Flammen am Bauch der Wolken finden. Credo rief Feuerwehr, den Krankenwagen, mir ging das zu nah, aber aus seiner Erfahrung in Deutschland wäre er sonst schuld. Ich aber wollte nie wieder Blaulicht vertragen, also machte ich's kurz. Am Wagen verabschiedeten wir uns wirtschaftlich, dunkelrot, schmalmündig. Wir sagten wie Schockierte: „Bis morgen."

Ans Referat dachte keiner und die Seiten einer Schmonzette welkten ohnehin in gehässigen Feuern. Wir sagten: „Ja, dann bis dann."

Und als ich ins Haus trat, machte ich nicht einmal mehr halblang. So etwas wie Nabelschnur war vollends gekappt. Ich schaltete ultimativ das Licht im ganzen Haus an. Die O brach wortlos hervor, zauste ihre Marionette aus dem Tablettenexil, gebot mir Einhalt am Lichtschalter, wer dieser komische Junge gewesen sei, fragte sie und hielt Magda vor sich, wie einen Schutzschild, hielt sie von sich weg auf mich gerichtet, um niemals mit den Wünschen, Träumen, Hoffnungen ihrer Tochter in Berührung zu geraten. Der komische Junge sei ich gewesen, immer schon, sagte ich und nein, keine Schule mehr, genug harte Schule, nein, sagte ich, kein Witterse mehr, nein, trotzte ich, kein Tappen mehr in Dunkelheit, nein, forderte ich, nein, ich konnte hier nicht mehr bleiben, musste fundamental fortgehen, endlich hier weg. Hatten die zwei von mir aus alles richtig gemacht aus ihren prekären Perspektiven, jetzt musste ich sichten, was aus meiner klar ersichtlich schien: ein anderes Leben als das hier.

„Fahr zur Holle“, sagte die O empört, „fahr doch zur Holle und lass mich in Ruh. Lasst mich doch alle in Ruh.“ Sie nahm es persönlich. Ich packte meine Sachen im selben Atemzug. Magda war es jedoch, die die Nummer zur Holle am Telefon wählte. Medikamentös gestillt fuhr sie mich auch zum Bahnhof, der nicht größer war als eine Handvoll Wände und Dach. Der Regionalexpress hieß Exodus, oder zumindest hatte das jemand da draufgesprayt. Was ich nach der Schule nun machen wolle, fragte Magda und ich antwortete nicht. Sie sagte, sie wolle auch weg hier, endlich studieren, einen Neuanfang. Ich stieg in den Waggon, überlegte dort, ob ich ihr antworten wollte. Sie winkte mir, weil sie vermutlich dachte, wir würden uns auf die Weise bekannt sein. Vielleicht hatten wir uns als einander nahestehend bloß eingebildet und sie schaute jetzt auch aus anderen Augen. Egal, ey. Ich nahm meine

Schmonzette aus der Tasche, schlug auf, um das nächste Kapitel zu beginnen. Hatten wir *bis morgen* gesagt, oder war auch das ein anderes Wir gewesen? Würde ich Credo wiedersehen? Wir hatten uns gar nicht geküsst. Ich wusste nur, es gibt keinen Kern, keinen Höhepunkt, der hält, keinen Tiefpunkt, der für immer anhält. Der Zug fuhr los. Was ich zur Hölle bei Försters Schwester Holle machen wollte? Was mit meinem Leben? Gutherzige Absichten maybe, ersie Absichten, doch mir fiel in dem Moment nur Jakop ein. Ihn endlich suchen und finden.

* * *

TEIL II
EIGENE WORTE FINDEN UND SIE WIE KISSEN AUFSCHÜTTELN

„What part of you did you have to destroy to survive in this world?“

– Alok Vaid-Menon

Ich glaube, ich brauchte ein neues Zuhause,
und habe deshalb „Unser Haus brennt, unser Haus brennt" gerufen im Traum.

Ich schlug die Augen auf, zerknittert, gefleddert, angeschwitzt und fühlte etwas in mir wanken. Entkommen aus Witterse, aus dem Dorf. Mein Zug fuhr im Zielort ein. Penetrant eingängiges Gedudel schallte von Lautsprechern, das Echo huschte durch die Reihen der Bahnsitze. Ich rappelte mich. Ich stank noch nach geschmortem Haus. Nach Laub.

Das Zugticket sagte: Stadtstadt. Aus Datenschutzgründen kann ich den Namen der Stadt nicht erwähnen, möchte es aus Tatenschmutzsünden lieber verschweigen, aber sie befand sich möglicherweise in Niedersachsen: Stadtstadt also sollte es werden, der Ort, an dem meine Tante lebte. Dort würde ich beginnen, nach Jakop zu fahnden. Ich atmete auf, als im Bahnhof der Waggon in den Stand ruckte.

Einer Mehrheit der ähnlich Metronomzeigern von rechts nach links wankenden Fahrgäste fußte ich schüchtern hinterher. Stieg aus dem Zug auf festen Untergrund. Zerschossen und aschig riechender Steinmoder des motorwarmen Bahngehöfts drang in meine Nasenscheidewände. Stadt – ein ganz neuer Geruch, ein neuer Lebensraum. Sogleich stolperte ein junger Typ und rannte wie auf Rollschuhen gerutscht in mich rein.

Ich hielt ihn. Beim Wieder-aus-meinen-Armen-Rausweichen steckte er mir, lockig und ungefähr charmant, einen Strauß Entschuldigungen für sein Versehen zu.

„Sorry, Mann", er lächelte breit und zahnpastaweiß. Um den Hals trug er ein halbes Herz als Anhänger.

Das sei doch der Zug in die Hauptstadt?

„Nach Berlin", nickte ich kleinblöd, weil ich wusste, dass Stadtstadt noch nicht das Limit war.

Ja, da fahre der hin.

„Danke", sagte der lockige Locki und stieg da ein, wo ich gerade raus war.

„Tschüss."

Von allen Seiten dann schallte die Frauenstimme aus dem Off: Bitte vom Bahnsteig weg und so. Die Kante schrie in gelben Streifen getextet von Gefahr. Piepen. Dann schlauchte der Zug sich los und schnellte davon. Einen Moment lang hing ich dem Typen nach, seinem Weg in die Hauptstadt. Mit einem einzigen Finger winkte ich. Meine zur Hälfte gelesene Schmonzette lag reisetauglich in der Pfütze einer Zugtoilette. Vielleicht würde Locki sie finden.

Glaskuppeln kleideten das kilometerhohe Gebäudeskelett. Ein Treiben, das lauter brabbelte als alle Maschinen auf den Schienen, waren die Menschen, ein Gewimmel. Grüppchen und Einzelne, wie Schwärme rauschten sie in Strömungen umeinander. Zwischen Waben aus Stahl auf Beton, an Buden mit Snacks wuselten diese Armeen von Schuhträgern, Arbeiterinnen durch einen Bienenspeichel von Colaschaum, alten Kippenfiltern und Müll mit Pommes. Beschwerlich rempelte ich mir den abgetretenen Weg von oben, die Stufen einer Treppe hinab. Ruderte meinen Koffer hinter mir her, hoffte, dass mir der Rucksack nicht vom Buckel gehagelt wurde in dieser Flut. Es fühlte sich an, als wollte diese Kulisse mich zurückdrücken, zurück aufs Gleis, in einen Zug zurück nach Witterse. Ich hatte hier nichts verloren. Noch nicht.

An der großen Bahnhofswand Reklame für das neue Megaphone. Ein Gerät für alle zu sehen, prominent wie eine ans Kreuz genagelte, weißgewaschene Leiche.

Auf dem Bahnhof schwammen die, die eins besaßen und anbeteten, mit extra fürs Phone karierten Augen. Reduziert aufs Einsaugen, Zuschauen, Anhören trugen sie das Zaumzeug, die Zügel in den Ohren, Kopfhörer an Kabeln. Das Herzstück, das Pferd dieser Kutsche, das Phone in der Hand. Hier in der Stadt musste nicht ständig gedacht oder selber verarbeitet werden, Gott sei Dank. Ich wollte auch so aktuell sein, wünschte mich frei von mir selbst in die vorgefertigte Abschottung vorausgewählter Aufnahmen. Zwei Knöpfe im Ohr, ein handliches Brett vor dem Kopf – wer sich die Sinne abdichtete, brauchte ja nicht mal mehr sinnieren, oder, ob Credo ein Megaphone besaß? Ich fragte perspektivisch nach der richtigen Richtung, doch die Menschen liefen einfach an mir vorbei. Man musste schon deren Megaphone fragen, um eine Antwort des daran hängenden Fahrgasts zu bekommen, ohne gab's keinen Anschluss. Menschen an Maschinen waren die seltsamsten Wesen, dachte ich, ohne Kutsche geistig zu Fuß unterwegs.

Ich wartete, dass mich Holle abholen würde, und so stellte ich den Koffer ab, setzte mich auf eine Bank, umarmte meinen Rucksack und setzte mein bartloses Kinn darauf ab. Der Geruch von kalter Öffentlichkeit und Döner im Tabaknebel, den ich aufatmete wie ein neugieriger Erstkonsument, machte mich müde. Lautstarke Lausbuben johlten und lachten, Kinder quengelten, Eltern drangsalierten mit festem Griff durch die Herden, durch den Massenwahn und das Treiben der Jobberinnen, das Klingeln der Bildschirme, die Einheit des Kopfhörerkommandos. Noch nie hatte ich so viele Menschen auf einem Haufen gesehen, an einem Ort, an dem noch dazu niemand lebte, jeder ständig kam oder ging. Nomaden. Marschierten mit den Nöten einer Generation, zu der ich keine Verbindung fühlte, weil mir ein Kabel oder Akku fehlte. Ich hielt, wie ein romantischer Außerirdischer des letzten Jahrhunderts, Ausschau nach jemandem, der nach mir Ausschau hielt.

Der Mann mit dem Burger in der Hand, der Mayonnaise auf dem Kragen? Die Frau im Abendkleid mit den fünfzehn prall gefüllten Plastiktüten? Der blauhaarige Polizist vorm Münzklo? Das Mädchen mit Kopftuch und geblümter Sonnenbrille am Ticketschalter? So viele lebende Menschen, dachte ich. So viele eigene Leben. Und dann sah ich ihn.

Dann sah ich *ihn* tatsächlich.

Seit elf Jahren zum ersten Mal!

Ich sah ihn so schrecklich klar, dass es mir das Zwerchfell durch die Schulter raufspülte.

Sah seinen Schopf, seinen Hinterkopf.

Er stieg eine Treppe rauf, trug eine lederne Tasche, trug ein blaues, schmeichelndes Hemd.

Dass er so etwas Aufgeräumtes mal tragen würde!

Ich hatte mir das ganz anders vorgestellt, ich hatte es nie wirklich gewagt, mir ein Bild von diesem Moment zu machen.

Aber jetzt war der Moment hier und es gab kein Zurück.

Aufgedreht wollte ich aufstehen, fiel fast von der Bank vornüber, als mir durch den inneren Aufstand, den Schock, der Kreislauf kollabierte, der Kreislauf kollabierte oder.

Der Kreislauf kollabierte.

Ich wollte ihn fassen, anfassen, da, gerade bereit, ihn herüberzurufen, *Jakop* zu rufen, *Bruder Jakop*, da schlief ich ein. Ich schlief ein. Mohnschwarze Müdigkeit. Meine Augen schlossen sich wie ein altes Kameraobjektiv kreisrund um seinen Schopf. Als könne Schlaf einen wie eine Krankheit, eine Kapsel, just überfallen. So tat er's bei mir. Überfiel mich.

Mein Reflex war schneller als mein Geist beim Aufwachen. Sie zogen und waren zu zweit, vier Hände an meinen Dingen. Einer zerrte, die andere zog. Die Masse bekam's nicht mal mit.

„Scheiße, der lebt noch“, rief einer, lachten beide zahnlos sich zitternd von mir ab. Schnell trat ich mit den Füßen um mich, zog meinen Rucksack hoch an die Brust, klammerte mit allen Gliedmaßen, sah sie laufen, mit meinem Rollkoffer davon. Vorprogrammiert war ich aufgesprungen und rannte in die Richtung, rannte, wohin sie weggestolpert waren. Farben der Werbebanner und Pappaufsteller sättigten wie Flaggen in meinen Fahrtwind sich ein, bogen sich im Saus meiner Geschwindigkeit und wurden eins mit dem Leuchten der Imbissbuden, die ich hinter mir ließ.

„Hey“, hörte ich mich rufen und glaubte, die Räuber gestellt zu haben, denn sie drehten sich um. Dann planschte mir einer der zwei aus dem Mülleimer eine Welle ins Gesicht und ich stockte steif und kalt. Ekel wrang sich durch mein Lot. Sie jubelten und waren mit quietschenden Schuhsohlen verschwunden im Verkehr der Kulissenarmee, hinterließen den Geruch von Terpentin. Kalt und nass glitschte es an mir runter wie ein zerschlagenes Ei. Ich probierte und ich schmeckte nach Erdbeer-Milchshake, er sickerte durch alle Schichten. Und zwei Menschen hatten meinen Koffer geklaut.

Ich kehrte dorthin, wo ich wenige Minuten zuvor die Bank verlassen hatte, zurück. Doch nun saß im Gegenzug etwas Anderes da, ganz allein. Ich sah mich um, ob das jemandem gehörte, ob jemand Anspruch erhob. Einzelne Minuten strichen dahin und ich nahm daneben Platz. Hörte zu, schaute nach, schob einen Finger hinein, zog ihn schnell wieder zurück. Niemand kam. Nicht für mich, nicht für das Tier. Tauschgeschäft, dachte ich so, von höherer Instanz, Koffer gegen Käfig. In der spärlich mit Stroh ausgelegten, erdbeerfarbenen Katzentransportbox aus Plastik gluckste ein Huhn. Eine Henne.

„Hey, du da“, vor mir stand ein junger Mensch, Millimeterhaare, sein Gesicht oval, stopplig, hornige Brille, er war teilweise dick, aber was heißt das schon. Sympathisch.

„Oh, ist das Ihr Huhn“, fragte ich ihn verlegen, obwohl er jünger und vor allem wacher aussah als ich. Er sei mit dem Wagen hier, kam die Antwort und er deutete aus der Halle auf ein Auto. Direkt vor dem Bahnhofseingang im Halteverbot stand ein alter Lieferwagen. Aus dem offenen Fenster der Beifahrerseite winkte eine kräftige Frau mit sehr, sehr breiten Schultern und großen, biederen Zähnen. Selbst aus der Ferne bestand kein Zweifel. Das war *Holle*, Försters ältere Halbschwester, Holda Förster. Ich griff mit klebriger Erdbeerhand und einer Selbstverständlichkeit nach dem rosa Käfig, als wär es mein gestohlener Koffer. Drinnen flatterte das Tier genervt. Ich stand auf, aber Holles Fahrer rührte sich kein Stück, sah mich meinungslos an, sah die schleimigen Milchreste in meinem Haar, meiner Kleidung, meiner Körperspannung.

„Ist das?“

„Ja“, antwortete ich und setzte mich zur Abwechslung mal entschieden in Bewegung. Völlig losgelöst von der Megaphone-Herde, kreisten Holles Fahrer und ich den Wagen ein, während sie mich mit ihren großen, brachialen Zähnen beäugte, als sei ich mit einem breiten Lächeln menschlich voll zu erfahren. Holle trug Sonnenbrille und große, klimpernde Kreolen, ihr Haar kurz, verstrubbelt und kaputt gefärbt. Ich konnte ihren dunklen Ansatz ausmachen. Sie log ihre Orangenhaut durch zu viel Make-up in den Vordergrund, war nicht füllig, aber knochig und wuchtig wie ein alter Ochse und rückte mir durchs Beifahrerfenster näher, grabschte in mein Gesicht, kniff irgendwo rein, zu sehen, ob ich echt war. Zu sehen, ob ich lebte. Der „Sohn“ ihres Bruders. Endlich lasse sich die Sippschaft mal blicken. Zu sehen war, trotz Sonnenbrille, dass sie selber nicht so recht wusste, was sie da tat. Schnell zog sie ihre Hand zurück und klopfte beide Hände aneinander, als hätte sie noch Mehl vom Backen dran.

„Du bist blass“, meinte sie über den Rand des Nasenfahrrads hinweg. Ihre Stimme klang rasplig und gebrochen. Ohne zu zögern, folgte ich ihrem schnalzenden Mundwinkel, der mir befahl, mich hinten reinzusetzen. Sie stellte Cord vor, der müsse für seine Fahrprüfung üben, also sei Anschnallen angesagt. Ich schluckte und sicherte mich.

„Hallo, Cord!“

„Hey.“

Wir fuhren los. Holle drehte sich um, schlang einen Arm über ihren Sitz, starrte mir ins Gesicht, interessiert, penetrant, unerbittlich, wie es mir gehe. Und das Einzige, was mir darauf einfiel, war: Ich hab Hunger. Sie rümpfte das ganze Gesicht, dass man dafür noch einkaufen müsse. Ob das Huhn aus Witterse mitgebracht sei? Unsicher berührte ich die Box mit dem Bein, erklärte, ja, es sei von Gretels Hof.

„Gretel“, sagte sie überrascht, „die hat Hühner?“ Holle zog einen Ärmel über ihre Handfläche, als wolle sie dort etwas verheimlichen. Der Lieferwagen bog ab.

Nach zwanzig Minuten hielt Cord, Holle zeigte auf ein Haus, warf mir den Schlüssel unters Kinn und sagte, im ersten Stock. Ich solle mich schon mal auspacken, sie kaufe noch was ein. Ich stieg als Einziger aus und die zwei fuhren um die nächste Straßenecke. Neben der unscheinbaren Glasfront einer düsteren Kneipe hatte jemand eine noch unscheinbarere Haustür in die Mauer gestampft. Mit dem Schlüsselbund probierte ich so lange, bis ein breiter Metallbrecher passte. Die Luft roch feucht und nach entleertem Wärmflascheninnern. Flattern in der Katzenbox. Meine Hand aufs Treppengeländer. Ich war neuerdings so ununterbrochen müde, aber das war nicht der Rede wert. An Mopp und Eimer vorbei stieg ich hoch, die Stufen waren mit einer Art Linoleum überzogen, grün. Auf dem Absatz des ersten Stocks standen Stiefel, ein Besen, zerbrochene Holzkisten. Der Türspion schielte an meinem wendigen Hals vorbei und ich bog mich in ihm. Die Pressspantür stand angelehnt und nur einen Nabelbreit offen. Auf dem Klingelschild: Förster.

Mit dem freien Daumen drückte ich die Torheit eines Eingangs zur Seite ein. Wohnluft strömte auf mich ein und ich musste tief atmen, meinen Nacken winden, denn es war keine Temperatur, die mich umschlang, sondern unter meiner Haut ein Gefühl wie türkisfarbene Bäche. In Holles Wohnung roch es nach Gewächshaus.

Ich stellte das Huhn im Flur ab, legte meinen Rucksack daneben, drehte meinen Kopf nach allen Seiten und meine Augen wie die eines Chamäleons. Mit den Fußspitzen meißelte ich meine Schuhe von den Hacken, ließ sie kalt werden und schlurfte in Socken über die knarzenden Dielen. Kostprobierend lugte ich in die Gaumen der Zimmer hoch, deren Türen weit aufmaulten. Alles stand offen und der Mundgeruch der Höhle, ihr Wasserdampfgehalt, gradierte. Pflanzen versperrten den Weg durch die Zimmer. Ich fühlte elektrische Kontakte dort, wo meine Finger die Blätter berührten, Büschel, die Tischplatte in der Küche, eine Fensterbank, Lichtschalter und mehr Pflanzen, Blätterhände, Farnfinger, Hallöchen. Die Küche bot kaum Platz. Nicht zum Essen gedacht. Ein Kühlschrank in die Ecke gedrängt, hatte es nicht bequem. Wenig konnte man nach draußen auf den Innenhof schauen. Töpfe, Torfe, riesengroße Blätter. Uriger Wald. Ich hob vorsichtig das Gewucher aus meinem Weg und erkundete weiter. Zwischen Wohnzimmermöbeln aus allen verramschten Dekaden des zwanzigsten Jahrhunderts zirpte monströses Gemenge von Chlorophyll und Lianen. Dahinter, es musste Holles Zimmer sein, pflanzten Pflanzen sich von der Decke fort, von Ästen webten sich Venen photosynthetisch. Hinter der Grünzeugung vermutete ich rot gestrichene Wände, ein warmes Rot, aber die Pflanzen aßen das Licht aus der Farbe, sie eiterten köstlich nassen Sauerstoff aus. Der florale Atem schmeckte kodderig süß in der Nase, sodass ich mich rückwärtskrümmte, hier nicht zu ersticken. Ich stieß meinen Kopf an einem Windspiel, das knapp neben der Tür zu Holles Zimmer hing. Sonst wenig Schnickschnack. Auf einem Nachttisch ein hölzern gerahmtes Foto, farbig, eine junge Frau mit sehr breiten Schultern, ein junger Junge mit Bart, er trug ihn voll, einige ältere Menschen, die ich nicht kannte. Dann Holles Ex, Tjark Heemes, eine sehr viel jüngere und gepflegtere Gretel sogar, womöglich die Förster-Großeltern, die ich nie kennengelernt hatte. Verrückt. Und Holle trug einen Verband um genau den Arm, den sie sich vorhin zu verdecken bemüht hatte. Durch das Dickicht ästelte ich meinen Weg zurück in den Flur, die ganze Wohnung tuschelte in Blattsprache und ich bekam das Farbfoto von Holle auf dem Gretelhof nicht aus dem Kopf. Ich wollte mir Holle nicht vorstellen in Witterse. Ich wollte es hinter mir haben. Es sollte dann auch so sein, zurückliegen, vergangener Winter sein.

Ein letztes Zimmer befand sich direkt neben der Wohnungstür. Die Fenster waren hölzern umfasst, keine Vorhänge. Gar keine Vorhänge hingen hier. Keine schwarzen Vorhänge. Der Boden, helle Dielen, frisch abgeschliffen, der Raum von Memorabilia und Pflanzen befreit. Wände hell, aber staubig. Eine Matratze unter dem Fenster, ein Kleiderständer an der Wand, eine Kommode, ein hoher Spiegel, aber kein Tisch, kein Stuhl und keine Dekoration, keine Dunkelheit und was mir am allermeisten auffiel, wirklich gar keine Pflanzen. Das

Huhn holte ich und setzte es dem Bett gegenüber ab. Neben dem Kleiderständer legte ich den Rucksack hin, setzte mich auf die Matratze, legte mich hin. Ich fuhr mir langsam durch die verkokelten, klebrigen Haare, blieb mit den Fingern drin stecken. Ich fragte mich, ob Credo das Referat weiterverfolgt hatte. Die Henne in ihrem Käfig nippte und tippte. Ihre Federn schwarz. Mein Magenknurren fühlte sich fürchterlich an, weil ich glaubte, ein ganzes Hähnchen verschlingen zu können. Verräter, nannte sie mich. Dicker Kröpfchenkropf, ihr Köpfchen zuckte nach links, zuckte nach rechts, stets ein Hühnerauge auf mich geworfen. Hühnerbrühe. Linsensuppe, dachte ich und wie viel Zeit vergangen war seit meiner letzten Mahlzeit. Die Brandnarben auf der Brust pochten und prickten, Herz lochte, Huhn chickte. Ich schüttelte mich und den Kopf, Erdbeerschmadder im Kissen, ich hatte Jakops Schopf gesehen! So aufgeregt war ich, so schnell schlug mein Blut, dass ich wieder schlafen musste. Vor Aufregung regte mein Körper sich ab, als sei es eine Methode gegen das, was in mir hochkochen wollte. Als sei nur Schlaf ein sicherer Hafen. Und Gott, war ich sicher!

*

„Wo ist das Huhn“,
fragte ich.

Cord betätigte sich in der Küche mit Kessel und Karaffe, hatte das Salz in der Hand. Holle sei im Innenhof und schlachte das Tier. Fürs Essen.

Holles Splisshaare strubbelten in alle Richtungen. Sie beugte sich zur Seite, griff nach der Katzenkiste, öffnete und packte das, was da drinnen sich sträubte. Ein schwarzes Flattern. Holles Seemannshände hatten sichtlich Erfahrung mit rutschigen Angelegenheiten, sie trug lange, gelbe Gummihandschuhe, an einem Handgelenk ein Huckel darunter.

Sie hielt das Tier dort, wo man es scheinbar zu halten hatte, damit es nicht völlig austrat. Sie machte das nicht zum ersten Mal, blieb ganz ruhig, nahm das dicke, schwarze Murren auf ihren Schoß und hielt es eine Weile zwischen ihren Oberschenkeln, wiegte es wie ein gackerndes Baby. Sie schaute dem Tier ins Gefieder. Ihr geneigtes Gesicht erinnerte mich an den Förster, wenn er seine Schmetterlinge in die Vitrinen setzte. Sie aber wirkte wie ein Mensch von Format, was immer das hieß. Stroh lag auf dem Boden um ihre Beine verstreut. Das Kind frisch aus der Krippe. Daneben stand schwer dampfend ein Eimer brandheißen Wassers. Das Huhn gluckste und Holle beschwichtigte es, senkte es langsam auf die Flügelseite, hielt die Krallen in einer Hand, schloss ihre Beine über dem Hühnerkörper, der nun in ihrer Schürze hing. Neben ihr ein Küchenmesser. Ich trat näher, nahm die Klinge vorsichtig an mich.

„Das Messer“, ermahnte sie und streckte lediglich die Gummihand danach aus. Geübt gab ich nach gegenüber den Verantwortlichen und das Mordwerkzeug in ihre Hand.

„Na, mein Hühnchen“, flüsterte sie, ihre Wangen kernig und ihre Haut gegerbt, das emotionale Gefälle wirkte felsenfest. Ich konnte meinen eigenen Puls in den Händen verwalten, wie eine eingekeilte Erinnerung, einen Splitter. Mit der Rechten, in der sie das Messer hielt, tippte die quasi Hebamme sachte auf den Hühnerhals. Schwarze Federn, weiche Federn, rußiges Kleid aus Satin, aus dem Glanz einer Nacht, im Schoß der Anti-Mutter, einer weißen, pragmatischen Frau. Und dann, ohne Weiteres, schnitt Holle dem kleinen Wesen mit einem fadendünnen Streich die Kehle auf. Ich biss in das Innere meiner Wange. Erst danach floss es rabenschwarz über Holles Daumen. Das Huhn blinzelte träge, als hätte es nichts gemerkt, dann begann ihm die Ahnung zu zucken, begann es zu verstehen.

„Ist ja gut mein Schönchen, lass es gut sein, alles in Ordnung“, mit einer Hand hielt Holle den Kopf, wo es blutete, mit der anderen tätschelte sie den widerspenstigen Hals. Nachtwasser sickerte aus einem samtenen Balg, einem lebenden Ding. Holle hielt zärtlich fest und es tröpfelte nur noch, als das quengelnde Etwas ganz nach außen verlosch. Schnell brach Holle den Kopf und das Genick nach hinten und so war’s vorbei.

„Hüte dich, schön’s Blümelein“, hörte ich sie singen, „die silbernen Glocken, die goldenen Flocken.“ Ich kannte weder Text noch Melodie dieses Lieds. Holle hatte eine eigene Geschichte vor meiner Zeit. Sie trennte den Kopf vom Hühnerkörper, steckte ihn in die besprenkelte Plastiktüte, die ich ihr wie einen Stützstrumpf öffnen musste. Den kopflosen Huhnkörper tunkte sie ins heiße Wasser. Danach begann sie zu rupfen und schwieg. Normalerweise kommt mehr Blut, wenn ein Kopf offen ist, dachte ich. Da kam sonst mehr Blut und Blaulicht. Ich wusste, ich würde dieses Huhn nicht essen können – nicht wollen. Das Rupfen durchbiss die Grabesruhe und es klang, wie die Nähte an einem neuen schwarzen Anzug aufzutrennen.

„Ich kann das nicht essen“, sagte ich.

„Bist vegan?“, fragte sie, aber ich konnte nicht antworten. Vegan hatte ich schon mal gehört. War ich jetzt, wo ich das gesehen hatte, dieses neue Wort? Vegan. Federn klebten an Holles Mordshänden und so wurde sie selbst ein geflügeltes, federndes Wesen, diese Frau, die der Rolle „Frau“, die ich aus dem Dorf kannte, nicht gerecht wurde mit der Art, wie sie sprach, wie sie kein Drama machte aus Sachen, die ich sagte. Holle begann zu reden über irgendwas, ihren Ex, ihren familiären Reflex. Ich hörte nur schroffes Brausen aus ihrem Mund, hörte in dem Moment wieder das Wasser über Lenas roten Nacken brausen, hörte den Herzschlag, den Duschkopf, sah das Blut unseres Vaters, wurde schwindelig, müde, pechschwarz.

„Mir geht’s gut“, brummte ich, begann zu zittern, denn draußen kann es ungemütlich sein. Warum schlief ich andauernd ein? Holle schien es egal, sie akzeptierte es und hieß mich den Hof freifegen, sie hatte bereits alles Sonstige weggeräumt. Ob mir das Zimmer gefalle. Ich nickte. Dann sei ja alles paletti und dass ich vorm Essen bitte duschen solle. Sie meinte mein eingetrocknetes Erdbeergeschmeide.

Zweisam betraten wir die Küche. Cord werkelte und würzte. In den Ofen schob er die goldbräunlich angestrichene Henne, es war, als hörte ich sie flüstern, zieh mich heraus, sonst verbrenn ich!

Schnurren von Papageien und Flughunden im Blätterdach oder aus einem CD-Player. Holle tupfte sich Wasserperlen von der knackigen Gesichtslandschaft. Cord schloss vor unseren

Gesichtern die Amazonasküche zu und Holle lachte mit eckigen Zähnen durch das Türfenster. Sie wolle das Essen probieren, doch Cord buhlte bei abgedichteter Tür um weitere vierzig Minuten.

„Und was machen wir zwei so lange?" Holle fasste mich ohne Vorwarnung an, griff meine Haare, wo noch immer krustig und klebrig die rosafarbene Zierde und ein Brandloch wohnten, eine schwarze Feder mittlerweile hing.

„Waschen findest du nicht so gut, oder", höhnte sie treudoof, als es gegen die Wohnungstür hämmerte. Wer habe die denn zugemacht? Holle grollte ob der geschlossenen Wohnungstür und ich fand schnell Interesse daran, nach Dreck unter meinen Fingernägeln zu kratzen. Trottelig rannte sie die zwei Meter zur Tür und riss rücksichtslos auf. Der Baum neben der Tür bekam einiges ab. Holle fluchte.

„Genau deswegen muss hier immer angelehnt sein! Und weil Fluchtweg!" Ich hatte noch nie davon gehört, dass Menschen ihre Wohnungstür ständig offen ließen, aber sie akzeptierte meinen Schlaf, also akzeptierte ich ihren Flucht-Spleen.

„Hallo, Chefin", quirlte jemand und zwängte sich, so schnell sie konnte, an Holles Schulterfront vorbei.

„Du bist nicht eingeladen, Aynur."

„Ich dachte, hier ist für Mitarbeiter?"

„Wer hat dir das denn weisgemacht?"

„Na, wer wohl. Das ist also unser Zuwachs?" Die junge Frau deutete mit ausgestrecktem Nagellack auf mich.

„Sieht so aus", knurrte Holle, die sich keine Mühe machte.

„Ich bin Aynur", sagte Aynur und streckte mir ihre Hand hin. Ich sah ihren Schmuck, sie lächelte sehr. Aynur war größer als ich und ausgesprochen schlank. Sie trug eine blaue Trainingsjacke und darunter ein gelbes Kleid, die glatten, dunkelbraunen Haare in modischem Bob und einen zierlichen

Nasenring. Ich gab ihr meine Hand, sie drückte unerwartet fest zu: „Wo ist Cord?“

„Küche“, grunzte Holle, woraufhin sich Aynur davonstahl. Im Dampfbad der Backstube folgte Gemurmel, wie ihm ihre neue Frisur gefalle? Ich derweil fragte Holle, ob sie Haare schneiden könne. Sie händigte mir selbstbewusst ein dunkelgrünes Handtuch aus, schunkelte sich die Fäuste in die Hüften: „Und wie.“ Die Gummihandschuhe zog sie nicht aus.

„Tante Holle lockt jetzt deine Schönheit aus der Höhle“, sagte sie und darum bemerkte ich überhaupt erst unseren Verwandtschaftsgrad. Meine Tante. Wer schön sein will.

„Kurz und knackig“, flüsterte sie, legte mir das Handtuch einfach um, rückte ihr Heck auf dem Wannenrand im Bad zurecht, war breit und bereit. Sie schob mich auf dem Hocker nach ihren Bedürfnissen zusammen, dann legte sie meine Schultern sanft über ihre Knie, konnte in mein Gesicht runterschauen. Mit einer Hand griff sie nach dem Duschkopf und stellte das Wasser an, testete die Temperatur gewissenhaft, als wär es warme Milch für ein Baby, Wasser für ein Huhn. Ich kannte diese Badewannen-Situationen anders. Ich kannte sie zu gut, aber Holle nicht so gut. Die Amme bemühte sich sanft, als könnte sie ahnen, welch verwandte Verhältnisse es zu Duschköpfen gab. Als habe sie die Bücher bei Magdas Mutter gesehen. Sie fuhr mit der Hand durch meine Haare, schnalzte, lächelte und begann.

„Du hast schönes Haar, also deine Naturhaarfarbe, hat dir das schon mal jemand gesagt? Schönes, kräftiges, rotes Haar.“

Geduldig ließ sie das heiße Wasser durch mein rausgewachsenes Platin fließen, wusch mit viel Schaum und Wärme die Erniedrigung aus den Haaren. Ihre Hände schrubbten alles raus und das warme Wasser fühlte sich so gut, so reinigend an, dass mir etwas anderes heiß die Luftröhre runterfloss, am ganzen Körper, innen. Gänsehaut. Mein Atem verlangsamte sich, ich zog die Zehen an. Sie merkte das, fragte, ob ich auch so ein ASMR-Freak sei wie Cord. Ich antwortete nicht, dachte ASMR, was ist das? Es schien nichts Schlimmes zu sein. Sie rubbelte die Haare trocken, wie es Jakops Mutter getan hatte, noch bevor Lena geboren war. Wir sprachen nicht. Die Kacheln an den Wänden kreischten orange in meine Pupillen und mir kam es vor, als säßen wir in einer großen, glücklichen Zitrusfrucht. Sie berührte mit ihren Fingern, mit ihren groben, faltigen Fingern meine Schläfe, drückte meinen Kopf zur Seite, schnitt mir die Ohren frei, meinte, das Blond müsse ab. Dankbar für diese Entscheidung neigte ich ein. Dort, wo sie mich berührte, taute meine Haut, taute eine klimatische Warmfront in mich ein. ASMR? Noch ein neues Wort. Meine Lippen leuchteten im Spiegel wie selbstgeschöpftes Papier. Haare rieselten von mir nieder und kitzelten auf den Wimpern, Mikadostäbe auf der Nasenspitze. Ich hörte das schroffe Brummen eines Rasierers. Sie mähte meinen verkohlten Nacken aus und schliff mir die radikalen Erlebnisse vom Kopf. Meine roten Haare kamen voll zum Vorschein und der Dienst schien vorüber. Der Körper ein Stück geheilt.

„Ziehst du immer diese Schnute?“

„Der macht doch überhaupt nichts mit seinem Gesicht“, sagte Aynur vom Flur her, „sieht doch hübsch aus.“

„Lächel mal“, verordnete Holle und ich ließ mir die gepflegten Zahnreihen begutachten. Aynur stand nickend im Türrahmen. Mein Hinterkopf fühlte sich leichter und kühl an. Ich drehte meinen Scheitel hin. Ja, ich lächelte. Mein Spiegelgesicht freute sich. Jetzt könne gegessen werden, schlussfolgerte Holle und fegte sich mit den bekleideten Händen meine vergangene Witterung von den Knien.

„Herzlich willkommen, hübscher Mann“, sagte Aynur.

„Mann?“, fragte ich wehleidig und sie sagte: „Oder nicht, bist du trans oder nonbinary?“, aber Holle dröhnte mit dem Föhn den haarigen Müll in den Müll und über die Worte hinweg. Neue Worte. Meinte Aynur das, was ich ersie nannte? Gab es plötzlich eine Sprache für Gefühle, die ich so lange nicht benennen konnte, und Gefühle, die ich zum ersten Mal erlebte wie gutherzige Absichten? Vegan. ASMR. Trans, nonbinary.

… am g'schnitten Tage auferstanden von den Toten …

Holles grüne Hölle knisterte. Wir saßen zu viert im Wohnzimmer unter ihren lispelnden Büschen. Draußen vor den Fenstern waren Straßenlaternen aus der Dämmerung gesprossen. Klamm drückten sich fallende Temperaturen an den Fenstern die Nasen platt. Im Zimmer verdichteten sich bei Kerzenschein ebenfalls Partikel, unsere Menschenzellen wellten sich. Der Tisch ward gedeckt, es dampfte aus den Töpfen. Aynur saß auf dem Boden, Cord kniete neben ihr und sortierte Kellen und Besteck auf dem Teppich für uns. In den Pfannen und Schalen, die gefüllt und duftend rumstanden, darauf warteten, in Beschlag genommen zu werden, ölte prächtiges Essen. In einer großen Backform, das Huhn in flüssigem Sud und Knoblauch, bräunliche Kruste, Mohrrüben und allerhand. Unweigerlich fragte ich mich, wann aus dem Huhn, in welchem Moment, auf welche Weise das Leben gewichen und eine bloße Hülle zurückgeblieben war. Ich aß nichts von dem Fleisch.

Cord spielte wenig später auf einer Gitarre. Aynur schaltete den Fernseher an, betäubt vom Abendmahl. Werbestreifen und Blockbuster kämpften schlecht synchronisiert um unsere gestopfte Aufmerksamkeit. Mir fiel auf, dass Cord Aynur anschielte wie einen Lieblingsfilm, während in den Nachrichten der Eyjafjallajökull auf Island ausgebrochen war, ein echter Vulkan, aber Aynur hatte bereits auf ihren favorisierten Sender umgeschaltet. Das müsse man gucken – es gehe bald in die Wieder-Auswahl: Mit großen Lettern kündigte sich eine Casting-Show auf dem Bildschirm an: TALENT*nazification*

„Ent- was?", fragte Holle aufgebracht. Dürften die das so überhaupt nennen? Das sei Unterhaltungsfernsehen, die dürfen alles, was Kohle reinbringt, antwortete Aynur schlicht. Das sei wegen dem einen Typ, dem Naziverschnitt in der Jury, klärte Cord seine Chefin auf. Der solle alle Bewerber fertigmachen und erniedrigen. Das sei sein Job. Leute sehen das gern, weil sie sich dann gesehen fühlen, meinte Cord. Der Jurytyp sage die schlimmsten Sachen. Aynur winkte ab, jedenfalls kriege man als Gewinnerin so einen High-end-Publicity-Vertrag und Auftritte oder Sponsoring und so. Was Besseres gebe es nicht, kenne sie nicht, existiere nirgends.

„Die Verträge halten nur bis zur nächsten Staffel", bemerkte Cord.

„Du verstehst das Konzept eben nicht, Cord."

„Doch. Die Teilnehmer sind jedes Jahr gleich."

„Das sind Wiederholungen!"

Warum wir es dann gucken müssten, fragte Holle. Darauf erklärte Aynur stolz, sie wolle sich auch bewerben, das laufe alles über eine App, sie habe sich extra ein neues Megaphone besorgt dafür. Cord reagierte abwertend, aber ich fragte sie vorsichtig nach ihrem Megaphone, ob ich das mal sehen könne, ich hätte so eins noch nie in der Hand gehalten.

„Kannst mein altes haben, wenn du willst", sagte Cord ritterlich und ich war mir ziemlich sicher, dass er es trotz seiner Abneigung des TV-Programms tat, um jemand anders als mich mit seiner Großzügigkeit zu beeindrucken. Aynur aber überging seinen Versuch und blieb mit ihren Augen bei mir, sie könne mir einen guten Handyvertrag besorgen, dann könne man sich gemeinsam für die TALENT*nazification* bewerben! Als ich meinte, ich hätte kein Talent, merkte Holle zynisch an, dass das offensichtlich nicht so schlimm sei für diese Sendung, und bitte die Klappe halten, wenn wir das schon gucken müssten, dann wolle sie auch mitkriegen, was die da machen.

„Der Gewinner der Staffel", freute sich Aynur über den gerade ausgestrahlten Kandidaten.

„Pscht!"

In einem goldenen Mantel trat, begleitet von Nebelgebläse, eine schmale Gestalt vor das Mikrofon. In der Jury saßen der finster dreinblickende Shownazi in grauer Uniform, eine halbnackte Abendkleidschönheit und das nichtssagende Bleichgesicht einer dritten Person mit Brille. Musik setzte ein, die Kamera fokussierte auf den Kandidaten. Nahaufnahme. Der Mensch im goldenen Mantel schlug seine Kapuze filmreif über und mir sackte das Herz in die Hose. Zum Vorschein trat kein anderer als der Lockenkopf Locki vom Bahnhof, der mich angerempelt hatte. Er lächelte breit und zahnpastaweiß. Sein Gesicht wirkte in der Fernsehübertragung noch niedlicher, schärfer gezeichnet, koboldhaft, getuschte Smokey Eyes unter den dichten Augenbrauen. Er trug auch dort den halbherzigen Anhänger um seinen Hals und begann zu singen. Absolut sofort blendete das Fernsehen die Publikumsreaktionen, Weinen, Jauchzen, Verzweifeln, ein, sodass die Singstimme überhaupt nicht zu hören war vor lauter Publikum. Schon stand auch das Covergirl aus der Jury auf und kämpfte verzweifelt mit den Freudentränen. Es wirkte, als sei das Jubeln der Menge der eigentliche Show-Act. Nun stand auch die dritte, undefinierte Jurygestalt auf, begeistert klatschend, das Publikum animierend. Der Lockenboy schmiss seine Wundermähne ein letztes Mal mit dem Mikrofon in die Höhe und selbst der Nazijuror stand nun exaltiert auf, um in das Klatschen einzustimmen. Welches Lied das jetzt gewesen sei, fragte Holle, räumte mit einem Finger Huhnreste aus ihren Zahnlücken. Aynur indessen ganz konzentriert, jetzt komme die Bewertung.

Aber davon bekamen wir nichts mit, denn wie aus dem Nichts stritten sich Cord und Aynur darüber, warum sie bei so einem Format teilnehmen wolle. Sie sprach darüber, dass es in dieser Sendung um Talent gehe und es ein Sprungbrett für Leute sei, die keine vermögenden Eltern und Connections hätten wie Cord. Cord sagte, er sei nicht so einer. Sie sagte, ja vielleicht, aber ein bisschen eben schon als weißer cis Dude.

Holle, sichtlich gestört, komplimentierte die beiden, dass sie fähig waren, ruhig und empathisch miteinander zu reden und eine Sprache zu finden für ihre Lebenssituation, telling your story und alles, aber es sei spät und sie wolle schlafen. Sie verpflichtete den weißen cis Streithahn, mir am nächsten Tag eine Einführung ins Heim zu geben und schmiss dann die beiden Flatterhaften raus. Noch im Treppenhaus hörte man die Heiß- und Kaltfront aufeinandertreffen und ich hatte das Gefühl, für die zwei war das eine Art, sich nahe zu kommen, nicht eine Art, um einander zu erniedrigen. War hier in dieser städtischen Welt wirklich alles anders? Sprechen, Sprache finden, sich öffnen, ohne zu explodieren? Mit einer, wie nannte man das, Zärtlichkeit? Freundschaft. Holle lehnte die Wohnungstür an, drehte sich zu mir um.

Ich solle die Klamotten ihres Ex durchgehen. Sie gab mir eine prall gefüllte Sporttasche aus ihrem Zimmer, ob was Tragbares dabei sei für mich.

„Doof, das mit deinem Koffer“, sagte sie noch und die erste Nacht an einem neuen Ort sei ja immer was Besonderes. Cord habe sich in dem Zimmer auch wohlgefühlt, beendete sie den Monolog. Sie ging ohne ein weiteres Wort zu Bett.

In meinem Zimmer, meinem eigenen Zimmer, wühlte ich durch alte Klamotten von einem unbekannten Mann. Die meisten passten sich, überglücklich noch mal getragen und nicht aussortiert zu werden, meiner Form an. Ich hatte mich zum Nächtigen bis auf die Unterhose ausgezogen und faulenzte in den kleidsamen Fundstücken. Da streifte ich auch ein enges schwarzes Shirt über, schloss den Reißverschluss und bestaunte mich vorm Spiegel. Es musste ein Relikt vergangener Schlankheit gewesen sein, denn ich konnte mir nicht vorstellen, dass Holle in dieses Kleid passte, nicht mit ihren Schultern und den Zähnen. Ich drehte mich vor dem Spiegel und schaute mich von allen Seiten, vornehmlich von meiner femininen an, was immer das bedeutete. Ich schämte mich nicht, aber wusste, die Welt schämt sich so gern, also trug ich es ganz für mich allein, weil es mir so hervorragend stand. Dann zog ich das Kleid aus, legte es sorgfältig zusammen und versteckte es hinter dem Spiegel. Sich öffnen, ohne zu explodieren, vielleicht brauchte es dafür auch etwas, in das sich eingekleidet werden musste. Eine Option.

Ich schob die Matratze unter das Fenster, knipste alle elektrischen Lichter kaputt und legte mich ab. Im Bett lauschte ich den schwindelnden Stimmen der Stadtstadt, driftete in meiner neuen Welt unter der Fensterschablone eines mondlosen, orange beleuchteten Himmels. Schlitzohrig kroch meine Hand gen Mitte. Ich dachte an Kuckucksgefühle, an Credo. Machte das zum ersten Mal und dachte, in Witterse hatte es kein Internet gegeben für mich in unserem weißen Klotz, aber mit einem Megaphone von Cord und einem guten Vertrag von Aynur war es nur noch eine Frage der Zeit. Ich würde ihn finden.

Das Essen in mir rumorte. Ein lautes Gedudel schallte von irgendwoher draußen, Echos huschten durch das fehlisolierte Fenster. In einer Art Halbschlaf dämmerte ich vor und zurück in meinem Hirn. Fühlte mich beobachtet. Suchte den Blick zur Tür, um zu hören, wer kam. Jemand stand dort in der Zimmerecke, oder? Mein Körper spürte eine Bedrohung im Raum. Als bete dort jemand. Ja, mein Körper spürte doch, dass da was war, was ich mit halbgeschlossenen Augen nicht erkennen konnte. Konnte nicht schlucken. Hörte meine Kehle rasseln, meine Ohren blind, mein Körper stocksteif. Ich wollte, aber ich konnte mich nicht bewegen, konnte meine Beine nicht spüren, warum bewegten die sich nicht? Mein Körper gehörte nicht mehr mir. Konnte nicht rufen. Wieso kam dieser Schatten so nah. Über mir wölbte sich etwas aus der Ecke, meine Muskeln paralysiert, das Röcheln, die langen, dünnen Arme wie Netze, Äste, wie Zapfen an weißen Spinnweben, Haaren, ein Bart. Ein Gesicht, tiefsee-azurfarbene Daunen, überall ein Geräusch von Kohle in den Lungenflügeln, ein Lungenflügel-Flattern um meine Augenringe, die Fingerabdrücke wollten mich befühlen, erdrosseln, hielten mich, um zu schnitten, zu schneiden mit einem großen, geschliffenen Schneid. Ich konnte nicht weiter weg als in die Ohnmacht, oder in den Schlaf, oder in eine Mischung aus beidem. Und ich schloss die Augen, mir blieben nur Augen, und ich schloss meinen Körper und alles war dichter Qualm. Ich wollte aufwachen, aber es war nicht Traum, nicht wach, nicht sicher über mir und es schloss seine Gelenke zappenduster um meinen Hals. Meine Nieren wie Anzugtaschen. Ritsch ratsch. Blut an fremden Händen, aber es waren meine Hände, das hatten wir alle längst bemerkt. Ich hatte sie öfter gewaschen als das Blut von den Vitrinen, aber sie schienen mit jeder Reinigung röter. Als wollte mein Körper neuerdings ein Gift ausstoßen, jetzt, wo kein Nachschub, kein familiärer Druck von außen mehr reinkam, formte sich das Gift, zu Gas verdunstet, in eine Albtraumgestalt vor mir, deren Anblick mich wie ein Kissen aufschüttelte. Und ich erinnerte alles so lebhaft, damals mit Lena vor den Füßen. Oder mit dem Unkrautmesser an Jakops Schopf. Blaues Licht aus der Stadt durch das Fenster oder Blaulicht aus einer Erinnerung. Süße Träume.

* * *

TEIL III
EIN VULKANGOTT WERDEN
FÜR WEN

„... the masculine identity offered [to] men as the ideal in patriarchal culture is one that requires all ~~males~~ to invent and invest in a false self.“

– bell hooks

Ich glaubte fest daran, dass Jakop
in dieser Stadt lebte.

Ich hatte ihn schließlich am Bahnhof gesehen, oder? Auf meine Frühstücksfrage, wo, außer auf Bahnhöfen, Mann Menschen finden könne, antwortete Holle: in Kneipen, Vereinen und vor allem: im Internet.

Also im Heim. Sie meinte ihr Internet-Café, in dem ich meinen Unterhalt ableisten sollte, in der *Heim@*.

„Menschen finden? Versuch's mal mit Online-Dating, hat mir wieder ein Sexleben beschert“, sie hustete verkatert ihr Rührei aus der Nase, sagte: „Nein, Spaß“, sie habe seit Jahren keinen Sex mehr mit andern, sie steckte sich flugs eine Fluppe an.

Mir fiel auf, dass sie immer Handschuhe trug. Irgendeinen Hau an der Waffel haben ja alle. Und hätte ich mich mehr damit beschäftigt, hätte ich gleich etwas vermuten können, das ich aus einem Buch aus der Schiefervilla kannte. Aber ich sah mich innerlich schon mit meiner zukünftigen Jagdtrophäe: Jakop, wie aus purpurnem Gold, Arm in Arm, wir endlich eins und wie er mich kennenlernen würde, wenn ich ihm erzählte, ich sei gegangen, gefallen, gelitten und geworden wie er. Auch wenn es nicht gutherzig gewesen war, bei einem Jakop würde es Eindruck schinden.

Zwar war mein eigentlicher Fortschritt im Leben diesem sogenannten Credo, Creto oder Gero aus Schulzeiten auch irgendwie zu verdanken, aber mir fiel sein richtiger Name nicht mal mehr ein, seit ich Jakop am Bahnhof erblickt hatte.

Holle interessierte so eine persönliche Fixierung nicht die Bohne, weil sie Zeitungen auseinanderklamüsern musste, und das stellte sich mit ihren Handschuhen als schwierig heraus. Wegen der Gazetten vermutete ich, sie lebte in einer realen Realität, nicht in einer Religion. Werbeblätter wichen ihren Schlägen und verkrochen sich viereckig im Fußraum. Holle schikanierte jede Seite, kämpfte, Fetzen flogen, Flüche grollten, alles Idioten, „die rechtsradikalen Schweine bekommen zu viel Plattform, Keule!“ Sie nannte mich Keule und meinte wohl diese Partei, mit der ich mich nicht beschäftigte. Holle schmiss die druckfrische Chose in ihre Baumschule.

„Jeden Tag das gleiche Theater“, motzte sie über die Presse, die der Partei so viel Bildfläche bot. Ich frequentierte lieber den Spiegel im Badezimmer, sah meine neuen Haare, meine kussfreudigen Lippen. Doch was nützt bitte eine eitle Außenwirkung, wenn sie mit der Außenwirklichkeit der Faschisten beschmuddelt werde, ohne es zu merken, fragte Holle rhetorisch. In Gedanken war ich drauf und dran, mir ein blaues Hemd zu besorgen, eine Ledertasche, so eine wie Jakop an jenem Tag am Bahnhof trug. Ich war so aufgeregt.

Holles Internet-Café, die Heimat, schrieb mir Holle extra auf einen Zettel mit @, damit ich verstand, dass das ein Wortspiel sein sollte. Ah ja. Dort müsse ich arbeiten, denn ein Logenplatz im Hotel Holle sei noch nie umsonst gewesen, paffte sie, nein, man müsse sich verdient machen, Keule. Ihr lungenrasselndes Gekicher fegte wie Disteln im Regen. Im Gegenzug für ihre Gastfreundlichkeit positionierte sie mich also als steuerklassische Arbeitskraft in ihrem Internet-Kiosk-Café. Was blieb mir anderes, als Danke zu sagen. Nichts weiter. Danke Tante, Danke und Ja.

Cord stand auch schon ein paar Minuten vor der Tür und traute sich nicht zu klopfen. Da heftete sich Holle uns zwei Jungmenschen wie Schmiergeld unter ihre Drückerarme. Diese Frau ließ nicht vergessen, dass kleine Menschen mit Penissen, Kleinliche und Männer bitte in finanzieller Abhängigkeit zu ihr standen. Zurückhaltend gehorchten Cord und ich der Oberen, durch den Hintereingang im Treppenhaus in die Heim@ hinein, die sich im gleichen Gebäude auf Bürgersteigniveau befand.

Einerseits bewies der unorthodox möblierte Kneipenraum den Charme einer Szene-Törtchenkonditorei, spielte aber auch die Rolle eines fröhlichen Jazzsaxophonkellers, einer durchgestylten Lounge, wirkte ab der Computerecke wie das regenbogenfarbene Hinterzimmer eines Unterschichtskiosks, behangen mit den Postern eingestellter Milieuzeitschriften und greller Kitschdeko aus Plüsch.

Tante Holle knipste die Designer-Kronleuchter aus alten Bierdosen an, wienerte die gläserne Auslage, während Cord die Fronttür entriegelte und aus dem Kastenwagen kleine Kisten und Plastikbehälter mit Gebäck und pikanten Schlemmereien hereinbrachte.

Die auch „das Heim" genannte Heimat war Anlaufpunkt für Außenseiter und innere Zirkel. Todschick flanierten halbsaubere Mittelschichtsmuttis mit Kinderwagen herein, Mokka zu trinken und Heidelbeercroissants auf ihren Tellerchen lange sehnsüchtig anzuschauen. Eher abgestorben schick sprangen dagegen junge Hipster mit verlorenen Rehaugen im Dreieck, ihr Diätfrühstück, bestehend aus schwarzem Kaffee und einer Zigarette, zu stilisieren. Wenige Kartoffeln, wie Deniz es genannt hätte, aber auch viel buntes Gemüse kam herein, rausgeputzt, attraktiv, in teurer Geschäftskleidung, zockten sich den Coffee-to-go mit Salat. Ältere, eher Damen in Jogginganzügen, saßen ein Weilchen und verglichen ihre Megaphone Spielergebnisse. Zugeknöpfte Bartburschen, tätowiert bis unters Kinn, tranken verschüchtert Limettenwasser. Ein halb Thai, halb Deutsch sprechender Bodybuilder packte sich gekochte Eier in die Jutetasche und ging. Eine

Sechsjährige rechnete mathematische Funktionen, während sie bei uns im Heim Schule schwänzte. Ein Angler war mit Rute da, nur mal schnell aufs Klo zu huschen, die Maden lasse er eben an der Theke. Holle lehnte sich über die selbige, während Cord die Computer hochfuhr und um die Tische herumtigerte, Frühstücksgeschirr abräumte.

Einige Gäste blieben Minuten, andere ein Stündchen zum Brunch. Und dann gab es noch die Internetnutzer, die die Zeit vergaßen oder einen Zug, eine Mitfahrgelegenheit suchten im Netz oder megaphonetisch im transnationalen W-Lan sich einzuklinken. Im Fadenkreuz einer Web-Cam streckte sich ein stark geschminktes Mädchen für die Videotelefonie mit der Fernbeziehung ihre Pfötchen ins Haar, tippte mit feingliedrigen Fingern fremdsprachige Kussgrüße. Auf dem Bildschirm ein anderes Kätzchen mit Bullenring in der Nase, schickte Grüße aus Nairobi. Und eine schaute sich mit Kopfhörern Videos an, auf denen ASMR stand. Ich merkte mir die Titel.

Dann gab es noch Siggi und Bernhard. Zwei Stammkunden offensichtlich. Tranken an der Theke schon gegen 11:22 Uhr den ersten Schnaps auf Holle, maulten sich ehelich an und kloppten feindschaftlich liebend einander auf die Trinkerschultern. Man kannte sie hier. Ich bisher nur solche Klischees, aber ihr Heim, sagte Holle, sei für alle, die eine Zuflucht magenbitter nötig hätten und die Rechnung dafür zahlen konnten.

„Und die können die Rechnung zahlen", deutete ich auf Siggi und Bernhard. Holle rieb ihre Rotnase mit dem beschuhten Handrücken.

„Die da zahlen's wie die Miete pünktlich, zum Monatsende, auf den Cent genau mit Zinsen." Anschreiben sei nur für Siggi und Bernhard. Und so war es dann auch. Solange die Kasse klingelte, erwuchs Holles Geschäft zum Rückzugsort, zumindest für eine Kleinzeit, einen Kuchen lang, einen Morgen danach, oder die ganze Nacht davor, für einen Abend unter den Tischen und Bänken im Alkoholregen oder einen Nachmittag vorm Bildschirm. Ich schluckte meinen Mokka mit Fassung, wie die anderen, deren Körperhaltung ich abpauste und einstudierte. Vielerlei Egos, wie Förster das mal genannt hatte, oder Versionen, Laien, ich adaptierte sie, um ein Kind dieser Stadtstadt zu werden, wie es auch Jakop im Blauhemd sein musste. Die Heim@ war Holles ganzer Stolz.

„Behandle sie mit Respekt, Keule, Cord wird dir alles Weitere zeigen."

Im Verlauf des Nachmittags hatte ich mich zunehmend satt gesehen an den Leuten. Cord erklärte und ich machte meinen ersten Espresso. Er erläuterte mir das Computersystem, das er installiert hatte. Und ich klemmte mich direkt hinter einen der Bildschirme, um meine Suche nach Jakop zu initiieren. In die Suchmaschine tippte ich den Namen ein, Jakop von Tann zu Ficht. Ich versuchte es auch mit Jakop Förster. Verärgert überlegte ich, wie Herbert mit Nachnamen geheißen hatte, aber ich wusste es schon zu Kindertagen nicht. Versuchshalber wollte ich mich in sozialen Nerzwerken anmelden, hatte aber keine E-Mail-Adresse. Musste also erst mal das starten.

Bitte geben Sie ein Passwort ein – *jakop.* Bitte geben Sie ein Passwort mit mindestens sechs Buchstaben ein – *jakopf.* Bitte geben Sie das Passwort mit mindestens einem Großbuchstaben und einer Zahl ein, davon nicht Ihren Geburtstag oder ein Passwort, das sie im letzten Jahr verwendet haben – *Jakopf11.* Enter drückte ich, bis sich mir die Nerven am Hirn auftrennten. Endlich war es geschafft. Danach wollte ich Freundschafts-Portale angehen, Freunde finden, die seinen Namen trugen, also ihn, sonst keinen, nur ihn.

Zwei Mädchen mit Megaphonen saßen sich gegenüber im Heim. Beide einen Caffè Latte und mit den Augen auf ihren Geräten bestellt, unterhielten sie sich über Jungs-Profile, die sie sich simultan auf den Rechtecken zuschickten. Hässlich, dumm, langweilig, meinte die eine. Ja, ja, stimmt, sagte die andere, schlechtes Sortiment. Sie wischten mit den Fingern im Internet. Dann shoppten sie Schuhe, ebenda. So funktionierte das. SO machte Mann das hier, interessant. Es war weniger Religion, mehr Einkauf – oder war auch das eine Glaubensrichtung?

Der Tag dauerte, bis es dunkel wurde und die Leute nach Feierabend in den alkoheiligen Swimming-Pfuhl sprangen, die Chat-Roulette-Pioniere fleißig Smileys mit ihren eigenen Gesichtern kopierten. Ich musste mich zwingen, nach dem ersten Bier zur Abendschicht nicht noch eins zu wollen, nicht noch zwei Liter. Behielt mich im Griff und irgendwann schmissen sich Siggi und Bernhard von selber raus. Cord und ich fingen an, wie er es nannte, „Signale auszusenden", indem wir verstärkt säuberten. Cord war zögerlich, aber herzlich. Er trug ein dunkles Hemd, Jeanshosen und eine Armbanduhr. Seine Hornbrille saß auf der Nase weit unten, er schwitzte ein bisschen vom Körperumfang. Er war nicht der Typ, der einem gern in die Augen schaute, aber er mochte Menschen. Äußerst pedantisch, immer sauber, immer auf Kante, ordentlich, tüchtig, übermäßig akkurat, aber auch irgendwie devot, lethargisch, unschuldig.

Sowie es dunkel wurde, schaltete er die Musikanlage laut, statt zu sagen, wir schließen gleich, letzte Runde. Er sagte: „Kopja, du erinnerst mich an meinen Bruder." Ich wusste nicht, was er meinte, aber ich wusste, er meinte etwas, das Nähe schaffen wollte, und das fand ich übelst treu von ihm. So schön.

Als gegen drei immer noch fragwürdiges Irrsal vor den scheinwerfenden Rechtecken klebte, erzählte mir Cord von seinem Vater, der ganz gut verdiene mit Event-Management und so, aber er müsse sich davon emanzipieren. Ich war todmüde, sah durch Cord durch, wollte trinken, machte aber keine Anstalten. Erste Liga. Public-Viewing. Cord müsse da immer die Besucherzahlen überprüfen. Ich verstand kein Wort von dem, was er sagte, nickte, lächelte, wollte nur noch ins Bett. Wenn ich Lust habe, könne ich am Sonntag mit zu der Übertragung im Park.

„Ja, okay", sagte ich.

„Ja, gut", sagte er. Damit war es abgemacht. Der Sonntag im Park sollte kommen und mit ihm das Spiel der Spiele. Hurra. Ich so, keine Ahnung von Fußball, oder ob es um Fußball gegangen war, aber ich hatte das Gefühl, etwas in Gang gebracht zu haben, das normale Menschen Freundschaft nennen, und fand mich deshalb ein bisschen gewieft. Cool.

*

Ich traf Cord
an genanntem Stadtpark, im besseren Eck der City und gab ihm die Hand, wie ich das aus dem Fernsehen kannte.

„Hey."
„Hi. FC Drückeberg gegen VfL Hinterwald oder wie die heißen", meinte er und schob seine Mundwinkel in die Wangen, hielt mir ein Bier hin.

Ob die Vereine wirklich so hießen, fragte ich. Nein, aber er kenne sich nicht aus, sein Vadder bezahle ihn nur fürs Leutezählen. Wir betraten die Grünfläche. Ich hielt mein Bier verschlossen. In der Entfernung blitzte Stimmengewirr, vereinzelte Rufe. Zwei Hartgesottene jodelten an uns vorbei, sie trugen Mütze und Trikot, gleich mehrere Schals in Vereinsfarben und die obligatorischen Dosenbiere.

„Warn das jetzt die VfL Hinterwäldler?"

„Ich glaube, das sind FC Drückeberger", lachte Cord zufrieden und nippte am goldenen Hopfen. Der Wetterbericht hatte dichte Verdichtungen fürs ganze Land der Dichter und Denker angesagt, Reste von Islands ausgebrochener Aschewolke in der Stratosphäre, hier und da Graupelschauer.

Mir war kalt und ich zog die kaputte Jacke, die ich aus Holles Beutel gefilzt hatte, enger. Zwei große Löcher unter den Achseln machten es Wind und Wetter leicht, mich zu kriegen. Ich musste unweigerlich an Hansels Achselscharte denken. Wir betraten den Rasen und konnten vor uns im diesigen Hinterwäldler-Geschwader einzelne Farbkleckse der Drückeberger-Fraktion erkennen. Als wir bei den Tribünen ankamen, gab es bereits ein Drunter und Drüber, denn scheinbar waren die Drückeberger unangemeldet aufgetaucht. Ihr Gerangel keilte uns ein, sodass Cord an einer der mobilen Theken nicht mal kostenfrei Papas Bierschank für uns eintreiben konnte. Ein

Glück, dachte ich und verlor mein noch ungeöffnetes Bier ganz schnell im Mülleimer. Musste mich ja nicht in den ersten Tagen bei Holle als Alkoholproblem blamieren.

Alles war voll schreiender, fachsimpelnder, aufgeregter Hinterwäldler. Die meisten traten auf meine Füße, sodass ich schnell auf eine der Tribünen hopste. Cord folgte, so gut es ihm ging. Weit oben setzten wir uns ab und konnten die Leinwand erst erkennen, als der Lichtwurf durch den mikroskopisch sinnlichen Wetterfilm strahlte. Der Nebel war kalt. Eine Stimme drang aus dem Himmel zu uns, kommentierte den Spielbeginn und rief bei Erwähnung der Hinterwäldler-Mannschaft ein lautstarkes Gehupe und Gejohle aus dem Publikum hervor. Cord knipste ein paarmal auf seinen Zähler und begann sich dann eine Zigarette zu drehen, er schaute gar nicht nach vorn. Der Fußballkommentator redete ausgiebig über die Wetterlage, als gehe es um meteorologische Einschätzungen der nächsten elf Wirtschaftsjahre, auf Fußballacker wohlgemerkt. Unsicher, ob das Spiel stattfinde oder nicht, fiel die Entscheidung auf den roten Ball. Den Nebelball. Davon hatte ich noch nie gehört. Ich sagte noch so was wie: „Es kann doch nicht sein, dass da, wo die spielen, und hier, wo's übertragen wird, gleich viel Nebel ist", aber Cord sagte: „April macht, was er will."

Dann startete das Nebelspiel. Ich sah in der Tat nicht viel. Zu stiernackig die Hinterwäldler um uns rum. Sie reckten die Köpfe. Der Nieselregen flirrte die Sicht und die Übertragung selber zeigte auch nicht viel mehr, als ab und zu den roten Punkt, wie er an vermeintlich männlichen Farbflecken entlangdrosch.

Tommi Haberpettich vom FC turnte fußwillig in den Angriff und mit gekonntem Torfokus nach vorn, so jedenfalls der Kommentator in hitzigem Ton. Man sah gar nichts. Die

Menge heulte heiser ihre Pilskehlen in der Umnässe und gen Bildschirm, Walfanggesänge wie Harpunen in den Sprüh. Es erinnerte mich an den Förster, aber auch das versuchte ich zu unterdrücken. Auf dem grauen Bild stach minutenlang nichts heraus, nicht mal ein Netz oder Rasen. Cord immer noch mit den Händen in seinem Schoß am Drehen, hatte derweil sein Megaphone angeschaltet und hielt mir zusätzlich einen der Ohrstöpsel hin, falls die Meute zu laut würde. Ich hörte nun die Stimme aus dem Nebel mit Dopplung. Cord leckte die Zigarette liebevoll an und ließ das Feuer seines Zünderchens daran rauf und runter gleiten. Dann schaute er ein paar Sekunden dem Spiel abwechselnd auf dem Phone und auf der Nebelwand zu. Redefaul wendete er die Selbstgedrehte in seinen mit dunklen Härchen bemäntelten Fingern.

„Der Haberpettich also", kommentierte er den Kommentar des Kommentators, zündete sich den riesigen Zigarettenwickel an und zog mit lieblichem Schmerzdruck auf den Wangen den Rauch oder den Regennebel oder alles in allem in sich auf. Nun kickte ein gewisser Olin Velasquez, der seit einer Saison bei den Hinterwald-Leibesübungen dabei war, gefährlich nah im Drückeberger-Strafraum seinen Pfiff in die Bresche. Lautes Rufen, Fingergezeig. Offenbar war auch dem Kommentator nicht so klar, was da passierte. Dass die Wäldler und die Berger ähnliche Fanfarben trugen, ging langsam in dem Unmut der Freilicht-Zuschauer auf, worauf Cord mir in die Seite ruckte: „Willst du?"

Er meinte die Kippe. Klar wollte ich mich nicht gleich ins Aus schießen in dieser Stadt, auf neuem Rasen mit neuen Mitspielern, also sagte ich erst mal: „Okay", so wie ich vorher Ja gesagt hatte zum Bier. Was sollte ein bisschen Rauchen schon? Es war ja kein Alk und selbst Credo hatte es getan.

Den natürlichen Gottesnebel atmete ich schließlich auch ein wie Odem und Fürze und zwickte deshalb die kleine Papierwurst in meine Finger, neugierig, klamm. Ich zog ganz viel davon ein, saugte alles Rauchige aus der kleinen Spindel in meine aufblähenden Backen und versuchte zu schlucken. In meiner Nase steckte der schwere, süße Geruch wie ein Korken, dann wie ein Besenstiel mit dem dreckigen Ende in meinem Kehlkopf. Rasiermesserduft. Kratz, Rotz, Blei.

Ich hustete höllisch ab und Cord lachte ein paar Meter entfernt über etwas, wovon mir die Schädeldecke einen Arm weit abflog.

„Du musst schneller einatmen. Zieh die Luft in deine Lungen und halt sie fest, bevor du ausatmest. Tief ein und tief wieder aus."

Blöder Könner, dachte ich, während ich mich auf Neuland einschwindelte. Egal. Ich schnappte küssend eine weitere Brise auf und musste nicht mehr husten. Ich atmete tief, so wie Cord es gesagt hatte. Ich hielt die Luft fest, so wie Cord es gesagt hatte. Es kratzte ein bisschen. Grauer Atem ging zementwarm unter meine Lungen und ich merkte die Lungen unter meinen Lungen und den Atem dann in den Lungen, also den Dingern, die Mann Lungen nennt, haha, Lungen. Aus meinem Bauch schluchtete sich meine Höhe nach unten hinab und nach einem geflöteten Zögern wuchs in meiner Stirn langsam der Nebel heraus, den ich danach abließ. Ich fühlte meine Hände. Ich nahm einen weiteren Zug, Cord grinste, ich musste nicht mehr husten, ich grinste auch. Ich wiegte. Der rote Punkt auch. Halbzeit.

„Das ging ja schnell."

„Is gutes Gras, oder?" Cord stand wie auf dem Ball, ich auf der Leitung des Spiels. Jeder weitere Einwurf des Kommentators brachte uns stärker aufs gemeinsame Feld und ich sagte: „Kommentar is was, äh das, für ein' Idiot", Worte ergaben keinen Sinn. Ich atmete tief. Sprechen war schwer. Cord hatte gesagt, Luft festhalten. Ich kichernd. Der Joint klebte an meinem Karpfenmund, ich musste ein bisschen dran rütteln, um ihn abzubekommen, weil ich wusste jetzt, das war ein Joint. Dachte mir, mach einfach, was Cord macht – sei eine Version Cord, nachmachen, was der Mann macht, und alles ist nur halb so wild.

Ich setzte mich hin wie er, ließ die Schultern vornüberhängen wie er, stellte mir vor, ich bin jetzt wie Cord, so wie ich es mir mit Jakop immer vorgestellt hatte.

„Nee", sagte ich, „halb so wild."

Cord sagte: „Mach nix." Worüber redeten wir? Wir nickten gemächlich und warteten auf irgendwelche Umstände, aber die Hinterwäldler hielten sich alle unten am Bierhahn auf und prahlten in negativer Rasen-Rage über diese Sauerei auf dem Feld. Das Spiel müsse sauber wiederholt werden, rauften sie, weil auch Drückeberger sich jetzt positionierten, als wärn's junge Hunde von oben, was die sich da an Schimpfwörtern entgegenwetterten. Eine saubere Sauerei, dachte ich. Der Kommentator erhellte das Zwischenhirn so lange mit netten Informatiönchen über Haberpettichs Aufstieg oder Einstieg oder was. Es waren zwischen den Zuschauern welche in eckigen Jacken aufgetaucht, die sich wie Regeln den Drückebergern gegenüberstellten.

„Keine Fans mehr", sagte ich, „das sind Dogmatiker." Dann Anpfiff. Mein Trainer neben mir erklärte, als rede er über was anderes, er wisse eigentlich wenig vom Spiel, aber man müsse es doch als eine Liebe bezeichnen. Ich nickte, weil ich ihn vollkommen verstand. Er sei ja selber interessiert am Schießen, die Farbe des Balls sei ihm dabei völlig egal, oder die des Trikots, man ziehe sich ja eh dabei aus. Ich war verwirrt, aber dann fiel mir ein, dass nach dem Spiel ja Trikot getauscht wurde, und ich pflichtete Cord bei, indem ich ihm mehrfach zärtlich den schweren Duftstängel in die Hand probierte, bis er ihn endlich hielt. Ob ich eher der Torwart oder der Schütze sei? Ich verstand nicht. Das sei doch kein Entweder-Oder, meinte ich großspurig, ohne mich als ersie oder jenseits zu outen, als der Kommentator das TOOOR einrief, um den Drückebergern den Freischuss zum ersten Aufschlag zu geben oder so. Lautes Ohrenmassaker vor uns. Und ich vertat mich erneut in der Sportart, als ich entschied, dass das Handspiel der Eckjacken da unten im Publikum nicht ganz passig war. Echte Fans wurden niedergeschlagen. Neben mir flötete mein neuer Trainer, dass das eine andere Liga vielleicht sei, ob ich das auch so sehe.

„Wen", fragte ich, weil der Kommentator dazwischengegrätscht hatte, als die Eckjacken unten zwei andere Drückerbacken foulten.

„Hä", sagte der Trainer, „Aynur!" Er drängte mitfiebernd mit den Händen auf mich drauf. Und ich bekreuzigte mich vor diesem Zuspiel, Amen, Bruder. Cord liebte Aynur, das war mir, als schmächtigem Schmacht-Erfahrenen, schon von Anfang an klar gewesen. Aber liebe er sie wirklich? Sie sei seine beste Freundin und alle würden immer sagen, Männlein, Weiblein, das kann keine Freundschaft sein.

„Wirklich?"

„Ja", sagte er.

„Wer sagt das?"

„Das sagt Mann halt so", sagte er.

„Aber vielleicht liebst du sie nur als beste, beste Freundin?" Cords Pupillen wie Ufos vor meinen Rezeptoren, aber das gehe doch nicht!

„Ach so", sagte ich. Machte Mann wohl nicht, dachte ich.

Auf der Leinwand flutschte derweil ein rötlicher Punkt. Ich kratzte mich rückwärts irgendwo an meinem Gesicht.

„Der Ball ist rund", meinte ich dann zu Cord, beide Hände dem Nebel hinhaltend, „und wenn du willst, dass er ins Tor geht, musst du auf dem Boden der Tatsachen bleiben und dich drauf zubewegen und äh ..."

„Und was", fragte der Trainer, „was dann?"

„... und da reinmachen", antwortete ich und hatte damit so ziemlich das komplette Repertoire an Fußballvokabular, das ich die letzten Jahre von meinem Vater aufgeschnappt hatte, aufgebraucht, um männlich zu bonden.

„Vater", sagte ich, „das ist jetzt das Fußballereignis, das ich mit meinem Vater nie hatte, Cord. Sorry, mach ihn doch nicht rein, das war kein guter Tipp. Ihr redet doch so gut, sagt Holle, red einfach, öffne dich, ohne zu explodieren!"

„Ohne was, wie, hä?"

Mit der kokelnden Topleistung wieder zwischen meinem Zeige- und Mittelfinger nuckelte ich einen ausführlichen Batzen Blasqualm in mich rein. Ich zwackte die Äuglein ganz penibel zusammen, wollte den Trikottausch nicht verpassen, aber man konnte nicht mal den wuchtigen Haberpettich im Grauwind erkennen und wie ausgehungerte Kanalratten säbelten die Hooligans über die armen, kreischenden Zuschauer, die sie für feindliche Hooligans hielten oder einfach so mal ermorden wollten. Mir wurde das unbehaglich. Saumäßig dreckige Kanalratten, dachte ich, warum gerade Kanalratten weiß ich nicht mehr. Wie Wölfe oder Menschen auch eine natürliche Plage der Natur waren, aber in den Städten wird alles präziser, also kleinteiliger.

„Maybe you are right", sagte Trainer Cord, aber das könne er nicht so einfach, so den Ball annehmen und ein ehrliches Zuspiel eröffnen. Er sitze zu lange schon auf der Ersatzbank, außerdem sei sie ja kein Gegner, sondern eine wunderbare Person, und er habe noch nie in der Kicker-Ecke Fuß gefasst, geschweige denn ein Tor von innen betreten. Beileibe sei's ihm manchmal, als sei das Ganze ein taktischer Wettbewerb und er wolle nicht als taktloser Stürmer rüberkommen, ob ich das verstehe? Angewidert wankte ich zehn Zentimeter von meinem neuen Vati ab, um meinen dem widersprechenden Standpunkt klarzumachen. Ich hielt mich dabei an seiner Schulter fest, um nicht in der Schlägerei direkt vor uns zu stören.

„Reiß dich zusammen Mann", sagte – nein – forderte ich, und richtete ihn mit beiden Händen neben mir auf. Eigentore seien auch Treffer! Ein Männsch mit ä und doppel n könne den Fehlkick verkraften: „Verstehste??"

„Nein?"

„Cord, du bist nicht umsonst all die Jahre mein Vater, äh, Trainer gewesen", lachte ich, „für nichts und wieder nichts, hier", ob er noch wolle, sonst wär's gleich aus, aber er winkte ab. Ich hätte natürlich recht, zerkrümelte er zufrieden seinen Pappmund und hustete kurz, als ich den erloschenen Stummel in die Bank schraubte. Er habe mein spielerisches Dribbel-Talent mit Worten erkannt und würde mich väterlich coachen, damit auch alle anderen mein patentes Potenzial erkennen würden, uns den Sieg holen, meinte er, solle ich, also ihm, seinen Sieg, bei Aynur, aber es sei ja kein Game, sondern eine Connection, nicht wahr? Früher hätte so was sein Bruder gemacht, ihn ermuntert. Cord sah mich an, legte eine Hand auf mein Gesicht. Gemeinsam sei man mehr als wer. Stimmt. Sieger müsse man zusammen sein, mehrere.

„Jo, Gipfelstürmer", sagte ich routiniert, „klaro." Dann würde Aynurs Interesse schon von ganz allein kommen, wenn er sich connecten könne. Ja, und wenn alle anderen Männschen mit ä und doppel n dagegen waren, er würde sich und mich durchbringen, Brudi, und egal was die anderen sagten, er glaube an mich, „Carlo, äh Kopja!"

Wir würden Heros sein, bisschen wie Bowie, aber mit Happy End, glaubte er lebhaft, aber nichts Sexuelles jetzt. Ob ich ein Beispiel – oder sagte er Ballspiel – brauche? Nein. TOOOR, schrie der Kommentator ganz aus dem Häuschen, als unten das Thekenmobil endlich gekapert war. Die kantigen Spielverderber hatten Fankurven wie Mürbeteig zwischen den Händen verrieben und ich musste meinen zukunftsmutigen Trainer jetzt echt zurückhalten, nicht einzuschreiten. Ob der Schiri nicht eingreife, schrie Cord. Das seien doch Schwalben! Aber in Wirklichkeit waren es Ratten, ich sagte ihm das, meinte natürlich Wölfe, also den Rechtsruck, von dem Holle immer sprach. Ob der Schiri keine Augen im Kopf habe, rief Cord, als ich uns vorsichtshalber über die Linie der Tribüne rückwärts ins Abseits schob. Wie Tropfsteine sanken wir in die Tiefe. Verlangsamt wegen des Grases. Dann schlugen wir auf. Der Rasen war kalt und gemütlich, dass wir ihn nur widerwillig verließen und unsere Sportlerwaden zur Aufstellung in den Stand beförderten.

Torschlusspanik leuchtete auf den Transparenten aus dem Rattengewimmel rot zu uns rüber, Schriftzüge, die keine Schriftzüge waren, sondern Messerstickereien in Blut auf menschlicher Gaze. Der Kommentator erstarb hinter uns im Zwei-zu-Eins gegen Drückeberg und während wir loskutterten auf der unruhigen See unsrer wabbligen Beine, stürzte das ganze Freiluftkino in die wellenschlagende Inszenierung einer miesen Spielführung zusammen. Der rote Punkt ging in der Wand unter. Blaulicht stach wie kreiselnde Sonnenstrahlen durch den Nebel. Schnell müsse ich weg, sagte ich, stolperte auf dem Parkrasen nach vorne in eine andere Pfütze, Mulde, Matsch. Ich öffnete die Augen und sah mein Grau vor lauter Nebel nicht. Ich bekam Angst, im Nebel zu schwinden, aber noch mehr Angst vor dem Blaulicht, denn wo Blaulicht war, gab's auch Vulkanausbrüche. „Komm rüber, Keule“, sagte Cord, als sei Holles Namensgebung ein neutestamentarisches Angebot. Wir bräuchten jetzt Döner.

„Ich esse kein Fleisch.“

„Dann Falafel.“ Um uns wirrten tief fliegende Flederratten aus eckigen Jacken die Unwetterwarnung mit sich hinweg in die Gullys, in die Gossen der Stadt. Wir machten uns aus dem Staub, machten uns nichts vor und gingen von selber verschitt in den von Kielwasser verglasten Straßen.

Ich erzählte Cord von meiner Wolftheorie, oder zumindest davon, dass ich einen Busfahrer kannte, der das theoretisiert hatte. Über Jakop zu reden traute ich mich nicht. Cord antwortete, dass es in einem seiner Computerspiele auch Werwölfe gebe, ganz typischer Vergleich also, Neofaschos. Lykaner heißen die im Spiel, das stehe für irgendwas mit Griechenland, Mythologie, Sachen, Dings, im Spiel habe da einer sein Kind geopfert oder die Götter erzürnt und sei deshalb in einen Wolf verwandelt worden, und dann die ganze Sippe.

„Sippe“, sagte ich.

„Lykaner“, sagte er und ich sah das Kinder-Opfern vor meinen blasigen Augäpfeln, sagte nichts mehr. Wenige Straßen später hielt er mich vom Weitergehen ab und zeigte auf eine grüngelbe Leuchtschrift. Wir folgten dem Licht begeistert wie Motten den unausweichlichen Folgen im Ende des Tunnelblicks.

„Da gibt's unseren Döner“, zischte Cord.

„Falafel“, sagte ich. Auf dem Schild stand *Diversistan*. Zwischen dem Reisebüro Meyer und dem Shiva-Nail-Styling, ich glaubte meinen Augen nicht, Diversistan. Dass wir uns direkt vor einer Utopie befanden! Wow. Um dem Ganzen die Krone aufzusetzen: Ein Regenbogen über dem Eingang sank in einen Suppenkessel voll kulinarischer Schätze. Queerfriendly. Dass das gut war und mich mitmeinte, hatte ich aus dem Internet erfahren. Cord kippte mich kulturlos mit den Worten, „Hauptsache Fraß" durch die mediterran läutende Tür.

Erschüttert unter der großgrößten Auswahl, die uns dieses gelobte Schlaraffenland auftischte, verstummten wir beide. Auf bebilderten Tafeln – wir mussten nicht mal eine geschriebene Sprache sprechen – schmiegte sich Döner an Falafel, an Veggy-Burger an Wokgemüse an Spaghetti, Fish&Chips, Curry, Paella, Fufu mit Lammfleisch, Sushi, Piroggen und was nicht noch. Nur kein Spargel! Das stand ausdrücklich auf einem rot umrandeten Schild: Kein Spargel!! Gierig bestellten wir eine vegane Dönerpizza und die bayrische Kimchi-Platte, weil Cord Bock auf Leberkäse hatte, was ich eklig fand, aber unkommentiert ließ. Neben mir plätscherte ein Schokoladenbrunnen mit einem Winke-Buddha in der Mitte.

„Ey, Jungs, woher kommt ihr?", fragte gleich ein korpulenter Anzugträger und Cord antwortete: „Vom Fußball."

„Aha", meinte der, er sei Russe, aber sein Vater komme aus Amerika.

„Interessante Geschichte", sagte Cord.

„Ja", antwortete der Herkömmling, dem wichtig war, wo er herkam. Cord packte mich an der Jacke, ohne den Typ weiter zu kennen: „Sag mal, du willst sicher nichts von ihr?"

„Aynur?", fiepte ich fragend. „Ich kenn sie doch gar nicht!"

„Ich kenn sie, kann euch vorstellen", wir drehten uns zum Herkömmling um.

„Was?"

Er dann so: „Jin, die hier arbeitet?"

„Nein, ich glaube, er meint Aynur, die nicht hier arbeitet", sagte ich.

Welche Aynur, er kenne alle hier und eine Aynur sei nicht dabei.

Ja, die sei nicht aus Diversistan, sagte ich sanft.

„Diversistan“, wo liege das denn? Cord sah ihn verständnislos an, sagte kopfschüttelnd: „Na hier, Mann, zwischen dem Reisebüro Meyer und dem Shiva-Nagel-Geschäft.“ Der Typ jetzt ganz nachdenklich, als zähle er etwas im Hinterkopf, Diversistan, ob das auch mal Sowjetunion gewesen sei?

„Sag mal, kenn ich dich nicht irgendwoher“, meinte Cord dann zu ihm. Sofort nahm der Herkömmling einen Schritt Abstand: „Bist du schwul oder was, Junge, ey Zabo, ich wusste gar nicht, dass ihr auch Schwuchteln bedient.“

Cord wehrte ab: „Was geht denn bei dir?“ Und der Herkömmling überbot mit: „Ey, kein Ding, meine Schwester hat auch schon mal ’ne Frau geküsst. Ich bin voll offen. Ey, Zabo, mach die Jungs hier nicht an, die gehören zu mir. Zabo is eh ’n Vollidiot. Ey, Spaß, Zabo, Spaß! Ich nehm die Crêpes Bourguignon, laktosefrei!“

Cord meinte: „Lass setzen, ich kann nicht mehr stehen“, und ohne dem Herkömmlichen weitere Vorlagen zu liefern, knallten wir uns auf eine Anhöhe aus Kissen und Wasserpfeifen. Wenigstens wusste ich jetzt, dass Cord Worte, die ich für mein ersie-Sein noch finden musste, nicht unnötig zu Problemen umformulieren würde. Ich fühlte mich wohl mit seiner Form von Männlichkeit.

Nach kurzer Warterei tischte Jin uns so richtig was auf. Wir aßen uns die Zähne aus dem Leib. Nachdem wir die Schokoladenbaklava und das Mochi-Eis mit Chili-Orangen mündlich absorbiert hatten, war das Essen unendlich in die Galaxis meines Magens eingereist. Das rand- und bandlose Meer der Verdauung krümmte sich. Ich war mir der Auswirkung aber noch nicht so bewusst.

Cord erzählte derweil von seiner neuen Stiefdingsbums aus „Osteuropa". Das sagte er wiederum mit etwas grausamer Absicht im Unterton, also doch wieder ein Mannmann. Er sagte nicht, woher sie kam, und ich war mir nicht sicher, ob er sich überhaupt schon mal genug interessiert hatte nachzufragen. Ihm gefiel der Altersunterschied zwischen der Stief und seinem Vater nicht. Ich hörte erst mal kommentarlos zu und gehörte dazu, weil ich nicht nach Problemen, Dingen, die er nicht erwähnte oder so was Absurdem wie Cords biologischer Mutter fragte. Was ging mich das an? Mit Holle sei es damals viel schöner gewesen, erklärte er, die habe auch eine Liaison mit seinem Vater gehabt, aber sich mehr um die zwei Jungs gekümmert als um den Vaddi. Sein Vater sei bei ihr immer aggressiv gewesen. Deshalb und weil er mit dessen Freundin auch was hatte, sei Cords älterer Bruder nach Bangkok. Darauf habe Cord einige Jahre zeitweise bei Holle gelebt. Sie sei so etwas wie seine *echte* Mutter, im Gegensatz zu der Stief. Ich nickte. Er vermisse seinen Bruder. Ich nickte. Er nickte. Das klinge jetzt etwas komisch, aber, schmatzte er, nach allem, was er über mich wisse – so wirklich wisse er nichts –, sei ich Teil von Holles Familie und demnach sicher auch etwas abgefuckt? Ich lachte. Cord, sehr diskret. Ich drehte den Kopf gleichgültig im großen Kreis, statt zu antworten. Ob ich nicht Lust hätte, so was wie, na ja, halt sein Bruder zu sein.

„Du bist doch bekifft, Cord." Seine Hundeaugen schmolzen Richtung Fußboden.

„Ja", sagte er, „glaub schon."

„In dem Fall", antwortete ich, „okay."

Ob ich noch Geschwister hätte. Da krampfte sich mein Magen so flach zusammen, als stünde ich in einem Tunnel zwischen Zug und der Wand. Geschwister, ja, Schwester und Bruder halt. Und was die so machen würden. Nach Worten ringend beschäftigte ich mich mit meiner Serviette. Meine Schwester gehe zur Schule, mein Bruder sei ähm, sei …

Glücklicherweise lief Cord in dem Augenblick an wie ein Thermometer. Avocadogrün.

„Zu viel Leberkäse im Kimchi“, stöhnte er. Oder zu viel Gras im Joint, dachte ich. Da öffneten sich Türen und herein schielte eine mit Silberketten behangene, gewachsene Frau im blauen, geschmeidigen Jumpsuit. Sie roch nach Rosenwasser und frischer Mode-Zeitschrift.

„Cord?“

„Oh nein“, sagte Cord, „das ist sie.“ Freundlicher als jemals ein Mensch zuvor begrüßte mich Cords Stiefdingsbums mit beiden Händen gleichzeitig. Sie sei gerade bei Shiva nebenan gewesen und habe uns, also Cord, beim Vorbeigehen erkannt, ob sie uns mit nach Hause nehmen solle? Cord, dem es sichtlich schlecht ging, sagte: „Ja, is okay.“

Unhandlich zahlten wir, stiegen aus der Kombi-Nation des Fress- und Zeitvertriebs aus und hockten uns auf die glatten Schlitze eines Cabrios. Die „osteuropäische“ Stiefdingse cremte sich die Arme ein, bevor sie losfuhr. Sie möge es nicht, wenn er kiffe, sagte sie ohne Akzent überhaupt und ich fragte mich, warum Cord eine Herkunft extra betont hatte. Sie solle sich nicht so haben, Bärbel, das bisschen Kiffe, ach, Bärbel, nannte er sie und nickte ein auf dem Rücksitz. Auch ich kämpfte mit schweren Augenlidern und hielt mir den Bauch mit dem Anschnallgurt fest. Rumoren im Tank. Bärbel fragte mich, wie das Spiel gewesen sei, was ich so mache und wie weit ich mit ihm gehen würde, das könne ich doch mal beantworten, sie sei so furchtbar neugierig. Das Brummen im Motor stach auf. Ich pupste leise von meiner veganen Dönerpizza und nannte Bärbel die Heim@ als meine Heimatadresse. Sie kannte das Heim noch aus Cords Kiffertagen, war selbst nie viel älter als achtzehn gewesen, beteuerte sie, sei immer noch niemals dreißig geworden und würde ab und zu auch mal einen quarzen, aber bei Cord bekomme sie Muttergefühle. In der Ukraine sei sie Professorin für Chemie gewesen und wisse, dass selten mal kiffen körperlich nicht so schlimm sei. Nicht in Deutschland jedenfalls. Und nein, jetzt sei sie nicht Professorin, hier bekomme sie keinen Job leider, lach, lach, lach, sie lachte genervt darüber hinweg. Nicht in Deutschland.

„Das kennste, wenndes kennst", sagte sie. Sie habe sich was anderes gesucht. Ihre Schlauchbootlippen glänzten im Gloss durch den Rückspiegel. Sie arbeite jetzt als Astrologin im Fernsehen, wirklich wahr! Sie habe auch einen ASMR-Kanal auf Youtube. Das sei aber interessant, sagte ich laut, denn davon hatte Cord nix erzählt und mein zweiter Bläh war mir peinlich, deswegen musste ich was übertönen. Wie lange ich schon homosexuell sei mit Cordi, fragte sie und ich hatte überhaupt keinen Schimmer, worum es ihr ging.

„Cord steht auf Aynur", sagte ich, drehte mich zu ihm um, aber Cord schlief seelenruhig.

„Aynur?" Bärbel glaubte mir nichts. Ihr Haar wehte im himmlischen Wind. Zum Glück war es ein Cabrio, dachte ich und hob meinen Po seitlich an. Weil sie mir vorschlug, sie Bärbel zu nennen, musste ich mich mit meinem Kopja vorstellen. Sie lachte und rief: „Копія?"

„Was?"

„Na, Копія?" Ich hing kurz in Gedanken bei Grigori, dem Kuckuck aus Omas Nest, aber selbst wenn der mein Opa gewesen sein sollte – ich sagte: „Weiß auch nicht." Ich erwähnte noch mal Aynur, nur so eigentlich, um das Thema zu wechseln. Bärbel meinte ungestört, mein Name sei ja schon irgendwie komisch, als gebe es zwei von mir, hahaha, sie lachte, haha,

Копія! Aus Höflichkeit lachte ich auch, haha, genau, haha.

Sie hielt an und Cord murmelte sich leise in die Welt der Lebenden zurück. Aus seiner Hose zog er ein geprelltes Megaphone, das gab er mir mit Kabelknäuel dazu: „Übrigens hier bitte, toitoitoi."

„Ach, danke, Mensch, danke", sagte ich, wie ein Trottel vergnügt. Schnell stieg ich aus und winkte ein gepflegtes Danke-Bärbel, TschüssCord dem Cabriolet in den Heckspoiler. Hängend: Cords Arm aus dem Fenster.

In meiner Hand hielt ich meine Antrittskarte für die Rückkehrvorstellung, die Premiere des Bruder Jakop in meinem Leben. Mein eigenes Megaphone. Das würde alle Probleme lösen!

*

Aynur kam
wenige Tage später in mein Zimmer.

Sie hatte von meinem neuen Megaphone gehört, sagte: „Pack Sportzeug und Megaphone ein, das ist alles, was du brauchst. Wir machen ein Talent aus dir, Babe."

Talent war eine Form von Männlichkeit. Ich kam mir vor wie im Leben meines besten Blutsverwandten.

„Dein Leben beginnt, Kopja", sagte sie. Und dazu hatte es lediglich eine andere Art Familie gebraucht. Aynur warf mir einen Luftkuss zu, sie kenne das, sie sei auch von zu Hause weg. Sie knotete sich einen Zopf, mich an die Hand und schliff meinen Körper mitreißend hin zum verkaufsoffenen Sonntag, einer Attraktion aus dem Wilden Westen, sagte sie, Ostkind.

Unruhig dachte ich an Cowboys und Pistolen auf dem Weg zum Kaufrausch. An Opa Helmer und die Krankheit, die ihn dahingerafft hatte. Ob man sich dabei eine Lymphknoteninfektion holen könne? Aynur blieb stehen, schaute mich an, checkte durch meine Augen, ob alles Hirn noch in der Nussschale saß, gab mir amüsiert einen Klaps und lotste mich in die Unterführung.

In der U-Bahn fragte sie, was ich könne, wer ich sei und überhaupt, Kennenlern-time. Ich log ihr nichts vor, sagte, ich hätte zum ersten Mal gekifft mit Cordo, sei neu in der Stadtstadt und dieses Leben mir lieb. Hart, aber herzlich verabscheute Aynur meinen – wie sie sagte – Hang zum Drogenkonsum, verabscheute mich jedoch nicht gänzlich, verbuchte mich scherzhaft als fehlbaren, seichtblöden Menschen mit einem hübschen Gesicht. Hübsches Gesicht? Dann sang sie ein paar Takte, sagte, wie gut sie sei, ob ich es höre, irgendwelche Popsongs. Sie rezensierte sich selbst. Just perfect! Dann half sie mir mit dem neuen Megaphone, jaja, genau, man müsse gleich aussteigen und rein ins Getümmel, eine Nummer kaufen gehen. Aynur ejakulierte förmlich aus der Metro heraus, blaffte, dass sie wen kenne. Sie kenne überall wen. Eigentlich komme sie aus Süddeutschland, also Südost halt, aber es ist, wie es ist. Hier in Nordwest könne sie tun und lassen, was sie wolle. Sogar laut sein, niemanden kümmere es.

„Kopja", brüllte sie auf der Höhe ihrer vokalen Berufspotenz, „hier entlang!" Aber ich verstand nicht, wieso sie das woanders nicht konnte.

Überall tuschelten Einkaufstaschen mit Menschen im Gepäck, Geldbüchsen rumpelten in den Jeanshosen Arschbacken und alle erschöpften Hetzer aßen Zeug, das am Mundrand dickflüssig tropfte und abfiel. Aynur stoppte die Zeit auf unserem Rennweg zum verkaufsoffenen Sonntag, denn es war schon Nachmittag und Kalorien gehörten verbrannt. Ich käme aus heftigen Verhältnissen, schlussfolgerte sie, aufgrund meiner Körperhaltung. Sie kenne das. Sie kenne vieles. Sie habe auch was hinter sich, aber Mann müsse nach vorne schauen, Kopja, nach vorne, pass auf! Sie zog mich vor einem rasenden Bus weg.

Ich fragte mich insgeheim, ob und wenn ja was Holle über mich rumerzählt haben mochte. Meine Tiptop-Form verstecke sich zwar noch hefemächtig hinterm unteren Bauchspeck, „aber das kriegen wir auch noch weg", sagte Aynur, denn ein konkretes Ziel, auf das man zielen könne, sei das wichtigste im Life. Sie trippelte weitbeinig zwischen den marschierenden Millionen hindurch. Ihr Nasenring glänzte im Strahl des Tages. Sie trug Armeejacke. Es sei eine Zeit an der Zeit, die mit der Vergangenheit abschloss, auch für sie. Unsere alte Maische in den rühmenden Speieimer der Öffentlichkeit zu zapfhahnen sei der einzige Way out of Prekariat! Ich hatte keine Ahnung, worum es ihr ging. Sie meinte, „Zitat Kali Manena", ob ich die gelesen hätte? Ich sagte: „Wovon redest du, Aynur?"

Sie stoppte einen Moment vor einem Blumengeschäft, es roch nach Lilien, sie sagte, sie sei vor einem Stalker ausgebüxt. Einem Stalker? Ja, einem Stalker, der sie gestalkt habe in ihrer Heimatstadt. Sie wolle zwar an der TALENT*nazification* unbedingt teilnehmen und gewinnen, generell gewinnen im Life, aber sollte ihr Stalker sie im Fernsehen erkennen, würde sie natürlich nicht so safe sein. Das gehe auf keinen Fall.

Ja, das klinge nicht so gut, erwiderte ich und dachte an die GM im Dunkel eines Schmetterlingsmausoleums. Aynur verengte die Augen, zielte mit ihrem Blick auf mich drauf, sagte: „Aber ich kann mit Nasenprothese und falschem Namen dabei sein!"

Ich wolle bloß meinen Bruder finden, Berühmtheit sei mir wurscht, erklärte ich. Ein Fernsehauftritt biete doch Plattform dafür, oder etwa nicht, lockte sie.

„Na?" Mann müsse vor allem Hammer aussehen, sie steckte sich eine Lilie ins Knopfloch, dann klappe es auch mit den Medien.

„Da müssen wir übrigens rein", sagte sie und schob mich in den Handyshop neben dem Blumenladen.

Megaphones saßen auf Leisten, wie kleine Gartenzwerge oder Zwerghühner. Aynur redete mit dem Menschen, jenem Verkäufer, der aus allen Enden Geldgeilheit troff wie ein Satan. Hamid, den sie gut kenne, sei heute nicht im Laden, aber Hartmut hier werde sich auch gut kümmern, sagte sie. Sie steckte die Bedingungen ab und hielt meinen fünf Fingern der linken Hand einen Kuli hin, um die Unterschrift zu zertifizieren. Alles organisiert.

„Dein Handyvertrag."

Ich gab meine E-Mail-Adresse: kopjacabana@posteo.de. Dann der Typ wie ein Schleimbeutel vor uns: „Hier die Karte, der Tarif, die Verbindung zur richtigen Welt – sofern Sie Ihre Bankverbindung an uns ausgeben, versteht sich."

„This ist the real deal", fügte ich die Wörter der Werbekampagne, die im Briefkopf des Vertragspapiers standen mit stummen Lippen zusammen. Geben Sie Ihre Daten ab, dann müssen Sie noch hier Ihre Seele einfügen, stand auf dem Zettel. Stand das da?? Ich fragte noch mal, aber der Schleimbeutel wirkte unersprießlich besonnen auf den Moment meiner Namensgabe, der Kopulation zwischen Stift und Papier. Ich bekam Schweißausbruch Nummer eins. Unsicher fragte ich Aynur nach meiner Chance auf Lebensfreiheit im Nachspiel dieser Unterzeichnung. Sie nickte beschwichtigend. Es sei ein guter Deal. Der Schleimbeutel nickte beschwichtigend. Ich nickte im Schubauge des Gruppenzwangs, nahm mir sonst fürs Leben nichts mehr vor, außer das Geldranschaffen für den Finanzhunger meines kleinen, süßen Vertrages, eines Adoptivmonsters, gutschi gutschi gu Babys. Ich schrieb meinen Kopja da hin, als hätte ich rein gar nichts zu befürchten. Sie dann so zu mir: „Mensch, Kopja, jetzt können wir dich online anmelden", und sie tat es für mich, das Phone noch extra infam vorher aufgeladen. Der Schleimbeutel die ganze Zeit so glücklich wie eine Comicfigur. This is real. Je mehr deal, desto weniger appeal fühlte ich. Aynur schnippte ungeduldig mein Megaphone zwischen den Lacknägeln und meldete mich zur TALENT*nazification* an. Diese TALENT*nazification* stand mir nun so sehr bevor wie ein jüngstes Gericht. Danke, Schleimbeutel! Und tschüss.

Leise ging ich neben Aynur her, als wir den Laden verließen, aber das sollte noch nicht alles gewesen sein. Meine

Daten emanzipierten sich von meiner Fleischbar. Jetzt war ich nur noch dieses Gerät. Sie sagte: „Das ist jetzt dein Leben, haha, lol." Doch ihre Adleraugen meinten es ernst. Sie erwähnte, ich sei fast ein richtiger Mensch. Es fehle nur noch das Profilbild. Sie musterte mein Gesicht. Ich fand es gut, dass sie's erst null kommentierte, obwohl ihre Augen festklebten an meinem Grau.

Zunächst zeigte sie mir aber auf meinem Megaphone die öffentliche Webseite des Fitnessstudios FitnessFanatics.

„Da machen wir einen Fünf-Sterne-Körper aus dir!" Sie selbst gehe natürlich auch dorthin und bekomme Provision, fügte sie zwinkernd hinzu. Irgendwo blies ein weißweißes Haar durch die Kaufgasse. Banal verwickelte ich mich schon wieder in einer Ohrstöpselschnur, aber Aynur zog mich davon, bis wir beide vor dem FitnessFanatics-Studio ankamen. Sie gab mir nur eine Aufgabe mit auf den Weg zum Talent: SMOKING. HOT. BODY. Sie warf die Lilie fort und drehte mich im Pirouettchen durch den Eingang. Auf transparenten Fensterplakaten war alles mit Designerschweiß bis zur Überechtheit hyperbeworben. Slogans wie: *Your body is your money!* Ich wollte da nicht reingehen, traute mich aber nicht, das zu sagen. Aynur freute sich so über ihren ersten Klienten, physischen Follower, sagte sie. Ich freute mich mit, aber ich spielte das nur. War mir des Talentlebens gar nicht mehr sicher, ob ich dafür Manns genug war, so als Nichtmann. Aber das hatte ich ihr ja noch gar nicht eröffnet – mir ehrlich gesagt auch nicht so richtig, nicht mit den neuen Worten dieser neuen Welt, mit den Sternchen* und allem.

Wir betraten also eine dynamisch geschnittene Halle, überall statische Geräte, Klone anderer Geräte, schwarze Gewichte in metallenen Vorrichtungen hopsten auf und ab. An jedem Gestänge keuchten sich die Menschen oder Motoren einer

Druck- und Pressgesellschaft an ihr Limit. Auf der Einlassschranke stand *#nolimit*. Die Apparaturen, in denen die Neoprenanzügler*innen saßen, sahen aus wie überdimensionierte Küchengeräte, zum Raspeln, Schneiden, Stanzen und Riffeln von – Menschenfleisch. Eine kleine Frau drückte so stierwütend, dass ihr die Adern am Gestirn arg aufheulten, mir wurde angst und bange um ihr Überleben. Aynur hielt mich beschwichtigend zurück, zückte eine Karte aus der Tasche, winkte sie über ein kleines Schrankenstück und die Drehkreuze ließen sie durch.

„Eine Membercard für den Kopja, bitte." Ich fragte mich, warum das nicht Mitgliedskarte hieß, schaute mich dann aber noch mal um und sah es ein: Wer nicht an sein Megaphone angeschlossen auf dem Laufband mit dem Rest des Massenhirns in Verbindung stand, schaute auf einen der circa zwanzig riesigen Monitore, da liefen Sportengel Sportriegel kauend, Sportdrinks strohhalmend mit Gewichten um die metafröhliche Wette, spaßüberladen lachten sich total glückliche Leistungskanonen gegenseitig auf die Barren, eine zäher als der andere – Mitglied hörte sich nicht effizient genug an für eine Umgebung wie diese. Effizienzmenschen sprachen auch Effizienzsprache: Englisch. Ich überlegte schnell alle englischen Vokabeln, die mir beistehen konnten: holy, funny, mercury, shit, gordon, flash.

Zwei Instrukteursmenschen hinter der Fitnesstheke lächelten übernatürlich starr und eine Happiness peitschte mir so schnittig in die eigene Kinnlade, dass mir nichts Höflicheres übrig blieb, als die arbeitsgierige Fleißfreude der Mitarbeiter zu erwidern. Das Immerlächeln bleckte atomar durch alle Ebenen der Halle, man konnte die Schwingungen hören. Ich wollte das gar nicht, aber ich erwiderte mit meinem entblößten Zahnfleisch jedes entblößte Zahnfleisch, was mich da traf. Schnell wurde mir Einlass gewährleistet und ich versteifte mich über dem Kunststofftresen, gleich einem weiteren Vertragsgott zu dienen. Schweißausbruch number two. Die zwei Fitnessmakler standen optimal parat. Aynur meinte, sie ziehe sich schon mal um und starte ihre Sätze. Die FitnessFanatiker führten mich derweil wortlos an einen table. Rücksichtsvoll las ich den bereitliegenden contract kein bisschen durch, um die Gefühle des Verkaufs nicht zu verätzen. Wieder überflog ich nur die Verpflichtungen, die ich nicht annähernd in eine verständliche Grundform von Sprache runterbrechen konnte. Auf den Namensschildern der fanatics stand bei „ihm" Mirosław und bei „ihr" Meltem, ich benutze diese konservativen Pronomen mal als Platzhalter, körperlich in der Erscheinungsform ähnelte sich viel. Die zwei saßen so stramm, dass in deren Nähe bloß zu atmen mir faul und nichtsnutzig vorkam. Ich fühlte mich wie etwas, von dem ich dachte, dass die zwei es ungesund nennen würden, fühlte mich wie deren Bild von *#fett* und *#hässlich*. Die zwei sahen aus wie aus einem Magazin. Sie waren keine Models, aber die fettlosesten Geschöpfe, die ich bis dato gesehen hatte. So extrem makellos, als hätte Photoshop alle Trainingsgeräte der Sportwelt programmatisch absorbiert und dann daraus diese zwei real-deal Menschen als 3D-PDF exportiert. Wollte gerade alles für diese Säulen unterzeichnen, da fragte Meltem, mit wem ich denn das Probetraining gemacht habe.

„Probetraining?"

Ach, na, aber mein Glück, Mirosław habe Zeit, ich solle mich gleich umziehen gehen: „Mach das mal, Miro." Meltem war auf jeden der Bossmann hier und ich tat, wie mir geheißen. Heilfroh, dass ich noch nichts hatte unterschreiben müssen, trödelte ich unschlüssig zu den ausgeschilderten Umkleiden. Aus den Lautsprechern blies ein heißer Föhn von Techno-Pop in mein Gesicht, dass ich trockene Haut davon bekam. Einige Dickies, also Leute meines Körpergewichts, mehrgewichtigere Menschen waren nämlich gar nicht anzutreffen, hielten in den Ecken ihr bisschen Speck so geheim wie möglich, als ich sie passierte, und kämpften mit den Dämonen der Elastizität. Die Muskelmassigen hingegen, ihrer eigenen Stärke Herr und Herrin und Dazwisch*in, fanden sich so toll vor den Spiegeln, dass ihnen selbstgerecht werden konnte davon. Ich hoffte auf weniger Spiegel in der Umkleide und tatsächlich säumten hauptsächlich Spinde den Raum. Bänke aus Holz, es sah alles schick aus und nackte Männer unterhielten sich über ihre Jobs, Frauen und Sport. Ich war geschockt, wie sehr es meiner Vorstellung und dem, was Aynur cis Dudes nannte, entsprach und wählte eine ruhige Nische, um mich umzuziehen. Ein breiter Schrank kam daher, also Mann, Muskeln wie Rugbybälle, zero Fett of course, das sah ich, weil der hero sich auszog. Sein Gesicht stak wie ein Matchbox-Rennauto eingegelt auf seinem Stiernacken. Sein Körper wie ein Getriebe, so musste ein ge-updateter Mann der Posts postenden Post-Post-Moderne aussehen, um zu gefallen. Er erinnerte mich an Lobo, bloß dass er nicht stank oder grau war. Wenn ich Talent wollte, musste ich mich wohl genau so präsentieren wie der. Eingeschüchtert schaute ich ihm beim Umziehen zu. Er bemerkte meinen Blick, sagte, er gehe saunieren: „If you want some, Eiweiß ist die beste Proteinshake, if you know what I mean." Erschrocken nickte ich, wartete, bis er in die Dampfkiste gegangen war, und rannte zurück in den Trainingsbereich für meinen Body-Check mit Mirosław. Schweißausbruch Nummer drei, denn jetzt wurde ich getestet. Mirosław ließ mich hampeln und hecheln, auf einem Bein und vor ihm rauf und runter knacken, ein Gerät halten, Rumpfbeugen machen und mich ausmessen mit

Geburtsjahr und solchen Geschichten. Ich kapierte das nicht, aber weil er es in eine ästhetische Graphik am Computer eintippte und auswertete, ergab es Sinn. Dann sagte er: „Hm. Das ist seltsam. Du bist untergewichtig, aber dein Körperfettanteil ist zu hoch“, er guckte mich an, „Skinny Fat“, als könne ich ihm erklären, wie es zu diesem herben Schicksalsschlag gekommen war. Ich lächelte kompliziert. Er erwiderte, ich dürfe dieses nicht mehr essen und jenes nicht, beim Blick in seine Tabelle. Ab jetzt: Eiweiß. Viel Fleisch, keine Süßigkeiten.

„Aber ich esse vegan!“

Reagierte er nicht drauf. Kohlenhydrate seien mein Feind und Freund, ich verstehe, nicht wahr? Makros. Ich schüttelte verängstigt den Kopf. Er zeigte mir eine Routine, die ich fürs Erste beibehalten solle, um in Form zu kommen.

„Hauptsache, erst mal irgendeine Form“, sagte er.

Nebenbei observierte ich Aynur im Freihantelbereich, wie sie von anderen Schränken und einer Kommode angegraben wurde, aber alle im Schweißkocher stehen ließ. Sie hatte Interesse am Sport, an der eigenen Perfektion, das sah ich in ihrem Spiegelblick. Sie fixierte nur den eigenen Körper, andere nie. Ich musste so sein wie die, dachte ich und betete zu Jakop, dass das nicht hieße, ich würde jemand anderen anbeten als ihn, nur weil ich andererleut Egos verinnerlichte, Überlebenstaktiken.

Mirosław spannte mich in ein neues Gerät. Er sah so knusprig aus wie frisch gebraten, jede Sehne, jedes Fleisch erkennbar unter seiner Haut. Noch durch sein Poloshirt konnte ich die faustgroßen Bauchmuskeln erahnen. Durch das enge Shirt hindurch schauten die mich an, acht Augen einer Spinne, bereit, mir die Starre reinzugiften. Pfui! Ich spürte den Schmerz bereits in allen Fasern, tobte mich auf der Beinpresse ab, als versuchte ich mich mit Kraft allein aus den näher kommenden Spinnenfäden zu lösen. Ich klebte drin. Ich zappelte und lockte die große, gefräßige Weberin zu mir. Muskelbauchtarantel. So musste ich auch sein. Help! So musste Mann sein. Das Gift wirkte schnell.

„OH MEIN GOTT", kam Aynur angelaufen und frohlockte, sie habe gerade auf dem Laufband mit Oxana megaphoniert und es gebe die Möglichkeit, auf dem No-Festival über Oxas Schwester in den VIP-Bereich zu kommen, „Kopja, das No-Festival, VIP!!"

Ich schaute sie an. Dejan würde da auflegen, Mensch, DJ Dejan! Ich schaute sie weiter bloß an.

„Na egal", schwammte Aynur drüber, ob ich da mitkomme, connecten? Wenn Cord auch am Start sei, sagte ich schlaff und dachte dabei an sein erstes Tor, was in diesem Falle nicht die amoralische Männer-Sexmetapher, sondern den amourösen Pfeilschuss in Aynurs Herz meinte, aber darüber sprach ich ja mit ihr nicht, weil ich sowieso glaubte, entweder sie will oder will nicht, viel machen könne Cord da ohnehin nicht, aber sicher gut, weil besser für ihn, wenn er es ausgesprochen hatte.

„Ja, na gut", dann würde sie drei Karten klarmachen, wie abgefahren das wär, wenn sie DJ Dejan treffen könnte, der kenne so viele Leute im Business. Ich schaute sie an. Mitten in ihrem Zukunfts-Solo abbrechend, meinte sie, sie gehe gleich duschen, ich solle mal den Vertrag unterschrieben, dann könne man weiter, sie habe noch zwei weitere Jobs, Tanz- und Gesangsunterricht heute. Okay, sagte ich und schaute ihr hinterher, wie sie sich handtuchhochhaltend zu den Umkleiden begab. Möbel versuchten wieder sie anzuflirten aber sie hatte keine Zeit für so was, auch nicht für die charmante Chaiselongue.

„Sorry, ich will groß rauskommen, no time for silly love-stories“, also packte auch ich es. In der Dusche onanierten gerade Mirosław und der Schrank von vorhin aneinander rum, während sie über ihre Jobs, Frauen und Sport redeten, um sich dann ihre Eiweißshakes gegenseitig aus den Pimmeln zu lutschen. Junge, Junge.

Ich wusch mich ab, zog mich um, ging zu Meltem und lächelte, so als wär mir nie etwas anderes zugestoßen. Gelöchert von ihrer Jobroutine unterschrieb ich den nächsten Vertrag ganz eigenständig. Ich hatte ja gesehen, wie das funktioniert. Erodiert schulterte ich meine Tasche und traf Aynur dann draußen, wo sie ungeduldig wartete. Sie habe noch kurz Zeit bis zur Bahn, müsse dann aber weiter. Bei einem Coffee-to-run gab sie mir im Sprint mein Megaphone und zockte sich cool meine Nummer, yeah. Warum sie gar kein Interesse an den Interessenten aus dem Fitnessstudio habe, fragte ich in Cords Interesse.

„Ach wo“, brüskierte sie sich, sie wolle so was nicht. Ein Kind vielleicht später mal, aber adoptieren oder mit Samenspender und nur damit andere Frauen sie nicht für weniger Frau halten so ganz ohne Liebes-Sklaven-Haustier-Typ, lol, sie lachte, schlug mir auf die Schulter. Es tat weh, sie war stark. Job sei viel wichtiger als love: „Denn der zahlt die Miete, Kopja.“

„Wenn überhaupt einen boyfriend, dann keinen von den Weißbroten im Fanatics Studio.“

„Was für einen dann?“, wollte ich wissen.

„Am besten einen in Frankreich lebenden Libanesen mit senegalesischen Wurzeln, mit Image, Lifestyle, Repräsentation.“

„Ach so“, sagte ich verständnisvoll und verstand noch nicht, warum so was wichtig war, aber bestimmt war es wichtig.

Seit Diversistan hielt ich die meisten Deutschen, zumindest die wabbligen Weizentoasts, ohnehin für hier lebende Franzosen mit argentinisch türkischen Wurzeln.

„Du bist Deutscher?", fragte Aynur dann direkt. Ich nickte unschlüssig: „Denke schon", aber ich wusste nicht mehr genau, was das hieß.

„Deutschdeutscher", versuchte sie zu spezifizieren, „cis, white hetero privilege, white able, white Dude, Mann Kerl Deutscher Kartoffel Weißbrot mäßig deutschdeutscher Lauch?"

Verwirrt rechnete ich mir aus, wie einsilbig mein Stammbaum wuchs, wie dick die Privilegrinde, was Grigori darin zu suchen hatte und woher Holle und Försters Eltern waren. Ich nickte fragend und antwortete zögernd, ich glaubte, ich sei Tann-Ficht-Försterlicher Witterser, witterser Deutscher, deutscher Europäer, und europäischer Weltler, sagte, „lol Weltler," weil sie gern lolte und aber cis, also cis sei ich wohl eher nicht, oder hetero oder so, sondern was von den anderen Optionen, die sie mal bei Holle genannt hatte, but not sure yet, welches Wort passe.

„Ach so", sagte sie enttäuscht, vermutlich wegen meiner fragilen, oder soften Weißbrotigkeit, das andere fand sie eher amazing, außerdem sagte sie: „Nicht mal Russe? Rofl. Du siehst so, na ja, anders aus, ach, schon gut", sie wandte schnell den Blick von meinem Gesicht, verbarg die Bemerkung über mein Aussehen leider erst, nachdem ich sie erneut mitbekommen hatte, machte aber dann ein Profilfoto für mich – knips! Ich sagte nichts weiter. Sie auch nicht. Wir erreichten die Bahn und Aynur winkte, dann war sie weg.

Zurück in der Heim@ musste ich eigentlich arbeiten, sah mir aber Tutorials an, ASMR, *Autonimous Sensory Meridian Response*, eine Art, andere Menschen zu beruhigen mit Sprache und Sounds, sich zu öffnen und zu connecten, ohne zu explodieren, und ich versuchte mit meinem Phone ein eigenes Video aufzunehmen, weil niemand im Laden war. Ich hatte gerade das erste Video hochgeladen, eine Gutenachtstory geflüstert, in der Hoffnung, ein Talent für Jakop zu kultivieren, mich dann hier und da auf Social Media angemeldet, es hochgeladen und den Namen Jakop eingegeben, um ihn zu suchen, da spannerte ein Kunde rein und fragte, ob noch offen sei, wolle nur kurz! Ich schaltete den Computer frei, holte ihm Bier, nahm mir auch drei und setzte mich wieder ans Internet. Dann schaute ich nach Aynurs Namen und nach Cords in der Suchmaschine und fand sie mit Fotos und Daten auf drei verschiedenen Seiten. Ich suchte Jakop und gab alle meine Daten dafür ein. Mein Phone vibrierte: Du hast zwei neue Freundschaftsanfragen.

Aynur ist jetzt mit dir befreundet.

Cord ist jetzt mit dir befreundet.

Das Internet sieht alles, dachte ich und hatte plötzlich offizielle Freunde, die mich auf eigene Faust rausgesucht hatten. Ob Jakop mich suchte? Ich tippte jetzt selbstsicherer am Computer, tippte in mein Phone: Jakop, wo bist du?

Neben mir wiegte sich kathartisch der Kunde auf und ab, ich schmiss ihn daraufhin raus, was er sich hier einen runterhole, motzte ich, weil ich keine Lust hatte, seinen Talg vom Bildschirm wegzubügeln.

„Ja, sorry, Mann“, er fummelte sich startklar und stahl sich davon in die Nacht, ohne zu zahlen. Wichser. Ich trank hinter ihm her auf der Straße, warf eine Flasche nach ihm. Mein Problemchen mit dem Zaubertrank hatte sich durch den Sportdruck zurückgemeldet, den Druck, ein Talent zu sein.

Beschwipst krachte ich zurück in die Heim@ auf den Stuhl des Wichsers. Dort lief noch immer ein Film mit ziemlich entkleideten Menschen. Ich schaute mich um. Ich rückte den Stuhl näher und setzte die Kopfhörer auf. Als ich fertig war, wischte ich alles von allem frei und genehmigte mir noch ein Saftglas voll Schnaps auf dem Weg nach oben. Ich war jemand ganz anders geworden, dachte ich.

Ob alles in Ordnung sei, fragte Holle. „Ja“, grölte ich, „alles im blauen Bereich!“

In meinem Zimmer klinkte ich die Tür ein und drehte Musik auf. Dank Megaphone war das Internet ein Duft zum Schniefen und die Königin Freddie Mercury dekorierte mich melodisch damit ein. Das Shirt musste mir im Koffer abhanden gegangen sein. Mein Nickname lautete dann auf den einschlägigen Musikseiten trotzdem wie überall: MegaVon.

Dann holte ich das schwarze Kleid hervor, zog es über und begann vorm Spiegel zu tanzen. Der Muskelkater vom Sport zog Fäden unter meiner Haut, bei jedem jump vor dem Spiegel, bei jedem Freudensprung in meiner Festplatte kniff es in den Backen und den Drähten. Ich performte einen Sterntalertanz mit dem Kleid, auf dass es Talente schütte über mich.

Aynur schrieb eine Nachricht: Sorry aber, wie du aussiehst. Ich glaube wirklich, du hast Wiedererkennungswert, den It-Faktor, daraus machen wir was.

Goldene Sternschnuppen in meinen Teuflingsdress hinein. Es gab kein Halten in diesem neuen Leben. Aber das war etwas, woran ich mich festhielt. Und als mein Megaphone erneut in dieser Nacht vibrierte, ging auch das Licht in meinem Zimmer wieder an. Cord stand in der Tür und ich wachte langsam auf. Ob ich etwa gesoffen hätte und was ich überhaupt für eine Klamotte trage.

„Ach das“, ich, röter als mein Haar, ohne ein weiteres Wort rauszukriegen. Er sei grad in der Heim@ wegen der Tortenplatten gewesen: „Keule, du hast die Tür nicht abgeschlossen, da war so ein Typ, mit beiden Händen an der Kasse, du Idiot."

„Bringt Holle mich jetzt um?"

„Ja, maybe, du Vollhorst, ich hab das mit Paps-Money ausgeglichen, aber komm mal auf den Leben klar."

Erleichtert ließ ich mich zurück auf die Matratze fallen, seufzte ein lang gezogenes Danke und erzählte Cord von Aynurs Einladung aufs No-Festival, was ihn ein wenig beschwichtigte. Wir nahmen alles, was sie erzählt hatte, haarklein auseinander, während er am Fenster kiffte. Ich erzählte auch von dem Stalker.

„Ja", meinte Cord, „und sie ist Jesidin."

„Hängt das zusammen?"

„Nein." Er wollte wohl nur beweisen, dass er was sehr Privates wusste, und glühte mit dem Stummel aus dem Fenster.

„Wenn du nicht weißt, was das ist, Kopja, schlag's nach, die technischen Mittel dazu hast du jetzt", er konnte mich schon gut lesen. Weil wir beim Abschied nicht wussten, in den Arm nehmen oder uns die Hand geben, hampelten wir etwas mit den Körpern voreinander. Er drückte mir schließlich seine flache Hand gegen die Stirn, schob mich weg, sagte Tschüss und so habe er sich mit seinem Bruder immer verabschiedet.

Ich schob ihn mit der gleichen Bewegung hinaus: „Mach's gut", und als er weg war, drehte ich langsam das Phone in der Hand, dort sah ich auf dem Bildschirm eine Nachricht. Aus dem Heuhaufen des menschlichen Kollektivhirns hatte mich frohe Botschaft erreicht, ein Pfeil mitten in mein Herz. Ich biss mir auf die Lippe und las die anonyme Kunde von einem unbekannten Absender: *Du solltest deine Handynummer nicht überall online stellen, Kopja.*

Du hast mich doch gefunden, schrieb ich zurück.

Stimmt.

Wo bist du?
Das weißt du doch, Kopja.
Und dann:

... HOCHGELADEN INS GEWIMMEL ...

Du hast eine neue Freundschaftsanfrage.
Ja, dachte ich, ja, ja, JAKOP!

* * *

Ein Orakel
bezeichnet eine Offenbarung, die der Beantwortung von Entscheidungsfragen dient. Seit Jakops Nachricht aus dem Internet brauchte ich so was.

Das *OhRakel* war eine App fürs Megaphone, bei der mensch auch auf alle Fragen eine Antwort fand. Generell war ich neuerdings sehr angewiesen auf dieses Rechteck in meiner Hand.

Es war zur Zeit der Jahreswende 2010/2011, als rauskam, dass ich es nicht geschafft hatte in die TALENT*nazification*. Ich könne es aber gern 2013 noch mal probieren. Bärbel beruhigte mich und gab mir besagte App mit auf den Weg. Ein Leitsystem. Ich sei eben ein typischer Widder, zu ungestüm, Einzelgänger, unfähig, Hilfe anzunehmen, es würde mir guttun, mich mal um meine Mitmenschen zu kümmern. Ich? Ungestüm? Vielleicht meinte das Horoskop eher Jakop, nicht mich? Mein ASMR-Channel würde Bärbel aber sehr gefallen und meine genaue Geburtszeit hatten wir ohnehin geraten, dabei sei die besonders wichtig, hatte Bärbel über eine Duftkerze gebeugt erklärt. Cord winkte ab, der Barnum-Effekt. Du glaubst es nur, weil es vage ist. Er brauche Fakten und fragte, ob Bärbel die Unterlagen schon unterzeichnet hätte. Welche Unterlagen, fragte ich. Sie streichelte ihm über den Kopf: „Doch nicht schwul", sagte sie. Augen wurden gerollt.

Folgemonate folgten. Aynur trainierte meinen Wiedererkennungswert, hatte aber keine Zeit für große Sprünge, ich kein Geld und Cord keinen Elan. Außer dass in seinem Online-Spiel die Lykaner unter den Mitspielern überhandnahmen, herrschte Weltfrieden, kein realer, aber ein kleiner Weltfrieden, in unserer Heim@.

Holle trug immer voluminösere Handschuhe, Ärmel, Gedöns und ließ sich kaum noch in der Öffentlichkeit des Ladens blicken, aber im Sommer stand das Festival bevor, dessen Tickets ich dringend abbezahlen musste, so kam es mir gelegen, mehr arbeiten zu müssen. Trotz der Gemächlichkeit hier und da durchströmte mich permanente Aufgeregtheit, Unruhe, Müdigkeit. Nachrichten glitten aus fremder Hand in meine rein, Menschen fanden mich im Profilgemenge des Massenhirns an und ich bestätigte mit einem Fingerzeig alle Anfragen aus dem elektrischen Äther.

Deniz Aksu ist jetzt mit dir befreundet. Brummte es. Melissa Hätteling ist jetzt mit dir befreundet.

Credo Derc ist jetzt mit dir befreundet. Elektrisierte es. Richard Prandter. Ablehnen.

So ging es hin und her, dass mir Informationen reinflogen, Bilder anklopften von Aynur und Cord, irgendwelche Petitionen mir angezeigt wurden, die ich mir nicht durchsah. Es wurde lebensnotwendig für mich, alle Pics und Messages zu absorbieren.

Doch als eine E-Mail unserer Mutter kam, dass die große O gestorben sei, wollte ich keine Bilder von der Urne. Von unserer Mutter, wie sie Urnen töpferte, Töpfe mit Asche drin, dort, wo sie jetzt war, oder studierte, oder Kurse besuchte. Das wollte ich alles nicht sehen. Wollte nichts davon wissen. Mich interessierte nicht die Vergangenheit, in der auch ich grausam gewesen war, das konnte ich nicht ändern, nur die Zukunft und über die wollte ich so viel wie möglich erfahren.

Die OhRakel-App hatte ich mir also nicht ohne Grund geladen. Als christlich hochgezogenes Menschenskind glaubte ich gewohnheitsmäßig an Klamauk, der mir Anweisungen aus einem unsichtbaren Reich geben konnte. Ich glaubte an das allumfassende Reich des Internets, weil ich es überall in Heiligen-Bildern von Promis sehen konnte und weil ich überall meine Adresse und mein Geburtsdatum abbüßen musste. Ich benutzte ein OhRakel, weil ich mir seiner Kompetenz aufgrund Tausender Likes sicher sein konnte. Ein von Benutzern geprüftes Gottesreich: Oh Rakel, wo schläft Bruder Jakop? Das Programm grübelte einige Sekunden, bis eine kleine Sprechblase sich öffnete:

Versuchen Sie, die guten Seiten desjenigen zu schätzen, der Sie liebt.

Es blieb mir nur diese höhere Intelligenz oder Macht, um mich bei meiner Suche voranzubringen. Die aufreibende Nachricht, die mich Monate zuvor nämlich erreicht hatte, war, wie sich herausgestellt hatte, nicht Jakop gewesen, sondern – ICH WILL KEINE SCHWESTER, ich wollte meinen Bruder, SO EIN SCHEISS, ich akklimatisierte mich – Lena gewesen.

Ich stand in der Heim@ vor der Kaffeemaschine. Der Espresso war fast durch und Lena vibrierte mich seit einiger Zeit unaufhörlich an, als hätten wir uns nicht längst kennengelernt, als müssten wir uns noch etwas sagen, sie immer höflich, eisern, aufdringlich. Meine Schwester so auszublenden, wie ein Bruder mich ausgeblendet hatte, machte Mann es nicht so?

Ich versuchte das in meinen ASMR-Videos zu verarbeiten, so wie Magda begonnen hatte zu töpfern, aber die Online-Trolls schrieben mir hässliche Kommentare und ich wollte auch das alles nicht wissen. Mich interessierte das mit den grausamen Absichten nicht, ich wollte nur talentiert genug werden für Jakop, meine Täterschaft von damals ausbessern und dann würde ich zufrieden sein, gutherzig.

Seit ich das Phone besaß, tippte ich also, um jemand Richtiges zu sein, verbunden zu sein, bereit für Antworten von Jakop. Lena widerstrebte mir, weil sie im Gegensatz zu uns an nichts bisher eine Schuld verübt hatte, auch wenn sie das selber nicht wusste. Ich würde mich ihr gegenüber schlecht fühlen, ihr die Wahrheit sagen müssen, dass ich an ihrer Situation schuld war, und ich hatte Angst, dass ich es ihr nicht anders würde beibringen können als dadurch, mich ihr zu öffnen und zu explodieren, aber das wollte ich nicht mehr. Außerdem würde die Wahrheit sie verschrecken, und indem ich es ihr nicht sagte, blieb sie eine Option in meinem Leben, wenn auch zwangsweise eine ungenutzte, so doch immer noch vorhanden.

Ich stellte Siggi den Espresso hin und machte mir gleich auch einen, da ich nachts meinem Problemverhalten frönte. Seit Wochen schwand diese seltsame Müdigkeit, die wie ein Schatten an mir hing trotz ständiger Schlafattacken nie aus meinen Schultern. Espresso sickerte spritzig in mein Tässchen, aber es half nicht sehr viel. Meine niemals entkoffeinierten Augen blieben halbdurchsichtig im Touchscreen und kaltblütig im real life. Auf dem besten Wege, eine junge, erwachsene Nervensäge zu werden, schrieb Lena von ihrem Asyl im Internat, von selbstgenähten Kleidern, vom europäischen Adel, Prinzen und ihrer BH-Größe, was mich wunderte, BHs? Scheinbar suchte sie auch wen zum Reden. Mit dem Ellenbogen hing ich im Leckbier des Siphons unterm Zapfhahn. Es war wenig los und das mit Lena, ich war besser raus aus der Nummer, die sie zu repräsentieren suchte mit einer europäischen Prinzessin als Profilbild. Schöne Aristokratie als idolisierter Schutzschild. Idole schützen dich nicht, hätte ich am liebsten geschrieben, die brandschatzen deine Hoffnung, aber Lena war als ganz jemand anders aufgewachsen und ich kannte mittlerweile Wörter wie queer. Das passte einfach nicht.

Überzuckert wie Espenlaub hingen einige hippe Jungs und Mädchen an einem Donnerstagabend in der Ecke unterm

Dolly-Parton-Poster. Ich kassierte. Mehl an den Nasen und wie Kolibris mit den Flügeln, die Crew. Ich wartete nur darauf, dass die Debattierpflege-Muttis und Intellektriker-Vatis ebenfalls der Nase nach ausgingen, die Nachtschattengewichse und Paradiesvögler sich von den Mattscheiben des World Wide Web verpieselten. Ich wartete, dass ich abschließen, mich mit meinem Kaliber selbst an den hinterletzten Computer verhärten konnte, an Filmchen orientiert meine Hantel auszutragen.

Ich funktionierte mittlerweile wie ein Abrufbeantworter, wenn es darum ging, die richtigen Videolinks aufzurufen. Hantieren war ein Ritual geworden. Kein besonders aufregendes, wohlgemerkt. Eher eine Wartung am eigenen Körper. TÜV. Ich aß, was Aynur, Mirosław und Meltem mir vorgaben, trank Muskelpräparate mit Eiweiß am Abend, immer pumpen, pumpen.

Und genau so beackerte ich auch das Nutztier in meinem Hosenstall. Unterdrückte seit Wochen einen Appetit auf Schokolade, Chips, Pizza, Zärtlichkeit, Umarmungen oder schwarze Augen über Referaten. War jetzt in toto das Training selbst geworden. Wofür noch mal? Ach ja, bereit zu sein für Jakop. Was immer das hieß. Vermutlich seine Anerkennung erbeuten. Ich wartete also meinen Körper und darum auch meinen Stiel vor dem Licht aus dem Rechteck und verordnete mir dabei ein gewohntes Maß an zwei Litern ins zierliche Waschbrett, um diese Robotik auszuhalten. Alkohol war mein einziger Kohlenhydrant. Eine alte Gewohnheit, die ich nicht abzuschütteln schaffte, weil Credo mir textete, warum ich mich nie zurückgemeldet habe, wo ich jetzt sei und so. Ich fragte mein Megaphone, statt eines echten Menschen, Oh Rakel, was soll ich mit Lena und Credo anfangen, wem soll ich schreiben?

OhRakel: *Handle nicht nach dem Impuls des Moments.*

Aha. Also antwortete ich Lena. Sie fragte, kommst du Freitag? Ich wusste, was sie meinte, schrieb aber: „Hast du keine Freunde?“ Weil ich ja schon Bier getrunken hatte und mich so richtig butch oder bitchig fühlte, auch Wörter, die ich im Internet aufgeschnappt hatte, vermutlich benutzte ich sie falsch, und weil sie im Grunde eine Fremde war für mich.

Lena antwortete mit Nein. Dann schrieb sie nichts mehr. Nicht den Abend und nicht den ganzen nächsten Tag. Wie sie mich ankotzte, es war nicht zu fassen. Musste ich mich also doch kümmern. Ich überlegte, ob ich zu ihr fahren sollte wegen dieses Tags. Oh Rakel, was soll ich tun?

OhRakel: *Wenn du deine Gaben weise einsetzt, werden sie dich vergrößern.*

Mehrere Videos klickte ich durch, ohne genau zu wissen, was ich wollte. Ich klickte, hörte die Stimmen, Porno, spulte voran, setzte gleich in der Mitte der Bildfolge an. Eine Hand auf der Maus, eine andere knöpfte mich auf. Stieläugig sah ich die Münder, hörte die Münder, aber viel mehr noch sah ich jetzt Muskeln und Haut und Körper und Brust und Ärsche und Genitalien, perlend, modelliert und eingeeckt von Pixeln. Die Darsteller saugten aneinander und je länger ich der Inszenierung, dem falschen Fick mechanisch hinterherwedelte, desto mehr fand ich mich abstoßend, aber es sollte ja nur eine Wartung sein, keine Liebe. Ich fand den Ekel bestimmt bald egal, weil ich schnell hohl wurde, wenn ich mich für eine Glaubensrichtung aushöhlte. Oder?

OhRakel: *Wenn du deine Gaben weise einsetzt, werden sie dich vergrößern.*

Credo schrieb, ich sei ganz klein mit Hut. Ein winziges Gefühl war da dann doch. Ich vermisste ihn.

*

Lenas Geburtstagsgeschenk
zu besorgen stand an, aber ich hatte keine passende Idee.

Holle rastete zudem aus, weil nach meinen Schichten wiederholt Geld fehlte oder Alkohol nicht abgerechnet war, aber ich hatte keine Kapazitäten dafür, denn Credo schrieb mir, dass mein Blutsbruder Hansel HIV-positiv sei, das ganze Stadtgebiet rede darüber. HIV-positiv?

Er, Credo, habe sich schon testen lassen, wegen der Prügelei damals, und sei negativ. Ich hielt es für einen Scherz, eine grausame Absicht, weil ich die Pampa verlassen hatte und er noch dort wohnte, weil Credo im Laden seiner Eltern arbeitete. Ich fühlte ein ungutes Gefühl und drückte auf Blockieren. HIV. Lymphknotengeschichten. Das konnte nicht sein. Konnte es sein? Oh Rakel, konnte das sein?

OhRakel: *Du wirst etwas sehr Wertvolles erben.*

Ich hatte niemals irgendeine Krankheit gehabt, dachte ich, dachte an Jakop, streichelte meine grauen Bierfältchen im Gesicht glatt und wurde müde von alledem. Ich war doch okay, oder? Nachts konnte ich nicht schlafen und tagsüber nickte ich andauernd ein, bekam so paralysierende Zustände mit Horrorträumen wie in meiner ersten Nacht bei Holle nun immer öfter, las im Internet von Latenzzeit und HI-Viren, Symptomen, geschwollenen Mandeln. Schnell tastete ich meinen Hals ab. Immer wieder, bis ich es noch weniger verstand als sowieso schon. Nicht durch Küssen, aber übertragbar durch ungeschützten Sex. Sex. So etwas hatte ich nicht mal in der geschützten Version gehabt! Übertragbar durch Blut. Ich hatte noch nie jemanden geküsst, aber Blut, das hatte ich übertragen bekommen. Ja. Blaublut als Wolfswahn aus einer anderen Zeit und Blutsbruderblut als Lipstick vom HIV-Hitlerjungen-Hansel. Oh Rakel, sollte ich mich testen lassen?

OhRakel: *Genieße jeden Tag.*

WIE JETZT? Denn es könnte dein Letzter sein? Weinte ich auf einmal? Haha, nein. Ach bitte. So was machte Mann nicht. Eine Stimme in mir fragte vorsichtig, warum ich diese Art Mannsein noch verfolgte, aber ich würgte die Stimme schnell ab. War ja alles nur ein schlechter Scherz. Genau. Scherz. Und eigentlich musste ein Scherz geteilt werden, erzählt werden, um weniger Schmerz zu sein, aber Holle war stinksauer auf mich, Aynur zu busy und vor Cord schämte ich mich, weil er sich erotisch zu sehr auf XX-Menschen wie Aynur fixierte. Im Internet hieß es, HIV sei gar nicht mehr schlimm, dann dachte ich, cool, also gar kein Problem, dass ich mit niemandem darüber reden kann? Männer reden ohnehin nicht. Aber ich bin ja keiner, help.

Ich ging zum Fitnessstudio und drückte und presste mich und schälte mir alles ab. ICH WILL DAS WEGHABEN SCHEISSE, dachte ich. Betete. War fit. War gesund. War sportlich. DIESER FETTBAUCH, SCHEISSE. Erniedrigung des Fetts, auch eine Männlichkeit. Merkmal rein zu sein, Mann, Jakop, nicht „krank". Ich hätte doch längst was gemerkt. Ich konnte rein gar nicht krank sein. Jemals. Krank, was sollte das überhaupt heißen, krank? Im Internet sahen alle heutzutage gesund aus, nur die Bilder von den Achtzigern waren erschreckend, das Äußere. Aber auf die inneren Werte kommt es an, sagte eine Stimme in mir. Lass sie testen! Ich hatte doch aber noch nicht einmal Sex gehabt! Noch nicht einmal jemanden geküsst! SCHEISSE. Boshaft halste ich mir mehr Gewichte als sonst auf. Wo war ein blutsverwandter Bruder Jakop, wenn ich ihn wirklich, bitte, betend hier brauchte? ICH WILL KEINE SCHWESTER, WEIL SIE NIE EINEN FEHLER BEGANGEN HAT UND WEIL ICH MICH VOR IHR SCHÄME FÜR, wofür, warum schäme ich mich, ICH SCHÄME MICH JA GAR NICHT! Ich hatte keine Kraft mehr im Training. Ich musste mit jemandem reden, der wusste, wer ich war. Wurm hin oder her, oder wer. Da waren eventuell kleine Krümel in meinem Blut, unter den Brücken auf meiner DNA. Und da war ja auch noch das andere an meinen Händen, das mich nachts terrorisierte. Ich spürte klitzekleine, minikleine, mikroskopisch kleine Schmetterlingsflügelchen in meinen Armen, in meinen Beinen, meinen Fingern, meinem Rücken, meinem Hals. Bekam ich dickere Mandeln, ein Symptom? Es hatte alles Grausame mit Blut zu tun, dabei war Blut bloß 'ne mythologisch aufgeladene Tinktur, so wie der Akku eine elektronisch aufgeladene Apparatur war, vermeintliche Pfütze Lebenselixier, in der Mann sich widerspiegelte, dann doch nicht erkannte. Fuck! Ich versuchte, den Hals nicht anzufassen, der Mandeln wegen, der Osterei großen Mandeln wegen. Was, wenn ich Lena von Scharte, von meiner Blutschuld an unserm Vater, meiner finanziellen Schuld bei Holle berichtete? Sie war doch das Ziehkind unsrer O, der christlichsten Schwarzmagierin ever gewesen und oh, wusste sie überhaupt, dass unsere Großmutter verstorben war? Shit. Ich konnte mir gut vorstellen, dass niemand ihr Bescheid gesagt hatte, denn alle vergaßen Lena ständig. Oh Rakel, kann Lena verzeihen?

OhRakel: *Wenn du gibst, wirst auch du empfangen.*

Oh Rakel, ich will, dass du mir konkret antwortest, ja oder ncin?

OhRakel: *Du wirst die richtige Entscheidung treffen.*

Gut, mein Plan war also, ihr alles zu sagen, ohne zu explodieren, die Vergangenheit konnte ich nicht ändern, die Zukunft aber schon. Und selbst wenn sie mich hassen würde, allein ihr die Wahrheit zu sagen, wäre ein Erfolg, oder? Eine Sache, die Talent bedurfte. Ja.

Ich sagte der gereizten Holle, sorry, ich müsse nach Volkenrode ins Internat fahren. Und als ich meine löchrige Jacke überzog, die löchrige mit dem Aufnäher, die von ihrem Ex, ekelte sie sich kurz, dass es auch mich an den Armen juckte und ich uns beide zu kratzen überlegte. Indem ich sie fragte, beispielsweise, warum sie ihre Hände dauernd festhielt, ihre Arme bedeckte, und diese immer dicker schienen. Ob ich mal mit ihr sprechen sollte, über Privates, warum sie demonstrativ allein lebte, niemanden berührte, warum sie mit Pflanzen konversierte und dieses grüne Glühen von ihr ausging? Sollte ich erste Worte finden, den ersten Schritt machen mit Menschen, mich öffnen, damit sie sich öffnen konnten, ohne zu explodieren, so wie ich es in meinen ASMR-Videos versuchte? Fragen, wieso sie scheinbar keine Menschenseele brauchte, um zu wachsen, und wie sie ihre herausragenden Zähne so kreideweiß behielt, weshalb sie keine Lorbeerkränze mehr trug, wie auf ihren Jugendfotos? Oder ob sie mitkommen wolle, Lena besuchen? Das hätte ich alles fragen können, eine Verrücktheit begehen, die Mann nicht beging, die mir sicher Ärger einbringen würde, Körperkontakt, wie ich ihn von zu Hause aus kannte. Denn so schaute sie mich auch an, apodiktisch, sagte: „Nimm Lena wenigstens den Kuchen mit und Wein, sie ist doch heut sechzehn." Ich dachte, erst mal Lena, Lena wird mein Test.

Ich sagte: „Sie wird vierzehn. Aber danke", denn es war ein Geburtstag und ich hatte alle bisherigen Geburtstage seit ihrem zehnten, seit diesem scheußlichen zehnten, an dem jemand meinetwegen auf die Vitrine geknallt war, verdrängt, vergeudet, verpasst.

Mit dem Zug vom Hauptbahnhof dauerte es nur etwas über eine Stunde nach Volkenrode. Was versprach ich mir von diesem Besuch im Mädcheninternat? Sowie ich im Zug saß, hoffte ich, dass er durch Volkenrode einfach durchfahren oder von mir aus entgleisen, verunglücken würde. Vielleicht war das weniger nervenaufreibend als die Konfrontation mit Lena. Konfrontation, diese laufende Kettensäge, da musste man wohl durchmetzeln. Zumindest, wenn Mann jemandem von humaner Immundefizienz erzählen wollte. Ich brauchte endlich ein neues Ideal in der Welt, das es einfacher machte, ersie zu sein. Ich wollte mich nicht erklären müssen. Die Leute mit ihrem Mannfetisch. Die Welt mit ihrem Mannfetisch. Manifesten. Ich war so doch gar nicht. Ich nervte mich selbst.

Würde sie mich fragen, wo ich all die Jahre gewesen war, ich hatte keine Antwort darauf. Würde sie fragen, was ich wollte von ihr. Mir fiel nichts dazu ein. Sie würde im Zweifelsfall etwas fragen und ich hatte keine einzige Antwort parat. Ich hatte einfach nie darüber nachdenken wollen, für sie Verantwortung zu übernehmen, für sie den Platz zu räumen, zu verschwinden, aber ich ahnte mittlerweile, dass Verantwortung, wie ich sie erlernt hatte, keine Verantwortung war. Hätte sie mich nicht im Internet ausfindig gemacht, wäre ich niemals hingefahren und dieses HIV, dachte ich, war mitschuld, dachte an magische Strafen von „Oben", weil auch solch religiöse Denkmuster Viren waren, gegen die noch keiner ein absolutes Heilmittel gefunden hatte. Was sollte an Lena schlimmer sein als an Viren? Vielleicht konnte ein klärendes Gespräch mich vom Schuldgefühl befreien. Es würde schon irgendwas heilen. Ja, redete ich mir ein. Ja. Lena würde mich heilen. Allein schon dieser Gedanke war krank, wie ich später feststellen sollte.

Volkenrode, eine Kleinstadt, die Geschäfte restlos aufgebraucht, Straßen kahl. Hinter schmutzig gesäuerten Fenstern, billig, mit Filzstift auf Pappkarton gekrakelt, lauerten Gesuche nach Mietern, nach Menschen, die hier leben wollten. Da und dort zierten unbestellte Vorgärten meinen Weg. Es standen farblose Autos am Straßenrand. Aus wenigen Schornsteinen schwefelten Schnörkel horizontal ins Gebläse Mitteleuropas. In näherer Entfernung ein Atomkraftwerk.

Der Wind wurde stärker. Meine Zweifel auch. Gerade, als ich den Entschluss umzukehren mit ausgestreckter Hand berühren konnte, sah ich den Wegweiser. Linker Hand führte eine dicht umwachsene Allee zum Elisabethen-Internat. Im Korb plätscherte Wein, brach der trockene Kuchen. Was soll schon passieren, sagte ich mir.

Nachdem ich bei einer freilaufenden Diakonisse mit dem Namensschild B. Hüsse das Gebäude erfragt hatte, lauerte ich vorsichtig über einen Hof, am Speisesaal vorbei und um die Schlafhäuser der Schülerinnen. Die Stunden waren bereits aus und nur vereinzelt turnten Grüppchen von Töchtern über Hof und Heide des Areals. Es roch nach Lieblichkeit und Penne. Irgendwo stand ein Früchtetee, gut gemeint, doch ungetrunken, an einem auf Kipp geöffneten Milchglasfenster. Ich ging hinter eines der längeren Gebäude. Kleinliche Fenster zeigten vom ersten Stock der Baracke zum Gebüsch rechts von mir und ich bewerkstelligte mich auf einem Trampelpfad an der Hauswand entlang. Was hatte B. Hüsse gemeint? Ich drehte mich nach ihr um. Keiner mehr da. Gut, ich hatte mich auf dem simpelsten Gelände der Welt verlaufen.

Ein Mädchen stand an der Hausecke und rauchte. Sie trug eine weiße Bomberjacke und eine sehr, sehr enge Jeanshose. Ich erkannte, dass das nicht meine Schwester war, also sagte ich nicht Hallo, als sie mir süffisant zunickte und „Scheiß Tunte“ hustete. Weil ich mir nicht sicher war, wen sie meinte, drehte ich mich auch nicht zu ihr um. Dann aber parierten zwei andere Mädchen von vorne um die Hausecke und paff-ten, was hier los sei, Zigaretten auf halb acht. Ich drehte mich um, da waren es hinter mir sechs weitere geworden. Alle am Rauchen. Ob ich hier richtig sei, fragte ich Oh an das Rakel.

OhRakel: *Sie werden bei einer Veranstaltung als besonderer Gast auftreten.*

Die weiße Bombenbraut kam auf mich zu. Rosa Lipgloss und Zöpfe, so alt wie Lena schätzte ich, aber kräftig und nicht sonderlich charmant vom Look her. Sie hatte Sommerspros-sen zwischen den Mitessern und man sah ihr an, dass sie seit Jahren dem Tabak verfallen war. Wer ich sei, was ich wolle. Ich sagte, ich suche meine Schwester.

„Schwester, na klar, willste eine ficken, oder was?"

Ich überlegte, ob ich vielleicht das falsche Internat erwischt hatte. Ob das hier das christliche Elisabethen-Internat sei? Ich solle mich ins Knie ficken, wenn ich nicht grüßen könne. Aha. Alle grinsten glanzlos und dull. Die weiße Bomberjacke in der engen Hose kristallisierte sich sofort als Heerführerin heraus, da die anderen ihr stumpf zunickten. Sie stand brei-ter als der Rest. Ich überlegte, wie ich am schnellsten aus die-ser Situation rauskommen konnte. Fragte nach Lena, da fin-gen sie an zu kichern, nannten mich Schwuchtel und Tunte und ob ich schon mal 'n dicken Schwanz geblasen habe, wenn ich schon nicht zum Ficken eines Mädels hier sei. Ich rollte die Augen genervt, was ein Fehler war. Die weiße Bombe kam mir nahe und ob ich Stress wolle.

„Ja, nur wenn *du* Stress willst", pampte ich sie an, ich dachte irgendwie, die sei erst, was fünfzehn, oder so? Und dachte, die könne mir nichts, so wie Rehe im Wald einem nichts kön-nen, aber da hatte ich mich geirrt. Sie war ein Wildschwein mit Frischlingen.

„Wie siehst du überhaupt aus? Haste in' Aschenbecher gebadet, oder was?" Ich wusste nicht weiter, auch weil sie sich jovial zwischen den Beinen kratzte. Sie heiße Winnifred, stellte sich machomäßig auf, hielt mir die Hand verraucht hin. Ein Mannmann in Mädchengestalt.

„Willst nicht ihre Hand nehmen?", zischte eine Große neben mir. Alle traten ihre Kippen aus. Dass ich kleine Nutte nicht mal die Hand gebe, unhöflich, arrogant. Ich sagte „Entschuldigung", also eigentlich „Entschuldige mal!", weil ich „Nutte" nicht nett fand, aber sie sagte: „Ja, selber schuld", wer sich mit der Bitch Police anlege – ob ich ihr mal meinen Schwanz zeigen wolle. Und selbst da dachte ich noch, was für Amateure, ich hab schon Krasseres erlebt.

Eine fasste meinen Arm an, aber ich zog ihn weg. „Wowowow, der will nicht, Samara."

„Ey, find'st du meine Freundin nicht heiß, oder was? Is' sie dir nicht geil genug, oder stehst echt auf Schwänze?"

„Der steht doch auf Schwänze, Winni."

„Guck dir die Schwulette mal an."

„Der stinkt ja bis hier nach Sperma."

Ich trat zwei Schritte zurück, drehte mich um und ging langsam Richtung Hausecke. Verwirrt. Es musste das falsche Internat sein.

„Und was hat der Kleine da Süßes im Körbchen? 'N Dildo?"

„Wahrscheinlich 'n Dildo, ey."

„Bleib doch noch 'n bisschen, Süßer!" Eins der Mädchen lief mir nach und packte mich an der Schulter.

„Kommt, verpisst euch einfach", sagte ich. Da packten mich zwei andere. Weiße Bombe kam auf mich zu, der Rest rückte auch näher. Nur eine, die sie Chiyo genannt hatten, blieb außerhalb der Umzingelung. Sie hatte tiefschwarze Haare, steckte die Hände in die Taschen und holte ein Megaphone raus, filmte. Winnifred Bombe riss mir rabiat am Weinkorb, „Komm schon“ und so, riss ihn mir weg. Wollte mal sehen, was ich so dabei hatte.

„Gib den zurück“, sie solle ihn hergeben verdammt, ordnete ich Samara an, ich hatte einfach keinen Bock auf solche Späße, aber die weiße Bombe schien das nicht zu interessieren. Ich schubste zwei Mädchen weg und griff die Bombe am Kragen, nahm mir den Korb und fing mir direkt eine ein. Mit ungeahnter Kraft schlug sie mir ins Gesicht und in den Magen, ich solle sie nicht anfassen, „Scheißschwuchtel“, da hatten mich andere von ihnen schon auf den Boden getackert. Mein Gesicht im ungemähten Gras, Halme in HalsNasenOhren. Der Korb kullerte in reichlicher Weite auf den Boden und ich im Dreck. Winnifred schmiss sich auf mich. Breitbeinig wummste sie auf meinen Brustkorb, gab mir eine Ohrfeige und noch eine: „PASS auf, hab ich gesagt. Scheiß Schwanzlutscher. Noch ’ne Klatsche?“

Ich versuchte, sie von mir runterzuschubsen, schimpfte: „Und wenn schon“, schlug ihr aus Versehen gegen die Brust, wodurch sie vollkommen ausrastete: „Na, dann zeig halt deinen Schwanz, du Ficker, und fick!“ Die anderen Mädels fingen an sie aufzustacheln, sie brüllten und johlten und hielten mich fest, während Winnifred, die weiße Bombe, mich am Haar ganz nah ran zog, ob ich Schwuchtel mal von ’ner richtigen Frau gerammt werden wolle, na?

„Ja, fick ihn“, riefen ihre Hyänen. Ob mir mal ’ne richtige Frau Manieren beibringen solle? Es half rein gar nicht, dass ich mich wehrte und „Verpiss dich, du dumme Bratze“ schmollte. Darauf begann sie nur wilder zu jaulen: „Ach ja, verpissen, verpissen? Soll ich mich mal an der Tunte verpissen, Samara, Tanya?“ Die Mädchen lachten wie Raubkatzen und hielten mich wie Soldaten einen Neuzugang zu siebt am Boden, krallten mir die löchrige Jacke aus, den Pullover über den Kopf. Chiyo nahm derweil die Flasche aus dem Korb, öffnete den schraubverschlossnen Wein und gähnte, man solle mich halt gehen lassen. Sie kam näher, nahm einen Schluck aus der Flasche und spuckte kautabakmäßig auf den Boden, sie nehme das auf, hier, das Vögelchen, Junge. Das Megaphone-Lämpchen leuchtete. Eine Bewegung und ich sei tot. Dann hielt sie ihre Kamera auf meinen entkleideten Oberkörper und trank. Ich versuchte mit aller Kraft meine goldene Raumkapsel Superkräfte zu aktivieren, aber irgendwas war in mir verloren. Hämisch lachend zog Vamp Winnifred meinen Gürtel raus, öffnete cäsarisch meinen Hosenschlitz. Dann rissen sie mir die Stoffbeine, Unterhose vom blanken Arsch in die Kniekehlen, es waren einfach zu viele.

„Guck dir den blassen Pimmel an“, schrie Tanya, „hast du ihn auf Video, Chiyo?“ Mir wurde übel vor Aggression, gerade als oben am Schlaftrakt ein Fenster oder ein Kopf aufging und jemand was rief. Winnifred hörte aber nichts unter den Lachsalven der andern und öffnete ihre eigene Hose zur Walpurgisnacht. Sie rupfte ihren Schlüpfer beiseite und hielt mit der anderen Hand mein Ohr, damit ich hinsah.

„Dich taufen wir jetzt“, ich konnte Winnis haariges Dreieck sehen, sie hockte sich näher über meine Brust, alle lachten und pfiffen und „Verpiss dich“, riefen sie, „verpiss ihn, Winni“, die Schwuchtel, die Tunte, den Schockostecher, den Arschbesamer, dass ich dabei zusehen musste, wie ihr wulstiges Bermudagebiet über mir wankte. Und alle schrieen sie „iih“ und hielten sich krumm vor Gelächter, mich aber mit viel Gewalt fest und Winnifred pisste auf meinen Bauch.

Weil ich nicht wollte, dass sie meine Panik sahen, wäre ja peinlich gewesen, vor Vierzehnjährigen, und weil Winnie mit ihrer senfgelben Gülle meinem Kopf immer näher kam, schaffte ich es irgendwie – was hatte ich zu verlieren –, ihr eine Kopfnuss in die sprudelnde Vulva zu verpassen. Das nahm zur Folge, dass sie das Gleichgewicht verlor, sich besprenkelte, auf zwei Mädchen abstützte und komplett zu Boden ging. Chiyo lachte und „Iiieh buää, deine Pisse", rief der Rest. Ich riss mich rum, schmiss Samara, die sich vor dem Urin an mir ekelte, in den Abhang und trat die anderen zwei ebenfalls von mir los. Alle nur so: „Die Pisse, die Pisse!" Ich zog die Hose hoch und entriss Chiyo Handy und Wein. Ich stopfte alles in den Korb und rannte damit um die Ecke. Hinter mir wurde es laut, aber ich lief wütend weiter. Hinter der zweiten Hausecke stoppte mich ein extrem schlankes Mädchen mit breiten Hüften.

In langem Trachtenrock und weißem Tanktop stand sie da, ein goldenes Kreuzchen an der Kette im Dekolleté. Sie schob mich mit einem Finger auf den Lippen ins Haus. Dann lief sie mir voran die Treppe hoch, und als wir ihr Zimmer erreicht hatten, verriegelte sie die Tür hinter uns mit einem Schlüssel, einem Schloss und einer Kette.

„Alles Gute zum Geburtstag", wünschte ich abgehackt, sank an der Tür auf den Boden und streute Wein, Kuchen und das geklaute Handy über den Boden. Wir saßen uns schnaufend gegenüber. Lena trug ihre blonden Haare lang und in den Spitzen rotbraun überfärbt. Auf ihrem weißen Shirt erkannte ich die Abbildung eines Rucolablattes und sie trug einen Fichtennadelrock der großen O. Sie warf mir ein Handtuch auf den nackten Bauch, womit ich den restlichen Urin von meinem Körper rieb.

„Du stinkst", flüsterte Lena und aß glücklich mit den Händen, die keine Erinnerung mehr an ihre Ofenverbrennung von damals zeigten, von ihrem Kuchen. An der Decke hing eine kleine Discokugel und die Wände auf Lenas Seite des

Zimmers klebten voller Stammbäume sämtlicher europäischer Königshäuser.

„Entfernte Verwandte", sagte sie, weil ich versehentlich despektierliche Grimassen zog.

Draußen wurde es dunkler. Ich schaltete den Lichtschalter neben dem Bett an. Die Discokugel begann sich leise knacksend zu drehen. Lena drehte ihre Schreibtischlampe zur Kugel. Abertausende kleine blaue Fünkchen geisterten im Karussell über die viel zu eckigen Zimmergrenzen. Irgendwoher kannte ich das. Ich schaute mich auffallend ausgiebig um, schon allein, um die Konversation rauszuzögern. Offensichtlich wusste sie auch nicht, was sie sagen sollte, und aß begierig, aber entschleunigt kauend den Kuchen. Auf einem kleinen Regal neben dem Bett lag ein Kalender des Jahres 1945. Sie sagte kein Wort, als ich ihn an mich nahm. Vielleicht weil sie wusste, dass ich wusste, was in so Kalendern drinstehen konnte. Ich beschloss, nicht reinzusehen, und sagte, mein Geburtstagsgeschenk für sie sei die Wahrheit.

Ich wollte mich öffnen. Jetzt. Ohne Angst. Ohne Explosion.

„Erinnerst du dich noch an Omas Beerdigung?", fragte sie, als sie mir das Buch aus der Hand löste.

„Nein, ich war nicht dabei, sie wurde ja erst vor kurzem eingeäschert." Ich versuchte an ihrer Mimik zu erkennen, ob sie es wusste, aber sie verzog keinen Muskel im Gesicht. Lena schaute mich an. Sie legte ihr Tagebuch auf den Tisch. Aus ihrem Schrank sortierte sie ein mächtiges Schaffell, sagte, es sei eine Jacke, die sie selbst gemacht habe, aus Omas altem Mantel, der mottenlöchrige Innenstoff mit goldenem Bezug ausstaffiert, jetzt also doppelseitig, das könne ich so und so tragen. Wenn mir kalt sei: „Dir ist doch immer kalt, Kopja, stimmt's? Oder warum bibberst du so."

Lena kehrte die innere Seite, die goldene, nach außen und legte mir das zottige Wollfutter argwöhnisch um die Schultern.

„Kannst du haben, schenk ich dir“, sagte sie, obwohl es ihr Geburtstag war und nicht meiner. Durch das Ausstatten ihres Modemodels ermächtigt, fiel ihr das Fragen auf einmal ganz leicht. Warum man sie damals abgeschoben habe und alles, ich müsse es doch wissen. Sie stand auf, ob ich mit ihr beten gehen würde, es sei immerhin auch Omas Todestag. Dachte sie tatsächlich immer noch, dass unsere Großmutter an ihrem zehnten Geburtstag auf der Vitrine aufgeschlagen war? Hatte sie es all die Jahre nicht gecheckt?

„Er ist gestürzt Lena, du weißt das, oder? Unser Vater, nicht sie.“

Sie nahm meine Hand, entriegelte die Tür, schaute rechts, schaute links, verließ mit mir das Gebäude, zerrte mich über den Hof zu einem der Schulgebäude und dort ins Foyer. Verstohlen öffnete sie eine Flügeltür in eine Aula, ein großer Raum voller billiger Schulstühle. Papa habe Oma geschubst. „Sie wäre doch sonst nie gestürzt“, flüsterte sie. Irgendwer müsse es ja gewesen sein, „Oma war total fit und gesund und sauber im Kopf!“ Ich wusste nicht, ob sie mich verarschen wollte oder es ernst meinte, und lächelte deswegen verunsichert, als ich weiterredete. Mein Herz raste.

„Ich muss dir was sagen, Lena. Ich hab HIV. Vielleicht hab ich HIV, Lena.“

Doch sie hörte es nicht. Ich sei doch im Haus dabei gewesen damals, wieso ich denn nichts sage dazu. Sie könne nicht glauben, dass Oma einfach gestürzt sei.

Lena war damals vom Spielen reingekommen, als die Leiche bereits mit offenem Schädel auf dem Flurboden lag, es war ja wie immer dunkel im Haus und sie war im Blut ausgerutscht.

Was war denn nun damals, fragte sie. Ich atmete tief durch, als sie mich auf einen der Stühle setzte.

„Ich war's. Ich hab ihn geschubst, Lena. Er war sauer auf sie und dann haben sie wegen der Erbschaft über mich geschimpft, und er hat mich Schwuchtel genannt, und ich war so wütend, ich war immer wütend damals. Er hatte ihr nur die Haare vom Kopf gerissen, hatte sich festhalten wollen an irgendwas. Oma hat dich danach weggegeben, weil du es psychisch nicht hast wegstecken können und sie nun mal ein Problem mit, wie soll ich sagen, mit kranken Menschen hatte."

„Hatte? Wenn sie damals nicht gestorben ist, müsste sie ja noch leben." Lena schaute mich wieder so ominös nichtssagend an. Stunden vergingen, oder Sekunden, die sich anfühlten wie kontinentale Verschiebungen. Ich sagte, sie sei vor Kurzem verstorben, wollte das Foto von der Urne rausholen, auf dem Handy zeigen, doch sie zwang meine Hände in ein Gebet, sagte: „Wir bitten jetzt um Vergebung und dass deine Seele das Ausmaß erwischt, das dir zusteht." Sie forcierte mich auf dem Stuhl über den Boden, zog mich an dessen Lehne, die dürren Metallbeine unangenehm kratzend über die Holzbohlen, bis an ein Waschbecken. Ob es dieser Jakop gewesen sei, den ich im Internet suche.

„Was? Was gewesen sei?"

„Der dich krank gemacht hat, der dir deinen Namen ruiniert."

„Wieso Namen ruiniert?" Außerdem sei ich nicht definitiv angesteckt, hatte noch keinen Test gemacht. „Ich trau mich nicht, Lena, ich dachte du könntest mit mir ..."

„Kopja, wenn du HIV hast, ruinierst du den Stand."

„Den, den was?? In welchem Jahrhundert lebst du, Lena?", lachte ich, weil sie das nicht ernst meinen konnte, aber sie war ganz ruhig, also fragte ich, ob sie die Fotos nicht gesehen habe, mit dem Hakenkreuz? *Das* ruiniere alles!

„Weißt du, wie Oma gelitten hat, Kopja, mit einer bürgerlich verheirateten Tochter?"

Ich glaubte es nicht. Das war real? Lena tastete nach dem Waschbecken. Sie habe ihre Tage, sagte sie, als ihr vor Aufregung das Blut aus der Nase rann. Sie stak sich ein Papierhandtuch aus dem Kunststoff-Dispenser, der an der Wand hing, ins Nasenloch, blickte in den Spiegel überm Becken und sagte: „In dem Pelz siehst du richtig schwul aus, leg ihn ab."

Aber ich behielt ihn demonstrativ an, da die emotionale Temperatur deutlich zu sinken begann. Lena konnte mich nicht mehr riechen. Sie sagte: „Komm mal her, hier is das Wasser." Sie nahm mich mit einem Wangenkniff zum Waschbecken, sie tunkte ihren Fichtensaum hauchdünn in das transparente Plätschern am offenen Hahn und wusch mir die Brust mit ihrem dunstgrünen Rock, wusch Pipi von Brust, nicht das von den eigenen Augen. Sie fragte mich grantig, ob denn nun dieser „Jakop" mir das gemacht habe oder nicht und bevor ich antworten konnte, schlug sie mir eine Bibel über den Kopf. Oder ein Gesangsbuch. Wo hatte sie das jetzt her? Ich musste kurz lachen, stellte mir vor, sie sei eine witzige Person und gleich würden wir bersten vor lauter Irrsinn, aber sie meinte es endlos ernst und schlug mir biblisch das Lachen aus dem Gesicht.

„Versprich, dich standesgemäß zu verhalten, schwör drauf, ich wasche dich ab von deinem Laster, komm."

Wow.

„Helmer ist nicht unser Opa, Lena. Deine Großmutter hat fremdgevögelt. Unsere Mutter ist die Tochter von einem Fliegerpilot aus der DDR, er hieß Grigori, wer weiß, vielleicht lebt der noch."

„Nein."

„Unser Vater hat Jakop und mich dauernd verprügelt. Unsere Familie ist ein Laster, wasch das lieber ab."

„Vergiss diesen Jakop. Ich bete für dich."

Sie wusste wirklich nicht, von wem sie sprach. Ich konnte es nicht glauben. Vermutlich hatte die O nie von ihm erzählt. Wahnsinn.

… es glitzt, zu ächten, Spottes des allmächtigen Bruders, …

Sie hängte mir pathetisch ihre goldene Kreuzkette um. Ich bekam den Mund nicht mehr zu vor Staunen. „Das ist gegen diese Schwuchtelsache, -gefahr", sagte sie, benutzte dasselbe Wort, weswegen ich unseren Vater die Treppe runtergeschubst hatte, sie war vierzehn und dachte, sie hätte Verstand und Recht und Meinungshoheit. Ich bebte innerlich. Aber nicht ausbrechen. Nicht so brennen wie der Vulkan, der mich ausgespuckt hatte. Ich sagte: „Na danke", stand auf und ging. Ich habe mich geöffnet, dachte ich. Ich will das nicht mehr. Ich verdiene gute gutherzige Absichten. Ich will niemanden erniedrigen, ich will mich aufbauen, Lena aufbauen, aber das geht so nicht, nicht, ohne auf gleicher Höhe zu sein.

„Ich musste es selbst rausfinden", rief sie mir hinterher, „dass sie tot ist. Warum habt ihr mir nichts gesagt?!" Pause. „Wir haben alle ein Herz", rief sie, während die Bitch Police sich hinter ihr versammelte, offensichtlich ihr Gefolge, sie deren Queen, der Boss, „wir haben alle eine Seele und ein Herz und große Träume, nicht nur du! Wir verdienen alle die Wahrheit zu erfahren!"

Aber ich drehte mich nicht mehr um. Ging und rannte in ihrem Zweifell zum Bahnhof, ohne Halt zu machen oder mich umzudrehen, stieg in einen Zug und schrieb ihr folgende Textmessage:

Die Wahrheit: Deine Großmutter wollte ihr Haus irgendwelchen entfernten Verwandten geben, die sie gar nicht kannte, einer Familie von Omega oder so, deswegen der Streit damals, weil ich als Erbe nicht cis hetero genug war und du kamst als Mädchen gar nicht in Frage.

Und:

Du warst meine Rettung in der Zeit als wir beide bei ihr lebten, meine kleine Wärmflasche. Und Jakop, das ist mein Zwillingsbruder, er ist unser Bruder, dein Bruder.

Ich wollte noch eine weitere Zeile schreiben, aber ich brachte es nicht übers Herz. Ich wusste, ich würde sonst explodieren, also endete ich schlicht mit:

Erinnerst Du Dich?

Das ist die Wahrheit. Herzlichen Glückwunsch.

Ich knüpfte mir Lenas Kette vom Hals und legte das goldene Folterinstrument brav auf den Zugsitz neben mir. Sie antwortete: Sie glaube kein Wort.

Glaube. War es das also wert gewesen? Ich atmete tief ein und aus und etwas in mir wusste: Ja. Sie hatte gar nichts geschnallt. Sie hatte sich Luft gemacht. Und meine Angst vor dem Virustest blieb ungebrochen. Oh Rakel, warum sind wir so ein gequirlter Scheiß manchmal?

OhRakel: *Gewohnheiten sind zuerst Spinnweben, dann sind sie Drähte.*

Aber ich hatte mich geöffnet, ohne zu explodieren. Hatte etwas Gutherziges zumindest für mich getan und war stolz, wenn auch angepisst. Next step: mich öffnen, ohne dass jemand anderes explodierte, aber über diesen ersten Schritt war ich so glücklich.

* * *

endlich wiederzufinden, fühlte sich wie ein Belohnung an, nach meiner erfolgreich unterbundenen Explosion.

Aber von vorne. Mit einer quadratischen Handfläche schlug sie auf den Tresen und auch der Klang, den das erzeugte, bezeugte, dass Holle ihre menschliche Form langsam verlor.

„Was zum Teufel!" Wie solle sie denn so ihren Laden aufrechtbehalten? Ihr stummeliges Filzhaar bebte unter der seismologischen Rüttelpartie, die durch ihre Tektonik amplitudierte – ausschlug, bebte. Ihre ehemalige Orangenhaut war trocken, beinah schorfig geworden, schuppig.

„Die besten Kunden!" Ihre einzigen und besten Strammkunden so zu hintergehen! Wie sehe das denn aus, wie stehe sie denn nun da?

Die Anti-Hebamme kratzte sich die Armbeugen. Alles juckte ihr unter den Nägeln. Beste und treueste Kunden. Familie! Wen habe sie denn sonst in dieser Stadt?

„Euch etwa?" Aufgelöst trat sie den Boden in schüttere Asche. Filigrane braune Krabbeltiere zerplatzten zu Eiter unter ihrer perfekt ausgeführten Aerobic, sie sei froh, dass es keine Ratten seien. Man brauche nicht so viel Kraft beim Treten auf Kakerlaken. Schaben.

„Cord, ruf den Kammerjäger! Die habt bestimmt ihr mitgebracht."

Unweigerlich kam mir die Geschichte von Lobos genmanipulierten Kerbtieren in den Sinn. Skorpione.

„Ich habe in der Heim@ seit zwanzig Jahren keiner Fliege mehr ein Haar gekrümmt und das letzte war aus Versehen!"

„Arme Tinka", sagte Siggi, der daneben saß.

„Der Laster war einfach zu schnell", stöhnte Bernhard.

„Und das Huhn“, gestand sie, als ich darauf aufmerksam machte, „nicht davon anfangen jetzt, Kopja.“

Fleischfressende Pflanzen. Die könnten helfen, kam ihr die Idee wie eine Spinne aus den Krusten des Juckreizes geflohen.

„Ich glaube, für Schaben sind Venusfliegenfallen nicht flink genug“, vermutete Cord. Das sei ihr doch egal. Es gehe um's Prinzip. Immer um's Prinzip, Cord. Man brauche Pflanzen, lieber Pflanzen als Ungeziefer in dieser Peststadt, die fassen einen nicht ungefragt an, beschwerte Holle sich lähmend. Cord und ich schauten einander in die Augen, niemand hatte hier gerade jemanden ungefragt berührt. Sie fuhr fort.

„Und jetzt zu dir“, schnaubte sie, da ich Siggis und Bernhards Säufer-Miete versoffen, verloren oder hatte klauen lassen – ich konnte mich nicht erinnern, hatte mein Trinkproblemchen nicht im Griff.

„Du entschuldigst dich bei Bernhard und Siggi und das Bier zahlt natürlich der Junge hier“, das sei ja ganz klar. Von seinem Gehalt. Von seinem allerletzten Gehalt. Mir gingen Bezeichnungen wie *Junge* und Pronomen wie *er, ihn, sein* auf den Geist, weil es sich falsch anfühlte, aber ich sagte nichts. Sie kniete sich, ohne irgendeinen Mann hier eines weiteren Blickes zu würdigen, nieder und wischte die tausendfach schwangere Kakerlake weg. Geburtenkontrolle.

„Ja“, nickte ich und berührte den nach vergammeltem Aufschnitt müffelnden Siggi an der Schulter. Er trug Filzjäckchen und ein Halstuch. Es tue mir leid und ich sei geistig verwirrt gewesen.

„Aber Hallo“, stürmte Holle von unten hinauf. Es tue mir leid und es komme nie wieder vor.

„Wie auch? Du arbeitest nicht mehr in der Heim@!“

„Aber das wollten wir ja nicht“, seufzte Siggi schwermütig.

„Ich will das so. Ich!“

„Na, jetzt ist doch gut, guck dir den Jungen an. Der ist schon ganz blass“, erklärte Bernhard mitgenommen.

„Der sieht immer so aus“, verdrehte Holle die Augen. Ich müsse mir wohl einen Job suchen, bei dem meine Schnarchnasigkeit nicht die Kasse gefährde, und: Einen Job hätte ich bitter nötig, mein Zimmer zahle sich nicht von allein.

Oh Rakel, sag mir, was fang ich mit dem Leben an, wenn Holle mich rausschmeißt?

OhRakel: *Der Blickwinkel ändert sich mit den Augen der Liebe.*

Weil ich schon wieder auf das Gerät glotzte, bekam Holle einen süßen, kleinen Tobsuchtsanfall, den sie in den Hausflur reinfütterte, um die Gäste nicht zu vergraulen. Und ich schämte mich. Wie konnte ich mit zwanzig noch so ein Gewohnheitstier sein? Neben den Bierkästen krabbelten weitere Kerfe zwischen die Krumen. Diese App, dieses Bildschirmleben verdummte mich mit jeder neuen Weisheit! *Dein Blickwinkel ändert sich mit den Augen des Speicherplatzes,* zischte ich und löschte das Programm, hätte mich am besten gleich von diesem Kommunikationsmittel verabschieden sollen. Ich fand Jakop ohnehin nicht in diesem vermaledeiten, weltweiten Netz! Ich gab es auf. Kassierte den Americano mit 2,70 Euro, obwohl ich seit zwei Minuten scheinbar nicht mehr hier arbeitete.

In dem Moment schickte Aynur die Nachricht, sie habe mich beim nächsten Casting der zwölften Staffel von TALENT*nazification* angemeldet. Diesmal würden wir eingeladen, bestimmt! Ich müsse nur härter trainieren, es komme ganz auf das Bild an, den Look und meinen Wiedererkennungswert. Mir wurde leis und alt, entwickelte ich doch kein Talent vom bloßen Pumpengehen. Was sie denn nun angegeben habe, als mein Talent? Hallo?

„Was hast du angegeben, Aynur, muss ich was singen?"

Keine Panik auf der Titanic, beschwichtigte sie meine Atemgeschwindigkeit als wir Tage später im Kombi von Cords Vater zum *No Festival* fuhren. Sie könne mir im Nullkommanichts einen anderen Job vermitteln. Probleme aus der Welt schaffen, darin sei sie perfekt. Schon klebte sie am Megaphone. Mit irgendwelchen Stimmen aus dem Internet, Intranet oder Buschfunk quasselte sie über dies, das und meine Fähigkeiten, von denen sie sich über die Hälfte aus den wohlriechenden Haaren herbeizog; Menschenfreundlich, umgänglich, seriös, studiert, so beschrieb sie mich. Alles nicht zutreffend. Diese Bewährungshelferin ergötzte sich am eigenen Können, nachdem sie aufgelegt hatte. Es werde sich was finden. Toll mache sie das! Cord und Aynur grienten sich an. Ich lehnte mich zurück in meinem behaglichen neuen Kostüm, Lenas Zweifell, und streichelte beide Seiten, die goldene innen und die wuschelige Außenmembran. Funkte es zwischen meinen Vitaminen A und C?

„Aynur, was hältst du eigentlich von Cord?", fragte ich unverblümt in die sich aus der Windschutzscheibe streuende Sommersonne hinein.

„Was meinst du", alberte sie, „er ist mein bester, bester, *bester* Freund."

„Aber so richtig viel wisst ihr ja nicht voneinander, oder?", fragte ich. Sie parierte, sie seien wie ein gut eingespieltes Ehepaar, Cord und sie. „Dafür müssen wir nicht alles voneinander wissen, oder mein Schatz?" Cord wurde, wie es bei weißen, käsigen Menschen leider schnell ersichtlich wird, von Scham oder Charme im Gesicht rot durchshootet.

„Was ist denn mit dir los?", plagte sie ihn.

„Ihr passt auf mich auf, während des Festivals", lenkte ich ein, um Cord Luft zum Atmen anzubieten. „Wollt ihr eingespieltes Ehepaar meine neuen Eltern sein?" Die zwei prusteten vor Lachen. Ganz bestimmt. Cord drehte das Radio auf und es lief *Don't stop me now* von Queen. Was war aus meinem Shirt geworden, fragte ich mich. Aus den Autofenstern konnte ich die blass vorbeirasende Umgebung kaum verfolgen, Bäume zogen aus der Zukunft, in die wir fuhren, samt Landschaften in die Vergangenheit, aus der wir heranpesten. Mein schönster Familienausflug jemals.

Viele junge Pilger hatten sich versammelt, bepackt und betrunken. Ich fragte mich, ob es beim *No Festival* was zu glauben gab, dass so viele Leute sich in die Unkosten meterhoher Wellen aus Reiseverpflegung stürzten und diese auch noch auf ihren Rücken trugen. Kamele. Aynurs fadenscheiniger Plan war es, hier „Business-Connections" zu schließen, wir zwei anderen waren bloß Mitläufer, sie das Schiff, das in See stach, wir, Cordon Blöd und Käpt'n Blaublut, die Kajütenknilche.

Auch andere Gutgläubige schleppten sich unter dem Gewicht ihrer unausgesprochenen großen Liebe oder der Liebe zur Musik mit großen Taschen ab.

„HERA!", schrie einer.

„HELGA!", antwortete ein anderer. Wir radierten unsere Rundungen gerade im Gänsemarsch zwischen papierdünnen Wohnwagenwänden und gebastelten Zeltdächern entlang, da schrien an die zehn bärtigen Männer und Frauen, gekleidet in Merchandising und schwarze Fahnen wedelnd, „HELGAA!", als sei es ein Ritual, ein Ruf an die Göttin.

„HELGAA" und „Hat irgendjemand meine winzige Hera gesehen?" Ein kleinwüchsiger Mann mit Granatapfelresten an beiden Pausbacken schlug mit einem Ast gegen meine Wade.

„Aua, nee, sorry, wie sieht die Kleine denn aus?"

„Na, wie Hera“, sagte er beleidigt und schlug weiter seine Wünschelrute aus.

„So was Blödes“, murrte Aynur, sie habe keinen Empfang.

„Kein guter Start?“

„Nein“, sagte sie. Nölend bauten wir drei unsere zwei Zelte auf. Eins für Aynur, das machte Cord, und eins für uns, das machte ich. Scheißwetter, motzte unsere neue Zeltplatz-Nachbarin, die sich als Rosa vorstellte. Solange es nicht regne, sei alles in Ordnung, schnäuzte sie sich hypochondrisch. Auf dem Zeltplatz staken Flaggen an den Zelten und deren Stangen in den Bauch der apokalyptischen Naturerscheinung über uns.

Als wir unsere Luftmatratzen aufgepustet hatten, als wir alle anderen Utensilien von Cords Vater entweder in den Vorzelten oder unter dem Nachbarpavillon abgelegt hatten, saßen wir gemütlich und tranken Dosenbier und Schnaps mit Saft, aufgefüllt in Tetrapacks. Nur Aynur schritt im Wiesengras ernüchtert auf und ab. Sie könne Oxana nicht erreichen, dabei starte doch die Musik bald, der Einlass und alles. Dejan spiele erst morgen, besänftigte Cord.

„Dejan“, fragte Rosa vom Zelt nebenan, „kennt ihr den persönlich?“

„Na ja, ja, irgendwie schon“, meinte Aynur glücklich.

„Eigentlich nein“, warf Cord ein, „sie hofft ihn bloß zu treffen, sie ist verknallt.“ Aynur händigte ihm einen abwertenden Blick wie einen Flyer in der Fußgängerzone aus. Nicht in Dejan, in seinen Hype, korrigierte er blasphemisch. Aynur straffte sich, was mit Cord plötzlich los sei, sie wolle eben Dejans Verbindungen ausnutzen, der Typ selbst sei ihr menschlich doch völlig egal und Oxana habe es auch geschafft, ins Business zu kommen, weil sie hier auf dem Festival vor zwei Jahren wen kennengelernt hatte. Cord fiel abschätzig doch insgeheim glücklich zurück in seine Schrebergartenpose. Er sah null Konkurrenz, aber er sah auch nicht das große Ganze, das Aynur so ausgeklügelt verbarg. Auch mir war sie ein Rätsel.

Rosa und die Nachbarinnen lobten mich derweil für meinen ausgefallenen Kleidungsstil, fassten mein dickes Fell an. Heimlich trug ich auch Holles kleines Schwarzes, das ich bisher hinter meinem Spiegel verborgen hatte. Ich trug es jedoch in die Hose gesteckt, sodass es wie ein enges Shirt aussah. Alle schauten auf die Handyuhren. Dann gingen wir im Pulk und pünktlich los, um auf das eröffnende Konzertgelände zu kommen. Wir passierten endlose Reihen Dixiklos und einzelne Duschbuden mit Zahnputzbecken. Leute durchquerten halbnackt mit Handtuch umwickelten Köpfen oder frivolen Frisuren unseren Weg. Über einen Jungen mit Dreadlocks sagte Rosa: „Guck mal das Weißbrot“, denn Rosa war selbst kein Weißbrot, und Aynur hob nur die Augenbrauen, deutete auf einen anderen mit Federn im Haar und schüttelte echauffiert den Kopf. In exotisiert aufgemotzten Fressbuden boten einzelne andere dieser weißen Festivaljünger fremder Leute Kulturküche feil, verballhornen sie zu Geld, schrie Rosa, kalauern, sagte Aynur und, don’t get me started on privilege. Da war das Englisch wieder. Aynur dirigierte uns als einzig Unalkoholisierte durch die Massen zur ersten Bühne, sie zog uns weit ins Gedränge. Ich beulte gegen verschiedenfarbene, halbnackte Oberkörper, gegen trunkene Kleidungsöffnungen und losgelöste Umarmungen. *Free Hugs*, schrien welche und wollten sich unserer annehmen, doch Aynur scheuchte sie: „Wascht euch erst mal!“ Mir hingegen gefiel die Körperhitze von anderen Menschen, von Menschen, die mir nichts sagten, Menschen, die mitsangen und mehr nicht brauchten, die eine Verbindung suchten. Es entstand dadurch eine zweite

Temperatur in der Luft, die aus dem drückenden Open-Air-Gewächshaus-Odeur einen reizenden Oberdeckenstuck aus Unterarmtau wrang, der meinen Kopf wie ein feuchter Stirnreif umrandete. Ich leckte meine Lippen, genau wie die leckeren Springinsfelde, die alle naselang schmackhaft gefüllte Tetrapacks trugen, wie sonst stadteinwärts Megaphone mit abgeschmackten Werbeinhalten. Die Wogen der schmissigen People wuchsen durch den Beginn der Musik vorn auf der Bühne so hoch auf, dass ich Aynur nur noch rufen hörte, man treffe sich später am Zelt, dann war sie von den aufreibenden Körpergezeiten davongetragen. Auch mich hebelte der Muskelfaserriss dieses Völkercorpus neben Cord aus dem Stoppelfeld, sodass ich ihm mit dem Tetrapack Weinwodka nur noch winken konnte, bis später!

Mehrere Nahtoderlebnisse und gerade so vermiedene Rippenbrüche später flutschte ich in eine Menschenlücke, wo ich schnell einen Schluck trank, um nicht komplett aus der Hülle zu frittieren. Es war heiß. Es war unerträglich hitzig auf diesem Feld. Mein Haute-Couture-Zweifell war vom Meerwasser salzig, vom Funkenregen zwischen den Körperkontakten elektrisiert, aber mein Fleischanteil fühlte sich in dem Gemenge der Masse wohler als in meinen eignen bier Wänden. Vier. Ich meine natürlich vier. Sorry, der Alkohol. Und dann. Ich nahm gerade meinen Schluck, da zog eine Magie den Winkel meines rechten Auges auf sich, ich schwöre, es war eine Magie oder Zauberei oder wie ein Zaudern, weil ein großes, bleiches Mensch oder Wildbrett neben mir sich den Gastralraum, also Magen, bäurisch entäußerte. Ich drehte mich ab vom Gekotze, drehte mein Augenmerk dorthin, wo sich die Masse in eine Fluchtströmung teilte, noch ohne Gedanken, noch ohne gedenkliches Bild, als ich seinen Hinterkopf sah. Ihn. Wieder. Seinen Schopf. Diese Wahrheit zog mit anglerischem Widerhaken meinen noch ruhigen Magen in den Mittelpunkt der Erde hinab. Der Schopf, der Hinterkopf. Direkt vor meinen Augen. Er trug die Haare jetzt kastanienbraun, undercover, er musste sie gefärbt haben, aber es war sein Hinterkopf, den ich erkannte, das war er, so sehr ich Augen hatte, er war's, sein Nacken, seine Schultern, er. Ich wusste es, denn der Schopf drehte sich um, an einem Falafel-Stand, Falafel in der Hand, ich sah sein Gesicht wie das Erleuchten einer silbernen Welt vor mir. Er biss zu. Speere der Sprachlosigkeit schossen mir in die Kehle. Ich starrte diesen Typ an, der nicht einfach irgendein Typ war mit Falafel, hoffte, dass er mir in die fatal klackenden Augenhöhlen sah, die nun aufflammten, hoffte, dass er mich sofort anerkannte. Erkenn mich! Erkenn mich! Mein ganzer Körper oszillierte, intrazellulär, extrazellulär, transzellulär, ich schwankte, Meter, physisch. Meine Hände suchten nach Halt. Was sollte ich tun? Jakop stand nur elf Meter entfernt.

*

Pinky
hielt mich fest.

Oder zumindest nannten die anderen, die um mich rumstanden diese Person, die mir vage bekannt vorkam, Pinky. Ich musste hingefallen sein unter einer Schlafattacke und sah ihn nun nirgends mehr. Das konnte nicht wahr sein. Hektisch heulte ich, nein, nicht wirklich heulte ich, aber ich heulte ein bisschen, okay, ich heulte, mir kamen die Tränen, weil, scheiße, nein bitte BITTE, scheiße, nein, wo war er jetzt, vielleicht auch weil ich betrunken war, flennte ich.

Das pinke Haarbüschel sammelte mich vom Matschboden auf, umschlang mich mit muskulösen Armen, hey, ob ich mir weh getan habe, fragte sie. Ich sagte Ja, aber das sei schon so lange her. Da stellte ich fest, dass sie eine Perücke trug und diese*r Pinky als junger Mann lesbar war oder als Frau oder als jenseits davon. Etwas in meinem Herz sprang auf, aber gleichzeitig fehlte mir der Boden unter den Füßen.

Das klinge, als ob ich schwer verliebt sei, meinte ersie. Ich schüttelte den Kopf. Sie stutzte, gab mir eine Falafel aus. Pinky erinnerte mich an ein Kind mit Vokuhila, aber konnte das sein? Auch die mit ihr abhängenden „TranTunten" lösten was aus, dass ich mich sofort sicher fühlte, aufgehoben – im wahrsten Sinne –, also erzählte ich alles. So wie man nur mit Unbekannten frei von der Leber weg reden mag. Erzählte trunken von meinem Bruder, von Oma Maria, Magda und Lena und sie hörten mir zu wie einem Propheten. An bestimmten Stellen der Geschichte stellte sich Pinky bereit, mir den jeweiligen Gegenpart zu mimen, spielte es mit mir durch und wir vergaßen die Konzertwelt um uns. Die TranTunten lauschten mir, bis ich mit meiner Erzählung beim unerwiderten Wiedersehen vor wenigen Minuten angekommen war. Ich seufzte:

„Eben habe ich ihn gesehen, eben gerade", lachte, lamentierte, leuchtete. Alle Applaus.

„Wow", sagte Pinky, die Story habe ihnsie berührt, man müsse Jakop finden! Sie wolle sofort helfen! Endlich ernst genommen fühlte ich mich, Pinky nahm kindlich meine Hand. Damit wir uns nicht verlaufen würden, kritzelte er mit Edding Jakops Namen auf die nackten Waden der Menschen, die wir passierten, ähnlich Bäumen, an die in grimmer Vorzeit Stofffetzen geknotet, oder wie Wege, auf die Brotkrumen geworfen wurden.

„Ich bin hier", sagte ich, rief es, schrieb *Ich bin hier* auf die Waden, um Jakop wissen zu lassen, dass ich es war, sein Schatten. Ich. Hier. Was für eine Aufregung. Viele der Baumstümpfe fragten uns, was der Shit solle, aber Pinky, ganz professionell, fasste sich kurz, antwortete, die Suche nach der besseren Hälfte kennt ihr doch alle von eurem eigenen Rumgeeiere auf der Weltmurmel, oder etwa nicht?

„Du bist voll sweet", sagte ich darum und komplimentierte Pinkys Kleid.

„Du bist auch voll", antwortete Pinky und bemerkte erst mein Tetrapack, dann mein echt aufwendiges Ganzkörper-Make-up. Nach Anbruch der Dunkelheit mussten wir verwirrt feststellen, dass wir im Kreis liefen oder der Kreis der markierten „Bäume" und „Wege" auseinanderdriftete und kursierte, was die Suche zunehmend erschwerte. Viele um uns herum trugen bereits unsere Edding-Markenlabel auf den Körperteilen.

„An diesem Rücken waren wir schon mal!"

Wieder andere schwitzten sich unsere Krumen absichtlich von der Haut und nichts blieb, um die Zielgerade nach Hause zu finden. Dafür stießen wir am Zeltplatz auf Cord, der allein am offenen Kofferraum eines fremden Fiat Panda saß und, selbstverständlich, kiffte, als müsse er etwas in sich ausräuchern. Cord und Pinky verstanden sich ausgezeichnet über dem Glimmstängel und konversierten über Stiefeltern, Computerspiele und Staubpopel. Überall fliege dieser schreckliche Staub, man wisse gar nicht, wohin mit seinen Atemwegen. Weil ich zwar mitrauchte, aber keinen Beitrag zum Gespräch leistete, sagte Pinky: „Der kriegt gar nichts mit, das Herz ist so voll vom Jakop."

Dann, mit schrägem Auge auf dessen rosige Bäckchen, Brusthaare, sagte Pinky zu Cord: „Und wie heißt dein Lover?"

„Aynur", sagte der emotionslos.

„Seid ihr zusammen, liebst du sie richtig oder bist du nur verliebt?" Also, das sei so eine Sache. Cord wolle nicht ins Detail gehen, ihn interessiere viel mehr, wer denn jetzt dieser ominöse Jakop sei, dessen Namen selbst die Zombies im Pavillon neben uns sich überall auf die Körper gepinselt hatten. Pinky erörterte, das sei mein Adam.

„Sein was?"

„Mein Bruder", korrigierte ich aggro, erregt, vergrault, „der ist hier auf dem Festivalgelände, ich muss ihn finden."

„Aber erst suchen wir Aynur", forderte Cordon Bleu. Er winselte, fiepte, knisterte mit etwas in seinen Fingern, er habe sich extra adoptieren lassen.

„Hast du nicht!" Ich glomm ihn fassungslos an. „Von Bärbel??"

„Aynur wollte doch einen ukrainischen Deutschen mit friesisch-thailändischem Background hast du gesagt."

„Aber doch nicht für eine Beziehung, die will keine Männer, oder Liebe mit Ringfinger, oder Sex und den Krempel. Die will Erfolg, Macht, Freiheit, was weiß ich – du kennst sie doch viel besser als ich, Cord!"

„Die will keinen Sex", fragte er erleichtert, „ich will auch keinen! Ich mag überhaupt keinen Sex!"

Pinky schaltete sich interessiert ein. „Wie, du magst keinen Sex?"

„Nein. Mag ich nicht. Will ich nicht. Ich glaub ich bin asexuell."

Da posierte der frisch gebackene Adoptivsohn neuerdings multikulturell und pflichtete seine Hand aufs Herz, er möge only Aynur, romantisch vielleicht, aber nicht sexuell. Und meinen Jakop-Bruder fänden wir auch, solange ich dann nicht weniger sein Stiefbrudi sein würde.

„Ihr seid lost Kids", erkannte Pinky etwas an uns, wofür Cord und ich uns die Gesichter in der Peripherie verbergen gehen wollten. Ob wir die zwei jetzt suchen gingen oder nicht?

Wir gingen. Und schafften es zu dritt bis an ein Festzelt. Die graue Planwand öffnete sich und von innen blitzten und bleckten Sternschwerter in die Klimperschlitze unserer Wimpernsäume. Mit vorgehaltenen Händen betraten wir drei das flackernde Spektrum im Zelt. Rauchmelderlich piependes Bumbum, als Cord wie eine Satindecke von meiner Schulter fiederte, ich konnte ihn nicht behalten, wurde vom Lasso des Bumbum-Techno eingenudelt, war ja noch high. Sounds aus den schwarzen Lochkisten über dem Drehtisch bliesen kurzerhand auch Pinky aus meiner Außenwand. Auf einmal all das Wabern, weil der Klang in einem aufkeimte und ich nicht wusste, wo mein Körper sich anhörte und die der andren mich aufwühlten. Da war ich fürwahr viele. Begossen stand ich direkt unter der Regenbogenkugel und vor mir trat aus der Disco-Menge ein Ochse auf Bockbeinen. Ich, in meinem nun runtergelassenen Kleid und Schafspelz, grauhäutig mit brennendem Rotschopf, musste ebenfalls eine Art Anblick gewesen sein. Who knows.

„Guten Morgen", sagte ich, weil er mich aus einem ausgefüllten Unterhemd herunter anpeilte und es schon nach vierundzwanzig Uhr war. Er bot mir ein Medikament, aber ich fühlte mich fabelhaft, lehnte liebreizend jedwede Kapseln ab.

„Schickes Kleid, geiler Mantel“, sagte der Ochse, berührte ungefragt meine Membran und ob ich auf der Bühne tanzen wolle so.

„Welche Bühne“, erwiderte ich.

„Morgen“, lallte er, armte mir seine Hand um den Rücken, drückte mich feucht an sich und nannte mich Dejan.

„WAS?“, fragte ich mit etwas gehobener Stimmkraft, war ja sehr laut dort. Er nickte breit. Wenn ich nur Aynur finden könne, das wäre ganz super, bellte ich. Er verstand nicht, wegen der Boxen dachte ich, lachte, wir lachten, oder? Er trug ja Maske, aber nahm mir meine Handynummer ab.

„Kein Empfang“, hustete ich.

„Kein Ding, gerne“, prollte der Ochse gestisch und verabschiedete sich, ohne die Maske einmal abgesetzt zu haben. Komischer Typ.

Cord lag wenig später auf einem Fleck Boden, draußen vor dem Techno-Zelt.

„Komm, wir müssen sie finden“, nervte ich ihn und er klagte, es habe ihn jemand durchbohrt, er könne sich nicht mehr bewegen.

„Ja“, sagte ich, „genau“, und stützte ihn hoch, entfernte den Stummel aus seinem sabbrigen Mundwinkel. Er habe Angst, dass die Augen wiederkommen könnten. Welche Augen, fragte ich, als er anfing mitzukommen. Leuchtende Augen, kreischte die vorher nie dagewesene Diva in ihm, hellblau leuchtende Augen und es fühle sich alles so leer an, ob ich Aynur gefunden habe?

„Nein“, sagte ich. Aber einen Minotaurus gesehen. Na dann. Lautlos erreichten wir ein mundtot gesoffenes Zeltlager. Alle lagen sie schlafend und stöhnend im Gras, nur der Grill war noch an. Cord und ich nahmen Platz, er aß das Fleisch von der Glut und fragte: „Minotaurus, is das der mit dem roten Faden?“ Und ich sagte, Augen seien das schlimmste Labyrinth, in das ein Mensch reingeraten kann. Wir krebsten in fremde Zelte, gute Nacht.

Als ich am nächsten Tag erwachte, schliefen neben mir zwei Mädchen mit rot verschmierten Mündern, also kroch ich vorsichtig aus dem Zelt. Unheilvolle Vorboten hingen verbotener als zuvor über der Zeltstadt: eine Klarsichtfolie der Klimawandlung nahm mir jeglichen Treibhausstoff vor dem Gesichtserker weg, legte sich über Zinken, Mund, Poren. Vor dem Zelt, aus dem ich kroch, saßen einige Unbekannte in Klappstühlen. Cord stieß müde mit ihnen an. Dosenbier.

Wir wanderten geschädigt und sprachlos durch die Laserschranken gespannter Zeltschnüre, fielen nur drei-, viermal hin.

Aynur praktizierte Frühsport, als wir das Basecamp erreichten. Sie sah unangebracht sauber aus. Sie habe keine Minute Schlaf bekommen, selbst mit Ohrstöpseln nicht, es sei überall so laut, ätzend, wo wir gewesen seien? Sie penetrierte ununterbrochen ihr Megaphone, Oxana, VIP, Dejan, der Akku sei bald alle, was solle sie denn tun? Cord legte bedürftig einen Arm um sie, in diesem Moment der Schwäche ließ sie es zu.

Nachmittags schauten wir uns einige der Bands an, tanzten und tranken. Der Tag auf dem Konzertgelände war etwas blabla, weil Aynur die ganze Zeit rumstänkerte, sie habe keinen Bock so und die Musik sei ihr auch scheißegal, wenn sie nix damit verdienen könne. Cord versuchte sie gezielt zu unterhalten, umzulenken, die Bands und DJs hätten hier eh kein

Connecten im Sinn. Warum sie das überhaupt wolle, wenn mensch auch anders ein Glück erfinden konnte.

„Wie denn?"

„Na mit mir." Sie lachte ihn freundlich aus, meinte es nicht böse.

„Dejan", schlussfolgerte Cord unbeirrt, habe gar kein Interesse an normalen Menschen wie dir und mir, wie Rosa oder Kopja. Augenblicklich brummte mein Handy, ich hatte zufällig Empfang. Eine Frauenstimme fragte, wo auf dem Festivalgelände ich mich befände. Irritiert nannte ich den Kumpir-Stand und die Stimme wies mich an, dort zu warten. Gemeinsam harrten wir auf die Stimme aus dem Megaphone. Die Blicke meiner Fake-Eltern löcherten mich. Ich schüttelte den Kopf, schnallte selbst nicht, was los war.

„Sag mal, bist du nicht Oxana", fragte Cord eine junge Frau, die auf uns zukam, da trat ihm Aynur auf den Fuß. Es war Janka, Oxanas Schwester, die beim Festival arbeitete und mir nun anbot auf der großen Bühne zu tanzen, während DJ Dejan auflegte. Er habe ihr meine Nummer gegeben. Aynur bekam Bowlingkugel-Augen. Janka rollte die ihren. Immer diese Extrawürste, Künstler!

„Nur du", sagte sie zu mir, als Aynur gierig folgen wollte, und Cord nickte mir aufmunternd zu, wollte offensichtlich mit Aynur allein sein, sagte: „Vielleicht sieht dich dein Bruder auf der Bühne, mach das mal, gute Idee." In seinem Sinne ging ich mit Janka mit.

Wir passierten einen Tattoostand, an dem gerade jemandem *Ich bin hier* auf die Brust tätowiert wurde. Ich musste Leute schubsen, um hinter Janka nicht unterzugehen. Cord und Aynur auf einen Schlag Michelle und Kelly im Background meines Booties, Hinterns, hinterlistigen Arschlochs, schrie Aynur mir hinterher, aber child, vielleicht war es destiny, dachte ich – Schicksal.

Hinter Absperrzäune gebracht und in einem langen, staubigen Backstagebereich warteten noch drei andere menschgebliebene Hoffnungsbatterien. Pinky war plus minus eine von ihnen.

„KRASS, Kopja", umarmte ersie mich, „du auch?" Und ich wusste immer noch nicht, wie mir geschah. Was denn überhaupt passiere hier, meinte ich und sie peitschte überdreht ihr langes Pinkhaar über die Schultern.

„Wir dürften für ein paar Tracks auf der Bühne tanzen." Habe Dejan mich nicht persönlich gefragt?

„Doch klar", sagte ich und nahm einen Mutschluck aus ihrem Tetrapack. Janka hielt die Hand auf, um uns den Alkohol abzunehmen.

„Dann hop", schnalzte sie gelangweilt und gurrte zynisch in ihr Headset. Die zwei anderen Tänzer kamen dazu. Einer ähnelte Deniz und trug die Haare blau, einen lilafarbenen Frack. Die andere präsentierte geflochtene Zöpfe und ein Kleid aus weißen Federn. Sie bot mir eine helle Schmerztablette an, aber mir ging es ganz famos. „Bin ja kein Galeniker", scherzte ich, sie insistierte unverständig und ich fügte hinzu: „Nein, danke", und sie verstand. Sie gab Pinky und dem blauen Deniz eine, warf sich selber zwei ein und grenzte mich aus. Lautes Kreischen vor der Bühne. Ein Auftritt, dachte ich. Jakop – sollte er mich sehen – mein Talent zeigen, was immer das war. Da sind viele in dir, dachte ich noch, eine Version davon wird sich auf einer Bühne ausleben können, wollen, müssen und es gutherzig tun. Sichtbar sein und Jakop würde mich sehen. Noch lauteres Jubeln auf den ersten, kolossalen Beat. So, man könne jetzt hoch, kam Janka von hinten und schob uns eine Treppe hinauf. Der Ochsenmann stand maskiert hinter einem Pult, einer Maschine, einem Massenklangapparat. Manipulativ boomte der Strom über die Pilger, die mit einem einzigen Stimmvolumen antworteten. Unten im Publikum sah ich Aynur und Cord am Zaun klemmen. Aynur schrie aus Leibeskräften, so, dass ich es aus dem Mengengebrüll zumindest ablesen konnte: KOP-JAA. DAS. VER-ZEIH. ICHDIR. NIEEEE. Cord daneben, überglücklich, weil sie den Arm um seine Schultern pressen musste, um aus der Quetschung hervorzustechen. Pinky wedelte Arme und zwinkerte mir zu. Ich machte es nach. Wedeln, zwinkern. Wir tanzten. Flirteten wir? Ich verbog mich wie vor einem Spiegel, schaute in die Menge, dachte, das sind viele, vielerlei Spiegel, alle Versionen, die ich nicht bin, aber einer davon wird Jakop sein. Ich zog mein Kleid wie am Vorabend aus der Hose und ließ es über die Schenkel fallen. Der Himmel zum Bersten schwarzweiß. Ich wie jemand Glückliches. Pinky brüllte: „YES, GAWD." Und Gott brüllte zurück. Abrupt fuhr der Blitz direkt über unsere Köpfe, lauter als alles technisch Erhörbare jemals zuvor war die Natur und ich wollte meine Ohren halten, aber da war dann schon das Geschrei und wir mussten von der Bühne fallen, denn wo ein zweiter Blitz an derselben Stelle einschlägt, ist das schicksalsschwere Unglück nicht weit. Und der zweite Blitz ereignete sich wie ein Mythos direkt in die Bühnenkonstruktion rein. Während das Publikum sich niedertrampelte, entschuldigte sich Dejan voll nice hinter der Bühne bei uns, er sei ja versichert, das mit dem Elektroschaden sei nicht das Ding, er lade uns zu seinem Zelt später ein. Das Unwetter berührte ihn nicht, obwohl der Kampf von Regen gegen Erde klang wie nachvertonte Fliegerbomben in den Weltkriegsdokus, die die große O einst wie Schokomüsli zum Frühstück konsumiert hatte. Auch wir verließen den Backstagebereich, rannten zu unseren Habseligkeiten. Spritzende Zeltbälle aus Wasser und Heringen rollten wie Wüstenbüsche in dem nassen Orkan. Das Gelände crashte und das ultimative Donnern des Donners boxte in die donnerwettertiefen Pfützteppiche, spaltete die Tröpfchen im Tornadotanz mittig entzwei, multiplizierte, klonte das Chaos. So fühlte sich Urknall an. Unter diesem Beschuss von oben schaffte ich es nur gelöchert zum Zeltplatz.

Hinterher einigten Rosa und ich uns darauf, dass das Erste, was wir nach dem Sturm gehört hatten, das erste Geräusch, das von Leben gezeugt hatte, ein harmonisches Zwitschern sich foppender Amseln gewesen war. In Wirklichkeit johlte irgendein Idiot: „HELGA!"

Geprellt standen wir da und zählten die Lebenden. Der Raubwind hatte drei Viertel des Campingcampus vernichtet. In der Ferne hing ein Pavillon in einer Baumkrone. Weiter quer übers Land wütete die naturgewaltige Dachschräge weiter und stichelte ihre angestauten Kondensate als Splittergranaten nach Osten hin fort. Aynur konnte mir nicht lange böse sein, als sie feststellte, dass ich nicht ertrunken und insbesondere bei Dejan privat geladen war und sie mitnehmen würde. Cord und sie spazierten Arm in Arm, nicht wie ein Pärchen, aber wie Verwandte mit mir zum Kiosk, um diese Einladung zu feiern. Auch diese zwei hatten wohl etwas im Unwetter durchgestanden, wenngleich Cord einen pikierten Gesichtsausdruck vorschob.

„Kopja, du bist der Beste, ist er nicht der Beste, sag doch auch mal was, Cord!"

„Ja, ganz toll, Beste." So kam es, dass Aynur sich lockern wollte und Sekt verlangte. Sie müsse sich föhnen und aufpimpen für Dejan, sagte sie und sprang wie eine Gazelle auf halbem Weg von uns hinfort. Cord schaute mich an, sagte: „Danke, Kopja, vielen Dank", und ballte seine schlechte Laune wie ein Pillendreher-Mistkäfer rückwärts in die Irre. Verwirrt stiefelte ich allein an die Kiosk-Bude, deren Rückwand ein massiver Schmetterling zierte. Ich fragte nach Sekt, bemerkte, dass mein Kleingeld nicht reichte, wollte gerade die Münzen wieder in mein Zweifell schieben, Hosentaschen hatte ich keine, hatte die Jeans auf der Bühne gelassen, da stauchte die Musik auf dem Konzertgelände wieder los und jemand im Regenmantel rammte mich brutal gegen den Tresen. Alles Kleingeld fiel ins nasse Gras.

„Scheiße“, sagte jemand, „Entschuldigung“, und ich sank in die Knie, um meine Taler im Saum aufzulesen.

„Ja ja“, nuschelte ich grantig und schaute nicht mal hoch. Mein Finger hatte sich an dem Holz des Ablagebrettchens einen bemerkenswerten Splitter eingefangen.

„Zwei Flaschen Sekt bitte“, verlangte die Stimme. Das seien die letzten zwei, erklärte der Kioskmensch und deutete wohl auf mich. Nun kaufte man mir auch noch den Sekt weg! Erbost stand ich auf, schaute der Regenkapuze in die Sonnenbrille. Ich wolle den Sekt, das sei mein Sekt, brodelte ich. Außerdem habe er mich verletzt! Wirklich? Wo denn?

„Na hier“, meinte ich, hielt meinen Splitterfinger vor.

Wow, ob das echt sei? Was echt sei? Na, die Haut. Schwachsinn, ich sei einfach nur blass, blaffte ich, das sei Make-up, whatever. Wer jetzt den Sekt bezahle, fragte der Kioskverkäufer hinter dem Tresen.

„Er“, sagte ich und nahm beide Flaschen.

Ich sei doch einer der Tänzer, meinte der Sonnenbebrillte mir hinterher, ob ich Dejan kenne.

„Ja“, sagte ich, „und?“

„Dann bis irgendwann mal“, balzte er mit seiner Hand an eine Körperstelle gepresst.

„Bis dann“, erwiderte ich degoutiert, drehte mich auf der Stelle weg und ging mit den Flaschen davon. Der Splitter brannte im Finger. Ich versuchte den ganzen Weg über das

Holz rauszudrücken, knabberte, aber es bohrte sich tiefer hinein. Was für ein Idiot, dachte ich und schaffte es nicht, meine Wut loszulassen. Da war sie wieder, die innere Lava. Eine Stimme in mir fragte sich, ob ich diese Aggression endlich verlieren würde, wenn ich ein neues Ideal in der Welt fände, das es einfacher machen würde, ich zu sein. Diese Angewohnheit der Wut, wie mein Alkoholproblemchen eine Angewohnheit, die ich nicht brauchen wollte, die keine gute Überlebensstrategie war, alles kaputtmachte in mir, es schwieriger machte ersie – ichersie – zu sein. Zumal ich nicht wusste, was mein ersie-Sein bedeutete. War ich wie Pinky trans? War ich nicht-binär, nonbinary, oder fluid oder irgendein anderes Wort, das andere Menschen sich ausgedacht hatten? Konnte ich ein eigenes Wort benutzen? Und musste ich überhaupt wissen, was ich war? Veränderte sich das nicht ohnehin mit dem Lauf der Zeit? Musste ich mich unbedingt erkennen, so wie ich insgeheim Kuckuckskid erkannt hatte in Pinky? Reichte es nicht, dass ich mich selbst hinterfragte? Reichte es nicht, dass ich meinen Körper liebte, ohne konform zu gehen mit dem, was Menschen von Menschen mit Penis erwarteten? Reichte es nicht, dass mein angeknackstes Herz mir als Organ wichtiger war? Und dass ich deswegen meinen Jakop zurückwollte?

So wütig ich probierte, es zu ignorieren, dass ich ihn wollte, spürte ich es kribbeln und krabbeln in meinem Finger, ein Pünktchen Blut am Splitter. In meinem Nacken die Müdigkeit, sobald der Stresspegel stieg. Was würde mit mir passieren, wenn ich Jakop nicht bald fand? Würde ich für immer schlafen müssen?

Es knallte. Aynur entkorkte den Schaumwein. Ich erklärte ihr sachlich, wo Dejans Gelage unter strengster Geheimhaltung gefeiert würde, wollte nun aber lieber Cord suchen, „um

Frieden zu stiften“, Weltfrieden, also das zu tun, was ich bei Lena vermasselt hatte. Aynur hickste bereits nach dem ersten Schluck Sekt, lallte, „Frieden?“ Genau. Viel Erfolg wünschte ich Aynur und ging ohne sie auf die Suche. Die würde klarkommen. Sie war schließlich Aynur. Bei Cord war ich nicht sicher, dass sein Cord-Sein ihm reichte, um klarzukommen.

Die Bügelfalten-Tipis wuchsen wieder zu grafischen Maulwurfshügeln, als die Sonne langsam unter die Erddecke schlüpfte. Der Zeltplatz reparierte sich und der Himmel färbte sich rotrot. Ich wollte noch einmal zu den Bühnen und es dort versuchen. Über mir leckten fischförmige Wolken über den moosblauen Himmel und winzige Pünktchen, glänzende Salzkristalle, prangten über die Kuppel verstreut. Ein Platinmond umrundete den Planeten langsam und so hoch oben. Mein Splitter im Finger schwoll zum Beat aus dem Techno-Wäldchen und ich irrte nutzlos umher.

Es war wohl halb zwölf, als ich Cord hinter einer Dusche pinkeln sah. Zwischen seinen Zähnen klemmte die typische Flöte, die er mit Atemzügen austrank, weil sie gar keine Flöte war, sondern ein Joint.

„Wusstest du, dass der Mond in den meisten Sprachen weiblich ist“, murmelte er zu sich selbst und erschrak, als ich ihn am lauwarmen Rücken mit blutleerer Hand fasste. Sofort fragte er nach Aynur.

„Die trinkt nie Alkohol, Kopja, ich geh mal lieber nach ihr schauen, nicht dass ihr was passiert.“ Die trinke doch sonst nie, wiederholte er, um sicherzugehen, dass ich den Ernst der Lage verstand. Na, er werde jetzt mal, wenn sich sonst niemand kümmere. Die Party sei in der anderen Richtung, rief ich, aber da stiefelte er schon davon, zu den Bühnen, völlig benebelt. Ich atmete tief ein und tief wieder aus. Jeder in seinem Tempo. Dann wandte ich mich ab, machte mir auch

Sorgen. Also ging ich langsam auf das letzte Flutlicht des Platzes zu. Irgendwo dahinter zelebrierten Dejan und Aynur vielleicht gerade ihren Plattenvertrag oder Schlimmeres. Mehr nervte mich nur die Wunde im Finger, die Angst vor der immunsystematischen Wende im Bluthaushalt. Aber dann dachte ich an Pinky, und dass ersie auch dort sein würde. Vielleicht hatte ich ein neues Ideal in der Welt bereits gefunden, dasjenige, das es einfacher machen würde, ich zu sein? Mir schlich eine Freude in die Mundwinkel und ich wippte bei jedem Schritt.

*

Dejans Party
war der Anfang vom Ende.

Ich betrat, ohne das zu spüren, den Wohnwagenzirkel hinter dem letzten Flutlicht im Osten.

Sie stand nicht gut auf zwei Füßen, aber immerhin sah Aynur bezaubernd in ihrem Blaukleid bleibt Blaukleid aus. Die Bobhaare wieder fein nach hinten gegelt, ihr neuer Nasenring aus Gold und mit Steinchen. Sie drückte meinen Arm und sagte: „Schön, dass es dich gibt, ich muss mich übergeben, Liebi."

Könne ich sie kurz begleiten, unter den Leuten hier sei das ihren Karriereplänen nicht förderlich. Ich willigte ein, denn mit heimlichem Erbrechen hatte ich in meinen Jugendtagen kübelweise Erfahrung abgeeimert und fühlte mich der Aufgabe gewachsen.

„Da lang, bitte", sie zeigte mit dem Finger voraus. Wir gingen durch die Zeltreihen. „Nein, noch weiter", sagte sie, der Finger blieb erhoben. So streiften wir an weiteren Wohnwagen und Flaggen vorbei. „Nein, noch weiter", sagte sie, fingerte voraus, „da rüber."

Wir kletterten über den Festivalzaun. Keiner von denen solle was mitbekommen, die seien doch alle Lästerschwestern, Klatschbasen, Tratschtanten, blökte sie, als sie auf der anderen Zaunseite mit dem Po in den Rasen pflockte, höhnte erneut das Wort Lästerschwestern, also wirklich, Schwestern, Basen, Tanten, als hätten die Frauen für alles Gerede ein Wort in der Sprache zur Verfügung. In den Sprachen der Welt, zwischen all den unsagbaren Dingen, die ihnen widerfahren, die einem zugefügt werden, von Lästermännern, Klatschkriegern, Tratschsystemlern. Sie, Aynur, habe keine Worte zur vollen Verfügung, sie habe nur eine Lücke, man könne nur eine

Lücke haben wollen. In dieser Sprache, die einem hineingefüllt wird. Dort, wo die Männerkriegssysteme denken, dass eine Frau klatsche, lästere, tratsche. Aynur wolle sich eine ________ schaffen, genau dort, im System, sie brauche Platz, ihren eigenen, einen Raum, damit das Unsagbare nicht gesagt werden muss, aber verstanden wird. Ich war erstaunt, wie klar sie ihre Worte aussprach, auch wenn ich die Zusammenhänge nicht kapierte, den Alkohol in den Emotionen kapierte ich. Die Suche im Ego. Oder ich staunte einfach nicht schlecht und nicht gerade leise, wie lange sie ihren Brechreiz drinhalten konnte, ich hätte das nicht gepackt mit einer halben Flasche Wodka im Blut. Nicht der Rede wert, sie habe schon von Schlimmerem sich das Abkotzen zurückhalten müssen, sie fühle sich pudelwohl, prahlte sie, tastete mit einem Arm nach meiner Stütze und mit dem anderen in die diesige Feldluft hinein.

„Noch ein paar Meter", bat sie, es solle wirklich niemand mitbekommen. Einige Schlangenlinien später standen wir am Ende einer Dorfstraße.

„Welcome back to Witterse", sagte ich, denn die sahen ja alle etwas ähnlich aus, diese Dörfer. Aynur stieß sich von meinem Arm ab, torkelte angestrengt geradlinig auf einen hoch umwucherten Hintergarten zu. Dem zugehörigen Haus leuchtete im Oberstübchen ein spärliches Licht. Aynur kroch mit Mühe durch den olivbraunen Busch.

„Aynur, was machst du da!" Auf der anderen Seite hörte ich ihr Hinstürzen, ein Krabbeln auf Gras, zartes Hecheln. Oh Mann. Ich stieg hinterher, hörte aber noch, bevor ich ganz auf der anderen Seite meinen Kopf rausstreckte, ihr Plätschern, ihr Reihern, ihr Speien, Speiben, Rülpsen. Plitsch platsch. Geschafft. Sie wischte sich die Haare aus dem Gallert, als ich zum Garten reinschaute. Ihr Geschenk aus Halbverdautem lag adrett in eine Erdmulde geschossen. Wie ein Kunstguss. Sie hob den Kopf, fädelte ein Lächeln oder ein Haar aus ihrem Speichel und deutete ins Dickicht vor uns: „Guck mal, ein Pfau!" Und tatsächlich hockte, nur Schritte vor ihr in einem Gehege auf einer Stange, ein im Fernsehflimmern des Hauses bläulich glimmender Pfau. Aynur drehte sich zu mir um und wisperte, sie könne es nicht fassen, ob ich wisse, wer das sei?

„Wer?", erkundigte ich mich perplex, aber da ging bereits das Oberlicht an der Veranda an. Der dumpfe Schein traf den schlafenden Pfau, der sich nun als komplett weiß herausstellte, ein Albino. Wie ein Bocciaball traf das Licht auch Aynur am Hinterkopf, die kleine Pallino-Kugel, die sich jetzt zur Lichtquelle umdrehte.

Eine Frau, eingewickelt in eine türkisfarbene Strickdecke, trat aus dem Haus, fasste Aynur deutlich in den Blick, fragte taxierend, als sei sie nicht sicher, ob sie gerade wirklich eine junge Frau in blauem Kleid kurz nach Mitternacht beim Wiederkäuen in ihrem Garten auffand, ob da jemand sei.

„Ich bin's nur", erwiderte Aynur beschwichtigend und dabei nicht unfreundlich, „Sie halten Pfauen als Haustiere? Das nenn ich mal extravagant."

„Nur einen. Früher hatte ich Fasane. Vorlieben ändern sich. Warum genau kotzen Sie in unseren Garten?"

„Aach", begann Aynur, „da war so ein DJ, dessen Fame ich abgrasen wollte, und wissen Sie, bei diesen Männer-Männern wird mir immer nassforsch im Hals. Lol."

„Sie kommen vom Festivalgelände?"

„Ja, aber jetzt wo ich Sie so sehe, Fasan im Garten, lass ich Sie direkt in Ruhe, keine Panik, bin schon weg."

„Pfau."

„Was?"

„Es ist ein Pfau."

„*Melek Tausî*, ja, kenn ich doch und was für einer!“

„Brauchen Sie Hilfe?“

„Ob ich, also, einen Tee oder so was, wenn Sie den hätten.“

„Schon verstanden, Tee. Schatz, machst du bitte einen Tee? Was wollen Sie, Grün oder Pfefferminz haben wir da.“

„Bitte beides. In eine Tasse.“

„Einmal Grün und Pfeffer beides in eine Tasse bitte, Schatz“, die Frau senkte ihre Stimme aber sprach weiter zu ihrem Schatz, als sie sich Aynur zudrehte, „wir haben eine betrunkene Dame auf dem Rasen.“

Nachdem eine unbekannte Dritte den Tee gebracht und sich mit einem Kuss wieder ins Haus verabschiedet hatte, unterhielten sich die Hausbesitzerin und Aynur oberflächlich über Hürden im Arbeitsmarkt, über weiße Frauen und nicht-weiße Frauen, über Religionszugehörigkeit, den Dschabal Sindschar, Synkretismus, fundamentalistische Anschläge, Diaspora, die Stellung der konkreten Frau Aynur im Konflikt mit einer ihr komplex gegenläufigen Lebensrealität Deutschland, und über Genozid. Das alles ziemlich kompakt in nicht mehr als fünfundzwanzig Minuten, ich war erstaunt. Was helfe reden, man müsse weiterkommen, beendete Aynur das Gespräch herzlich, aber abrupt. Persönliche Probleme aus der Welt schaffen, darin sei sie aus der Not heraus perfekt geworden und sie hätte noch eine Art Verabredung, beruflich: „Besten Dank für den Tee.“

Die zwei Frauen umarmten sich wie Schwestern und Aynur kletterte zu mir in den Busch zurück, ich sei ja immer noch da, sie schubste mich vor sich her aus dem Büschel hinaus.

Dafür, wie wenig ich von anderen Teilen der Welt wusste, wie wenig ich mich mit ihnen und Menschengruppen generell beschäftigt hatte, schämte ich mich jetzt. Ich sagte aber nichts, half lediglich der Restalkoholisierten zurück über den

Zaun. Denn dafür brauchte es kein Machismo, keine Stalker oder Chauvis, sondern Freunde, die hinter einem stünden, philosophierte sie, auf der anderen Seite angekommen. Ich sei ja echt eine niedliche Kartoffel. Nett, dass sie das sagte, fand ich. Meine Hand streichelte ihr den Rücken, mein Gesicht rang mir die ungelenke Enthüllung meiner Frontzähne ab, gleichzeitig fühlte ich mich extrem ungenügend. Dann wiederum hatte sie mehr als die Person, die ich war, bisher nicht von mir verlangt. Vielleicht ging sie davon aus, ich sei zu mehr gar nicht fähig als weiße Person. Vielleicht wollte sie auch ihre Ruhe haben vor bestimmten Themen. Vor Kartoffeln und ihren ungelenken Eingeständnissen.

Dejans Zeltgelage war noch in vollem Gange, als wir den Wagenzirkel betraten. Eine Gruppe von ungefähr dreißig Mitmenschen tanzte. Einzelne Hedonisten stocherten mit gestreiften Strohhalmen oder Fünf- bis Fünfzigeuroscheinen in Brausepulver, das sie zunächst kleinhackten und voreinander liniert auf Handspiegeln, oder was sonst so flach war, kontrastierten. Ich erkannte Pinky und Rosa zwischen den Schwitzenden beim Voguing. Pinky nur in Unterhose und grüner Perücke. Rosa total vertieft ins Hüpfen und Kauen. Mich langweilte der Anblick, nicht weil ich mich den Naseweißen überlegen fühlte, sondern weil ich das Konzept des guten Gefühls nicht verstand, das nicht von Dauer war. Ich dachte an Zaubertränke und wollte das alles nicht mehr. Trotzdem versuchte ich, Aynur und mich dort hinzudirigieren, wo sie hinwollte. Und so geschah es. Bevor wir Pinky und Rosa erreichen konnten, stellte sich ein großer Berg vor mir auf. „Hey, Greyhound", gellte er, viele weich gebleichte, gerade Zähne. Aynur sah ihn erst gar nicht an. Ich stellte die beiden endlich einander vor, sagte: „Dejan, das ist Aynur, Aynur, das ist Dejan, er ist DJ."

Sie, mit ganz großen Respektaugen, nickte. Er umarmte uns beide, innig, als seien wir ein Sprung ins und er das heiß ersehnte kalte Wasser des Abends. Dejan roch nach diesem speziellen Maschinenölduft oder Terpentinschweiß oder Pulver. Ob man gute Laune habe, fragte er. Wie man sich fühle. Mann, Mann, Mann.

„Na ja", sagte ich, enthüllte wieder vorsichtig Frontzähne, hoffte, dass Aynur Konversation treiben würde, aber sie schien total schockiert von seiner Präsenz. Ich wusste, dass die Schockstarre nicht ihm als Mensch oder als Mann galt, sondern ihm als Möglichkeit, als Connection ins Musikbusiness und ich drückte in meinen Hosentaschen beide Daumen. Da griff er in die seinen und holte Sterne-Pastillen in einer winzigen Plastiktüte hervor. Ob wir einen Wunsch frei wollten? Langsam machte mich dieser Glückskonsum traurig, deshalb versuchte ich ein Lachen aufzusetzen, als ich ablehnte. In dem Moment sprang mir auf einmal Pinky auf den Rücken und ritt auf mir Huckepack aus den Glücksverhandlungen raus. Wir landeten im noch nassen Rasen. Pinky feuerte mich an, mein Pferdchen mein Hengst, und gackerte dämlich in die Grashalme. Ich war zu nüchtern für diese Art Spaß und streichelte ihnsie. Pinky stank ebenfalls chemisch nach Roboterschweiß. Ersie wolle unbedingt meine Nummer, weil Namen nichts mehr zählten, solang sie keine Dunkelziffern auf durchleuchteten Bildschirmen waren. Normal. So beugte ich mich über mein Phone, aber der Empfang im Netz sei ganz schlecht, meinte ersie noch, nachdem ich selbst das bereits zweimal gesagt hatte. Wir tauschten uns trotzdem dran aus. Connected. Danach lehnte ich mich zurück und schaute dem Treiben zu. Immer Beobachter*in, zog ich mein Zweifell unter den Sternen enger, meine flauschige Weste. Aynur tanzte ausgelassen mit Dejan. Gerade noch anti-Chauvi, jetzt das. Alles für das Glück, fürs

Ego oder eine bessere Zukunft. Halb so wild, harmlos, sie würde keine Drogen nehmen, vermutete ich, hoffte ich, untersuchte den Splitter in meinem Finger, stand auf und brauchte ein Klo. Was konnte ich ihr jetzt helfen. Die Bekanntschaft musste sie allein machen. Konnte sie auch. Sobald der ihr zu nah käme, würde sie eh abhauen, dachte ich. Oder ihm eine langen. Und Drogen nahm sie ja sowieso nicht. Alles easy.

Als ich vom Pinkeln zurück kam, hörte ich ein Rasseln in den Bäumen am Zeltplatzrand, ein Schnarchen. Keine Grillen grillten in den Wipfeln, nein, das waren Siebenschläfer, Haselmäuse, schätzte ich, aber ließ die Idylle Idylle sein. Schlenderte ich, oder war ich gerade schier stehen geblieben und nur im Kopf abgeschweift, da ich ihn sah? Er stand wie aus dem Nichts aufgetaucht plötzlich vor mir.

Im knöchernen Zwielicht des petrolfarbenen Wäldchens an einer Linde lehnte er und der wartete doch auf jemanden. Der Rammbock mit dem Splitter, der Typ im blauen Regencape. Meine Fingerkuppe funkelte. Ich sah mich wie von außen und stellte fest, dass mein schwarzes Minikleid und die offene Felljacke mich nicht adäquat kleideten für eine nächtliche Begegnung mit diesem Splitterer da.

Ganz langsam, ohne es zunächst selbst zu bemerkten, hob ich meinen Unterarm an, hob meine Hand und winkte ihm. Irgendwas fühlte sich seltsam an, aber ich wusste nicht genau, was. Dann nahm er die Sonnenbrille ab und schaute zurück. Elf tiefe Luftzüge voneinander entfernt. Er hob seinen nach vorn geneigten Kopf ein Stück, sodass ein Rest des Flutlichts oder des Mondes sich in seinen Augen wie Tinte in Wasser vermengte, silbernes Licht in der kristallklaren Kameralinse. Der Anblick traf direkt in mir ein, wie eine Patrone. Warum hatte ich nicht gleich – wie hatte ich vorhin vorbeigehen können an ihm??

Die Kristallaugen, meine zwei Herzkammern, wie Phiolen aus Glas barsten in Splitter im Sog, den ich atmete. Große Teile scherbten konzentriert durch meinen Hals, verknoteten meine Schlüsselbeinknochen nach vorne. Es war Jakop.

Er lächelte schief einen Riss in meine Brust. Er stand einfach nur da, offen, eine Venusmarsfalle. Ich ging. Ich tat meinen Brustkorb einfach näher zu ihm, vielleicht konnte er was damit anfangen, dass ich raste, schwindelte, schwappte. Schritt durch den Wasserfall aus eigener, sengender Nervosität, schritt wagemutig zwei Meter weit durch eine Wand aus Schamröte, überquerte den Mondkloß in meinem Halsundbeinbruch, schüttelte mich, schüttete Warnungen schnell von mir ab, locker bleiben, wie vor einen Spiegel treten, auf jeden Fall Haltung bewahren, ruhig, verantwortlich, sicher, zum Kuckuck, Höhenflieger, jetzt jeder Schritt ein weiterer Fall ins Oben, ich ging so sehr aufs Ganze wie sonst nie auf wen zu. Und eine Armlänge vor ihm blieb ich stehen. Sein Lächeln, das Schiffsschaukeln in meiner Magengrube. Ich musste irgendwas tun, sonst zerplatzte ich hier vor ihm in tausende Venen, Adern, Minuskeln. Er habe mir diesen Splitter zugefügt, flüsterte ich, hielt ihm den Finger hin und meine Stimme klang wie die eines anderen Menschen. Er nahm meinen Finger, nur den Zeigefinger in beide perlweichen Klavierspieler-Hände. Die Berührung von ihm entriegelte mich hallenweit auf. Er führte den Splitter ganz nah an seine Blauaugen, es war ja dunkel, er inspizierte genau, ob das auch wirklich sein Splattermovie war, der in meinem Fingerzeig sich langsam entzündete. Er hob den Blick müde, lächelte. Ich lächelte. Wir lächelten beide so wahnwitzig subtil und lachhaft lächerlich, dieses nervige Rumgelächel, ich wollte dran sterben. Ohne seinen Blick aus meinem zu kappen, ohne eine leiseste Regung in seinem klaren Gesicht, zog er meinen

Finger näher zu seinem Körper, zog meinen zitternden Gehalt wie ein Inventar zu sich, das ich nun war in seiner Sonne Brand.

Seine spröden Lippen, zwei Zähne stahlweich stützten sich auf die untere, Hasenzähne, und mein Herz nur wenige Sekunden bis zur Detonation.

„Entschuldige", fädelte seine bronzene Stimme sich in mein Nervensystem wie ein Ticken, ein Countdown, ein 10, 9 … Der Typ wie ein Echo, ich sah mich verlieren durch Blickkontakt, ein Handspatz in seinen Gewindeflächen … 8… versuchte nicht dran zu denken, einen fingerbreit voneinander unsere Gesichter, da löste sich eine samtene Schleife in meinem Bauch, banal, aber wahr, ich wollte das gar nicht, echt nicht, aber ein Loch expandierte aus mir raus … 7, 6 … eine Ringbreite, so nah schleuderten sich Hymnen wie Meteoriten durch meine Hemmung, milliardenfach Funken von drinnen über mein Gesicht, pochend, rüttelnd, wollten alle hier raus, als unsere Nasenspitzen sich fast berührten, seine Puste in meinen offenen Mund schlich, so nah, schmeckte wie … 5, 4 … die glühende Lawine unter meiner Haut, als er den letzten Weg abstoppte, um mich ganz reinlaufen zu lassen in eine seelische Klinge, als … 3, 2 … meine äußere Kruste begehrlich zerbrannte, weil er seine Augen vor meinem winzigen Tod einschloss, die Körperwärme seiner Lippen vor den meinen sich zuspitzte und nur noch die mikroskopische Länge eines Splitters uns trennte … 1 … In meinem Bauch, in meinem ganzen, aufbrechenden Körper war auf einmal alles still, als es passierte, und bombastisch sich die millimeterfeinen Barrieren schmaler zusammenpressten, Abermillionen Hoffnungen ekstatisch trippelten und völlig in jedem Partikel meiner Existenz expandierten, die physische Hülle mit kreischenden Kontraktionen auf diesen einen Moment unter einem kastanienbraunen Haarschopf sich fixierte, in dem seine und meine Lippen nahtlos ineinanderrannten und wir zwei beide zu einem Gesicht wurden. Bei … O! exorzierte feuerwerkisch ein urbloßes Sektkorkenschallen mich über meine Schranken, weil der ganze Basalt meines Körpers an seinen Lippen zerfiel und ich spürte, wie Jahrmillionen goldkleine Leben aus der Eruption meiner linken Brust durch die gemeinsamen Münder einer vulkansprühenden Wuchtjugend sprengten. Unzählig Gedichte schlitterten wortlos in die sofort aufgerissene Erdspalte in meinem links sitzenden Fleischmotor. Das schmerzlose Feuern der Zündkerze zerrann niemals totaler als seine lindernden Handflächen an mir und schlagsanft freifahrtscheinte ein Schmetterflattern an mir alle meine irdischen Sinne bis in den Mondschoß hinauf. Ich verlor mich, verlor mich, verlor mich. Er lockerte eine Hand von meinem Splitter und dirigierte damit meine Hüfte, als er mündig unseren Zungen die zwei Visagen öffnete. Ich tastete in seiner Mundhöhle nach einem Saatkorn, einem Samen, dem obsolet geglaubten Aufmerk-Samen, den ich für einen absoluten Notfall unnötig mit dem absolutistischen Codewort Liebe beschriftet hatte. Und ich war gebündelt in einem Speichel für immer.

Als er abflaute und ich aus seinem Kirschgaumen auftaute, ließ er meine Hand sinken, ließ los und ich schimmerte blondblöd daher, das Erste, was ich sagte war: „So, du gibst mir jetzt deine Handynummer."

Sein Zahnweiß wuchs breiter und jetzt erst erschauderte ich visuell unter dem vollen Ausmaß seiner Intensität. Er hatte nicht einen Bruchteil seiner Macht eingebüßt. Im Gegenteil schien er über die Jahre an Hoheit, Höhe, an körperlicher Größe und geistiger Blöße gewonnen zu haben. Ich bot das Megaphone aus meinem Fell an und er diktierte mir brav seine

Nummer. Sein verstrubbelter Schopf abartig zartfühlend in der Abendbrise. Ich wollte seinen Namen einspeichern, hatte nichts gesagt, doch er nannte ihn mir trotzdem.

„Jakob", sagte er und ich tippte diesen Namen, während mir tausend schmiedefrische Silbersicheln durchs Herz schnitten. Ich tippte ihn ein, willenlos, mich überhaupt noch aufrechthaltend, ein Wunder, kurz vor der Ohnmacht und fällig. Er schaute auf meinen Touchscreen, den zu screenen ich mit Splitter im Finger touchierte.

„Jakob", sagte er, „mit b! Nicht mit p."

„Natürlich", wiederholte ich gespielt zerstreut, ich war in seinem Taifun schon längst verflogen, flehte davon, spielte jedes Spiel mit. Wollte über Satellit zurückrufen, damit auch er meine Nummer habe. Aber kein Empfang. Kein Empfang. Er lächelte weiter so schmerzhaft schön und sagte, er habe mich auf der Bühne gesehen, ziemlich cool.

„Also, ja, danke", antwortete ich und versuchte, mein errötendes Gesicht in der Optik des halb beleuchteten Zeltplatzes auf einen gefahrlosen Winkel zu bringen, „ja, super, und was machen wir jetzt?"

„Komm", sagte er, „wir verstecken uns."

Dann nahm er einfach so meine Hand mit sich. Heiß durchblutete Ohren, schalkisches Grinsen. Er führte uns irgendwo entlang. Ich, überrumpelt, verloren im Jetztzustand, ohne Erinnerungen, an seiner handwarmen Streicheleinheit hinterher, war wieder sechs Jahre alt und ein kleiner Bruder, aber nicht wie ein Blutsbruder, sondern wie ein aufgewärmter, warmer Bruder und ich reichte ihm vollkommen aus, als das, was ich zu bieten hatte: diesen Körper, diesen Kleidungsstil, die Nicht-Eindeutigkeit, meine Freude, ein Nicht-Flirten-Können, die Angst vorm Ziel, vorm Glücklichsein. Und man konnte gerade noch so die Wagengruppe von Dejans Privatparty erhaschen, da blieb Jakob mit b neben einem Zelt stehen, kniete sich hin. Der Mond schon wieder so oben, spiegelte sich in seinem Jungengesicht unten, als Jakob zu mir aufschaute, man sei jetzt da, meinte er, öffnete den Reiseverschluss des Zeltes und sagte wortwörtlich: Wir sind hier.

... VOM WORT WIRD'S HER KOMMEN, ZU LICHTEN DIE LIEBENDEN ...

Und wie wir das waren. Ich legte mich lang in den Stoffbauch. Das Zeltdach glänzte von innen durchsichtig. Die Kordel schloss sich hinter ihm, der Reißverschluss, und er nahm mich an sich wie einen innigen Eigenanteil. Seine rosafarbenen Lippen, weichfeuchte brandneue Karosse, wie eine Liebeskarambolage, glatt bewogen in meine Wand aus na-endlich, wumms, yes: Lippen bedeckten meine Wangenknochen mit guter Güte, blutroter Rotrosen-Blütenregen oder Reigen oder wer erinnert schon die richtigen Worte, wenn einen der objektifizierte Mensch der Begierde auf kaltem Fuß mit seiner heißen Zunge erkitscht, Himmel! Kitsch! Wie der wischte! Ich, alles Touchscreen, er, große Augen, lange Finger, Tastsinn! Überall verletzte mich das leckende Sägeblatt seiner Heilung und ebnete mir faustdicke Narben aus dem emotionalen Gedächtnis. Es war wie Einswerden, Gestein für jemandes Lava, verschmelzen, ein Vulkangott zu werden, dafür hatte ich so lange trainiert, meinen Körper geschmiedet, gestählt. Doch die feinen Nuancen meiner Gefühle vermochte ich nicht in Worte zu fassen, die Bedeutung dessen nicht einzufangen mit Fingern aus Buchstaben, es war ________ als er sein Shirt flaggend wie über das Zelt schmiss und alle Sterne außer ihm dabei erloschen. Sein Glanz schien mir volle Breitseite mit gestoßenen Atemzügen den

Körper auf, dort, wo er die beiden, nennen wir sie „Körper", von meinem Zweifell und seinem Regencape, von my-body-is-my-temple und von anderen Konzepten befreite.

Und ich wusste danach überhaupt nicht, was wir uns gerade getan hatten, als jemandes Rufen meine Öhrchen aus dem Knäuel lupften. KOPJA. Ein liebes Picken noch. Ich wollte ihn immer küssen. KOPJA. Ich war nicht zu bekommen, außer für ihn. KOPJA. Rosas Stimme. KOPJA VERDAMMT. Die meint mich, flüsterte ich zwischen die Lippenbisse. Lass sie doch rufen, züngelte er Flausen in mein Köpfchen. KOPJA, KOMM SCHNELL. KOPJA. Genervt suchte ich nach etwas Kleidung, fand Jakobs Hose, mein Fell, stocherte mich in seine Beine rein und schaute hinfallend und ächzend aus dem Zelt.

„Rosa?" Ich sah nichts. Der Mond hatte sich sichtlich hinter Wolken verreckt, die Nacht war wie tot.

„Rosa?"

„KOPJA!" Sie kam gelaufen, aus einer Richtung. Neben mir lagen jetzt zwei weiße Heringe in der Zeltschnur wie eine Elf.

„Ey, Kopja, die bringen Aynur weg!"

„Wer bringt sie weg?"

„Na, der Krankenwagen!"

Hin- und hergerissen zerschliss es mich zwischen Gewissens- und Leckerbissen, doch ich konnte Aynur nicht einfach unter den Tisch fallen lassen, nicht ich. Nie wieder würde ich jemanden auf den Fußboden fallen lassen, dachte ich, weil ich wusste, was das hieß, wenn das Blaulicht einen einholte. Ich schaute zum Jakobsbubi und er wie ein Rehkitz aus dem gerade begonnenen Liebesnest.

„Lass doch den Typen, komm jetzt."

„Jakob, ich rufe dich an?"

„Tust du?“ Er flirtete so schön.

„Mann!“ Rosa zerrte an meinem Hosenbein.

„Wenn du nicht willst, dass ich dich anrufe, dann sag es bitte jetzt, weil das – weil ich dich sonst wirklich auf jeden Fall anrufen werde, Jakob.“ Ich versuchte, seine Augen in der Grotte des Zeltinnern zu erkennen, aber nun war alles duster.

„Komm jetzt, du Romeo.“ Rosa zog mich fort. Sie katapultierte mich unsanft aus meinem Beet und brachte mich über Zeltschnüre stolpernd zu unserem Zelt und somit zu Cord.

Nachdem wir geklärt hatten, dass auch ich nicht viel mehr wusste als er, schnitt Cord mir das Wort endgültig ab. Er müsse sich auf die Straße konzentrieren. Ich dachte an Dejan und seine Drops, aber wollte Cord nicht zusätzlich verunsichern. Die Sonne ging auf. Wir schwiegen unsere grausamen Vorahnungen aus der Welt, ab dem fleischfarbenen Morgengrauen, bis wir uns im weißweißen Röhrenlicht eines Krankenhauses wiederfanden. Wir schwiegen auch an ihrem Bett. Schwiegen, da es nichts zu besprechen gab. Und ich schwieg auch, als Cord anfing mit dem Schweigen aufzuhören, anfing zu wassern aus den zwei Augen, die nicht hingucken konnten und doch wie gebannt auf ihrem bewegungslosen Körper brannten. Was das denn jetzt heiße? Ich wusste es nicht. Wie lange das so bleibe? Ich bekam kein Wort raus. Wann sie wieder aufwache? Ich wusste gar nichts mehr. Keine Ärztin, kein Arzt kam. Die Schwester fragte, ob wir verwandt seien. Nein, sagte Cord, er sei ihre einzige Kontaktperson für medizinische Fälle, wann sie denn wieder aufwache? Die Schwester schüttelte den Kopf.

„Vielleicht lernen ja wenigstens Sie was daraus“, sie zerknüllte damit meine Hoffnung wie einen abgetragenen Verband und entsorgte sich selbst, wenigstens im Türenschließen feinfühlig, aus dem Zimmer hinaus. Aynur lag ganz friedlich da. Im Angesicht einer großen Chance hatte sie womöglich die Komplettabstinenz aufgegeben, ich konnte nur Vermutungen anstellen, da niemand uns Genaures mitteilen wollte oder konnte. Jetzt schlief sie also, irgendwie zumindest schlief sie. „Sie schläft nur", sagte ich fast lautlos und schämte mich sofort, aber Cord schien es nicht zu hören. Jemand hatte Aynur den Nasenring entfernt und die verschwitzten Haare handtuch trocken gelegt. Obwohl sie nur dalag, sah sie entschlossen aus.

Verstört schlich ich aus dem Zimmer in den Gang und ließ Cord an seinem Wasserschaden sickern. Ich hoffte, dass er allein sein musste. Denn noch weniger als die Situation selbst konnte ich seine Reaktion ertragen. Kannte das zu gut und ging ein paar Gänge, ohne zu glauben, dass es ein fröhliches Ende gab in weiß sterilisierten Umgebungen. Die Gummi- und Magnesiumpuderluft, die langen, beigefarbenen Hallen, die Tunnel, die immer weiterführten, wie Untergrundkanäle, ein ewiges Hamsterrohr, endlos, damit keiner Angst vor einem Schluss oder Einschluss außerhalb des Körpers bekam. Ich fragte mich, wo waren überhaupt Aynurs Eltern oder Geschwister oder Informationen, die mir mehr von ihr sagten, jetzt, wo sie mir nichts mehr sagen konnte. Dieses ganze An-sich-selbst-Denken, dachte ich. Sucht am Ego, an der eigenen Story, wie das suchten am Alk. Egoholiker. War es meine Schuld, dass ich nichts wusste? War mir übel vom ________, oder war ich bloß glücklich vom Knutschen, traurig von der Sprachlosigkeit, keine Worte zur vollen Verfügung zu haben, in dieser Sprache, oder alles ein Durcheinander dessen, ein Speien, Speiben, Rülpsen? Ich wischte mir den Gedanken ins fettige Haar hinauf, als ich zum Fenster rausschaute. Draußen eine Lücke. Real geworden zwischen Gewitterwolken. Was half ihr das jetzt.

Ich steckte beide Hände in Jakobs Hosentaschen, fingerte nach gutem, teurem Rat, vielleicht nach Geld, um einen Bus in die Heim@ zahlen zu können. Ich fand nur ein Lederhalsband mit Anhänger. Ein halbes Herz. Es erinnerte mich an etwas, aber ich wusste nicht, an was. Damit konnte ich definitiv keine Busfahrt zahlen. Ich fragte eine der Krankenschwestern nach einem HIV-Test und sie verwies mich gelangweilt an einen Hausarzt und gab mir als Alternative eine Nummer vom Gesundheitsamt. Aber irgendwie schien alles verloren. Ich schob den Anhänger zurück in die Hose. Positiv denken? Ein letztes Ass gab es doch, oder? Wenn dieser Jakob nicht mein Zuhause sein würde, dachte ich, dann sterb ich noch heut.

* * *

TEIL IV
AUSBRECHEN ODER ENDLICH AUSSCHLAFEN

„It costs the journey
to learn
letting go …“

– Audre Lorde

Eine liebeskranke Welt will
glaube ich, Aufmerksamkeit statt Zuneigung, vertragliche Ketten statt einer echten Verbindung und Fürsorge.

Sie tobt, wenn Menschen sich ausleben. Sie hat Angst vor dem Ausbruch von oben, weil sie sich für ihre Verwundbarkeit schämt und klein macht. Und genauso wie die Welt verdreht war, sich auskurieren musste, war etwas in meinem Spiegelbild verdreht. Nicht einmal mein Lover wusste von sich als meinem Lover. Dabei hatte alles so gut, so insgeheim begonnen.

Ach Holle, es werde schon wieder, meinte ich aufmunternd munter, mit nervösen Fingern auf den liegenden Rücken ihrer von Tüchern umwickelten Hand. Es waren Monate ins Land gezogen und sie sagte: „Kopja, mit seelisch körperlichen Berührungen ist nicht zu spaßen." Könne ich mir nicht vorstellen, wie das sei, von höherer Macht, Gewalt oder DNA-Viren dahingeschlafft zu werden? Ich würde müde aussehen. Gestörter Schlaf, instabile Regeneration, seien Symptome von nicht ausreichend wohlmeinendem Körperkontakt, ein Zeichen, nicht loslassen zu können.

Auf dem Küchentisch lagen unter der Pressstempelkanne Bücher zur Krankheitsdeutung.

„Mumpits", pflegte ich ihren neuerlichen Hang zum Esoterischen zu komprimieren. Die Mumie Holda Förster zog ihre angegilbten Wickel enger, sagte, sie traue sich in dieser Aufmachung nicht mehr in ein Krankenhaus, aber vielleicht gehe es ja Aynur bald besser und die talentierte Maus könne dann ihrerseits Holle hier zu Hause besuchen. „Nicht wahr, Keule, verstehst du, was ich dir sagen will?"

Sie griff meine auf dem Tisch über Zeitungspapier gefalteten Hände mit beiden eingewickelten Planken, die immer mehr zwei eintapezierten Brettern denn etwas Organischem glichen.

„Je was von HPV gehört? Kannst du dir vorstellen, dass das hier aus einer kleinen HPV-Knospe gesprossen ist? Benutz bitte Präservative aus vulkanisiertem Kautschuk statt Benzoylecgoninmethylester und chiralem Arylcyclohexylamin, sei kein Idiot!"

„Was, Holle, wen soll ich?"

„Kondome statt Koks und Ketamin, Mann, ihr seid doch keine Idioten, Keule, fallt nicht auf euren jugendlichen Leichtsinn rein, wie deine Tante!" Wir seien doch alles gute Kinder.

„Du bist nicht kaputt. Ich weiß, was vorgefallen ist, deine Mutter hat mit mir telefoniert, ich weiß, was alles vorgefallen und wie es passiert ist, ich bin dir nicht böse." Als sie, Holle, erwachsen wurde, habe sie immer das *Davor* der Zigarette-danach haben wollen, aber der Ekel von anno dazumal ging nie aus dieser Haut, dieses sinistre Gefühl, das sie mit ihrem Bruder Förster gehabt hatte. Erzählte sie mir von einem Techtelmechtel mit jemandem, von dem sie wusste, dass ich ihn umgenietet hatte?

Ich hielt mir die Ohren zu.

„Ja, stimmt", man müsse nach vorne sehen, fiel ich ihr ins Wort. Mir war das Thema peinlich.

„Für Aynur und für uns selbst, immer nach vorn schauen!" Und so abrupt wie möglich ließ ich die verschleierte Aufklärerin in der Küche zurück, fokussierte meine persönlichen Verwicklungen lieber auf das Schöne im Leben, auf meine Vorzüge im glatten, gloriosen Gesicht Jakobs. Ich fühlte endlich dieses Gefühl. Höhenflüge. Nie wieder wollte ich was anderes leben, in eine andere Airline einchecken. Nie. Nie. Nimmer. Und nicht über Fakten reden. Mir war jedes Mittel jetzt recht, vollkommen verliebt zu sein und zu bleiben, HAPPY, auch wenn das hieß, alle anderen Ungläubigen hochkant aus meinem Leben zu booten. TSCHÜSS, IHR NASEN. Ketzer. Blasphemiker. Ich, glückliches Arschloch, roch in meinem Zimmer tollkühn an Jakobs holy Hose. Der Teint unseres Versteckspiels tropfte noch aus allen Maschen wie Milch, Honig und Eilfertigkeit, wirklich, mir war irgendwie schlecht.

Er hatte noch immer nicht geantwortet. Meine Rippen bröselten von innen her. Ich spielte in meinem Höhenrausch den ganzen Abend lang mit seinem Anhänger – dem halben Metallherz aus seiner Hosentasche. Ich spiegelte mich darin. Etwas verdreht.

Wem gehört die andere Hälfte?

Wem gehörte die andere Hälfte von Jakobs Herz?

Ich schlief nicht. Lag nachts im Bett wie ein angeschnittener Kuchen, lasziv der Gedanke: Jetzt iss mich auch auf! Iss mich! Und weil ich tagsüber diese Schlafattacken bekam, immer öfter, krümmte ich mich nachts, ohne ein Auge zu zubekommen. Ich packte also meine Sporttasche und schlängelte aus dem Haus, joggte die Straße hinab. Ich schaute in den edelsteinbesetzten Himmel, als ich rasch und schwer atmend in die Hanebüchenstraat einbog, verlor den Blick von meinem Handtelefon, bemerkte die Gräser, die zwischen den Bürgersteigplatten hervorfugten und aus den Gassen, den Straßenritzen, aus Mülleimern, aus Gullys und ausgeleerten Handtaschen. Im Vorbeilaufen berührte ich welche, um mich zu überzeugen, dass es keine Einbildungen waren, keine vom Schlafentzug suggerierten Phantome. Nein. Alle waren echt. Kelchartige Pflanzensäcke, taufeuchte Klebefinger und geöffnete, fleischfressende Calzonen bluteten wie Schimmelgeschwüre aus allen Furchen der umnachteten, aber gleichzeitig vom Widerschein des Mondes sonnenerklärten Stadtstadt.

Warum? Es stand womöglich in einem Artikel zum Klimawandel oder in einem wissenschaftlichen Essay, aber ich konnte es mir nicht unlogischer erklären. Auch die Außentemperatur log ganz unverblümt, denn es war so was von Sommer in dieser Wintermitternacht. Was für ein Winter, mit dreißig Grad Außenwellen. Hatte sich die Nordhalbkugel zur Südhalbkugel verdreht oder lediglich diese kopiert? Ich wusste es nicht. Fakt war, dass ich durch Straßen lief, die aussahen wie Holles Wohnzimmer und Silbertablette waren, voll ähnlich stickiger Umwelt, die die Umweltverschmutzung einer menschlichen Unwelt genüsslich verschluckte. Das große böse Grünen war unabhängig von uns Schweißsäcken. Ohne einen denkenden Mensch hatte der Wald gelernt zu überleben, brauchte die Menschenseelen rein gar nicht in der Welt. Nun trat er nach langer Trockenheit wohl über die Ufer. Was für eine Stadt, die sich zurückgeholt wurde vom Wetter und Erdgrund, von wucherndem Kraut, Rasen und Lauch. Vielleicht hatten aber auch bloß die Stadtbotaniker einen Streik angezettelt.

Vor dem FitnessFanatics angekommen, vibrierte mein Phone. Ich öffnete das Licht in der Scheibe. Es war Credo!

„Der wunderschöne Credo denkt noch an mich", sagte ich zu Meltem, die wissend die Lider schloss und dann an mir vorbei ihre Trainingsgruppe zusammenpfiff. Mein Credo dachte immer noch an mich. Ich zog mich um, stellte mich auf das Laufband, drückte Start und las den Artikel, den er mir geschickt hatte. Seinen Artikel. Er schrieb für irgendein Online-Käseblatt und spamte mich nun damit zu. Nicht über Klimakollaps, sondern über Chlamydien, Syphilis und die neue PrEP zum Schutz vor HIV-Infektion. Von Holles HPV-Regen in seine Klinik-für-Sexuelle-Gesundheit-Traufe, wo er nebenbei jetzt arbeite, und ich konnte plötzlich nicht aufhören mit meinem Wettlauf gegen die in diesem Moment dicker werdenden Mandeln, echte Symptome, oder echte Phantome in mir. Hamsterrad, Hamsterrad. Close-ups, als seien jeden Moment meine Tonsillen gereift, dick im Hals, Nüsse, Melonen, Fruchtfleisch, konnte nicht mal mein eigenes Wasser im Mund runterschleusen mit Energydrink. Viren blinzelten mit. Vir? Blitzen. Welches Wir Kopja? Uh Love, oh Loverboy. Der einzige Test, der mir da so wirklich wehklagig wehtat:

Hallo Jakob. Der Abend beim No war doch sehr schön. Wollen wir uns nicht endlich treffen? Hast du Zeit? Ich würde mich freuen, Kopja.

Das schickte ich. Positiv. Endlich offensiv. Ruhe in meine Datensammlung zu bringen. Ich fuchtelte in die Maschinen, müde, maßlos und brach mir halbe Glieder aus der Fassung, während ich hassungslos aufgestumpft dem Freesylte-Bereich meinen Bioabfluss in den Fußboden saute, obsessiv, immanent, beidhändig.

Neben mir trimmten sich schwitzende Juppies um einen Eimer, trugen neonfarbene Turnschuhe und ihre Outdoorkleidung indoors.

„SCHNELLER!", rief Meltem.

„HÄRTER!", rief Mirosław und sie beide peitschten, also sorry, aber die peitschten auf den salzig nassen Boden, um die Trainees anzustacheln. Als zwei der Sportinsassen ein fünfzehn Zentimeter dickes Hochseeseil zum Seilspringen schwingen mussten, und eine dritte Sporthäftling*in sich darin verfing, hinfiel, einen Krampf im Bein bekam und ganz laut „Aua, aua, mein Bein schmerzt" rief, ängstlich von andern Teilnehmerinnen belächelt wurde, schlug Meltem mit der Pferdegerte da drauf. Auf den Mensch, der als ein solcher nichts mehr galt.

„Du zahlst nicht achtzig Euro im Monat fürs Jammern, Petra Bator!"

Und zack kotzte Petra Bator in den Eimer, entschuldigte sich und konnte wieder. Hürdenlos sprang ich ab vom Würdenthron der Kraftstation, duschte mich und holte mir dabei gestresst einen runter. War ich nicht Schmuck genug für eine Antwort?

Ich im Unterhemd auf die Straßen zurück. Gestählt. Ich nach einem Endbild erschaffen: fettlos, bald dreitagebärtig, symmetrisch, knusprig, wund, wendig, manns und sexuell. Ich dachte: endlich! Aber ich dachte auch, wer ist das, der ich bin? Und wann meldet sich Jakob endlich bei mir?

Das Handy vibrierte.

Credo schrieb. Er habe Hansel im Krankenhaus besucht und der Busfahrer sei es wohl gewesen, ob ich mich hätte testen lassen.

„Ich weiß nicht, wovon du redest, Credo."

Es sei alles online. Er habe in seinem Artikel darüber geschrieben. In dem Artikel gehe es um die Brände. Hansel habe versucht, den Busfahrer anzustecken, weil der ihn angesteckt haben soll. Mehrere Brandstiftungen. Der Mann selbst in Therapie.

„Hansel oder Herbert? Ich dachte, das kann man nicht heilen?"

Den HI-Virus? Den könne man in Schach halten. Dafür gebe es doch Medikamente. Hansel in Therapie. Pyro. Manisch. Ob ich seine Artikel nicht lese?

„Ich meinte Rassismus. Ich meinte Pädophilie."

Möglich sei alles. Hansel habe sogar mit ihm, Credo, geflirtet! Lust heile alle Abgrenzungen, zumindest zeitweise. Aber ob ich mich nun hätte testen lassen?

„Ich versteh nicht, wie du den besuchen kannst."

Ich solle auf die Frage antworten.

„Der hat uns beinah umgebracht, Credo."

Er, Credo, lebe doch. Er wolle was begreifen von der Welt, ob ich das nicht begreifen könne? Was mein Test sage. Ob ich ihn zur nächsten Demo begleite.

„Ich mochte dich wirklich, Credo."

Ob er kommen solle? Mich zum Test begleiten solle?

„Weiß nicht."

Ich solle ihm glauben, Wissen sei sicherer als glauben, speziell in Gesundheitsdingen. Nichts sei zu spät!

„Doch ist es. Ich hab ihn. Ich hab meinen Bruder gefunden."

Welchen Bruder?

„Hätte ich den dann etwa angesteckt, Credo?"

Was?

Bockig blockte ich Credo, es ging mir zu nah, Block, drückte in sein Profil, BLOCK BLOCK BLOCKADE, du Wurst. Faltete die Hände reflexmäßig, ohne zu wispern, während ich über rotes Ampelhupen sprintete. Um einen herum klebten Schilder überall voll mit Volksabstimmung oder gegen Stimmabfolgen bei Weltwahlen. Ich blockte das, blockte jegliche Information, die zu viel für mich war. Mit so was setzten sich Menschen von Überblick auseinander, aber ich, ich brachte es nicht mal über meine einzelne Emotionsgrenze, mich mit Aynur zu befassen. Ich ertrug kein Blaulicht mehr, mir ging es nämlich so gut wie noch nie, endlich so gut ging es mir, so gut, wirklich, fantastisch, wieder ein Fixstern zum Anhimmeln. Ich war glücklich. War ich glücklich! Ich war jetzt gefälligst glücklich, satt, happy, holy fun, fun, funatic aber warum antwortete *er* nicht? Nichts fehlte mir außer das Ja. Kob. Bitte! Ich sirrte geblendet vor meiner rechteckigen Sonne oder einem Hitze ausstreuenden Bildschirm durch die Straßen.

Kameras an dem Phone, aber auch an den Ecken und Kanten der Stadtstadt. Immer dort, wo sich zwei Wände trafen, Kameras. Irgendjemand sah alles in dieser Stadt. Ein Staat. Ein Markt. Oder ein Jakop? Vielleicht war das alles das gleiche. Über einen Jakopsstaatmarkt oder über Gold im Pflaster stolperte ich.

„Sackgasse der Überbevölkerung", las ich auf einem Verkehrsschild, weil Flugblätter drüber klebten, „Sarggasse der Nationalstaaten", stand drunter. Man habe keine Wahl mehr, stand auf Wahlwerbungen, auf denen immer noch Männer wie Männervorbilder posierten und Frauen wie Männer, die wie Männervorbilder posierten, und sonst niemand wie jemand anders. Die einzige Lösung: KEINE LÖSUNG, das schickte mir zumindest Credo als Dessert zu diesen großen Happen, es gebe keine Lösungen, verdammt, nur Weiterverwicklungen, Veränderung, ob ich ihm joinen würde?

Blockieren half scheinbar nicht gegen das Eindringen fremder Infos, aber mir fehlte auch das nötige Update, für das mein Gerät bereits zu überholt war. Glücklich sein half nicht gegen das Fortwüten einer komplexeren Welt? Uff. Reichten romantisierte Beweggründe nicht für ein Leben in fortschreitender Zeit? Nichtsbewusst torkelte ich. HELP. Ich torkelte. Bewahr mich, rett mich, speicher mich, ich kann diesem Leben nicht von Gesicht zu Angesicht. Diese Müdigkeit. Warum war ich so müde, so müde, so müde. Und ein neuer Online-Artikel wusste Bescheid über die müden Menschen einer Geldwelt, aber die Menschen nichts über den müden Artikel, sagte der Artikel und Credo schrieb: „Kopja! Im angesagten, westlichen Heute" dauere ein Heute nicht so lange wie noch gestern. Niemand finde mehr die Zeit zum Bescheid wissen.

„Okay", antwortete ich, „ist ja gut!"

Alle mir entgegenstrebenden Marathonmarionetten der Frühschicht versuchten sportlich, adrett, geliebt, gesehen zu sein, auf ihrem Aufstieg aus den U-Bahn-Grotten. Armeen der Egoholiker. Ich versuchte ebenfalls so was Hohles, hatte genauso wenig Zeit, wollte die Artikel nicht, die Credo mir schickte. Keine Kapazitäten zum Wissen. Wollte direkt Bilder. Nie wieder Texte, bitte Bilder, Götzen. Fix. Schnell. Löschte alle komplexen Zeichenabfolgen. Spam! Ich lebte JETZT und lebte meinen Gefühlsdusel, den Fusel, wollte nicht mit auf eine Demo, nur weil Credo in der Stadt war. Und selbst wenn ich es wollte, gewollt hätte, nicht bereits mich versteift gehabt hätte auf einen Schicksalsgral voll mit süßem One-Night-Stand-Sirup, den ich zum More-Night-Stand gären wollte. Was glaubte Credo denn, ich konnte jetzt keine Zeit abkapseln für Artikel oder Demos oder ihn, um mich mit – was bitte? – „Machtmonopolen“?, „Unruhen in den Gesellschaften“? und „rohstofflicher Verendung unseres Wirtsplaneten“?, „Schaftplaneten“? oder „Wirtschaftsplaneten“ auseinanderzusetzen. „Terror-Patriarchat“? Ja, aber nein, aber Credo, nein, ich blockierte alle einkommenden Abdrücke der Menschheit, weil mein eigenes Gefühl für mich wirklich die einzige Realität war. Weil mein eigenes Gefühl für mich wirklich die einzige Realität war, die ich nachprüfen konnte. Weil mein eigenes Gefühl für mich wirklich die einzige Realität war, darauf hatte mich das Gerät mit seinen Apps und Downloads doch vercodet und vereinzelt.

Mein kleines Über-Leben nicht groß genug für Massen-Fakten und Fake-News Aufdeckung, Massaker, Akten, Medien. Was stimmte denn noch? Wem konnte ich all das glauben, sofern ich’s nicht am eigenen Leib erfuhr? Was konnte ich selber kartografieren, außer meiner eigenen Hormon-Endorphin-Geschichte? Nix. Nur Persönliches. Nur die Inbox. Die konnte ich checken. Aus der rechteckigen Taschentechnik piepste die leuchtende Vibration wie ein kleines, verseuchtes

Vögelchen. Unbekannter Anrufer, es war bereits früher Vormittag, ich nahm zur Not mal sofort ab.

Eine Margarete Mantyl-Pousch meldete sich, *bonjour*, nasal und quirlig am anderen Kommunikationsorgan. Sie habe vor einiger Zeit Nachricht empfangen, durch Aynur, dass ich einen Job suche. Ob das noch aktuell sei? Margarete brauche jemanden, da ihr kürzlich ein Mitarbeiter vor den Zug gesprungen sei.

„Oh", sagte ich, meinte mein Beileid, und fragte, worum es gehe. Sie brauche eine ständige Aufsicht für den *Kunstverein Syndromedar*. Man könne ja sehen, wie es laufe bei Probearbeit, und mich, falls das nicht gutgehe, immer noch rausschmeißen. Es sei ja kein Leistungsjob, nicht wahr. Kontaktdaten schickend legte sie auf und der Termin wölbte sich in meine Jakobsgedanken-Lebensplanung.

Ich setzte mich auf die Parkbank, neben der ein Mensch in Schlafsäcken röchelte. Ich brauchte Geld. Weil alle Normalverbraucher sich auf Geld als Beichtsprache geeinigt hatten. Geld war Held, war Welt, aber was sollte ich zu Geld machen? Ich verknüpfte perfekt meine Hände zum Gebet, oh Jakob, wieso sah niemand die Vorstellungskraft als eine der Arbeitskraft gleichwertige Währung? Der Mann aus dem Schlafsack schrie mich an: WARUM SIEHT NIEMAND DIE VORSTELLUNGSKRAFT ALS EINE DER ARBEITSKRAFT GLEICHWERTIGE WÄHRUNG?

„Immer mit der Ruhe", sie war schließlich auch meine Art mich zu wehren, gegen die Weltsicht! Der Mann lag auf einer von Zeitung überdeckten Kiste, deren Form mich an etwas erinnerte. Ihn hatte es definitiv schlimmer erwischt, aber ich schämte mich nicht mehr für Persönliches im Kontrast zu Fallbeispielen. Nun galt es, neue Lohnarbeit zu finden, statt zum Schund- und Kitschdichter auf einer Parkbank zu verkommen, grummelte ich. DENK NICHT, DU WÄRST BESSER, DAS LEBEN HOLT DICH EIN, DU FICKI FILZLAUS. Es wurde mir zu düster am fünfunddreißig Grad-Celsius-Wintermorgen im Park. Amourös federte mein Stepptanz mich zurück auf die geteerten Straßen von Stadtstadt. Leute hielten sich dort ihre Nasen zu, wenn sie mich auf Meter-Entfernung frohlocken sahen. Echtes Glück stank und ich wusste überhaupt nicht, wohin mit dem verflixten *mir* und der rosigfarbenen Wand vorm Kopf. Dieses Selbst-Palavern meinerseits, ein veralteter Habitus, Ausbruch einer anderen Generation. Ich rodomontierte, hatte dabei vergessen, was rodomontieren bedeutet, ein Wort aus den *gefährlichen Liebschaften*, prallte an Stadtteilen und Geländern ab. So viel holde Energie sprudelte in meinem happy Grinsegebiss, so wenig Schlaf schlief ich, dass ich durch die Fliehkraft der Überdrehung superaktiv fehlkoordinierte in einem Habitat normal redender, normal denkender Erdenbewohner, Besucher, Gäste, Habitués. Alle normal, weil nicht normal. Ich war so nicht, aber eben doch ganz genau so.

Margarete Mantyl-Pousch schrieb, man müsse zusammenhalten und so Gewäsch wegen Aynurs Komas. Ja ja. Wie Aynur, oder besser die Traurigkeit mir auf die Nerven ging. Auf den letzten paar Metern zum Kunstverein erreichte mich Credo mit Bildern, versendet von der Demo, oder Gegendemo zur Demo, oder Paralleldemo der Demo-Gegendemo-Kombination. Die Fotos zeigten: Aus den Untergrundschlitzen nieselten wilde rattenartige Legionen mit Fackeln und Benzin durch die Straßen und sogenannte Gutmenschen ihnen hinterher, mit Fackeln und Benzin schlichen auch sie. Es war alles rechtens hier, denn jedes Völkchen lief seinem nächsten Mitvölkchen mit den Waffen hinterher. Alles Fackeln und mit Benzin. Pflanzen unbeeindruckt in der Sonnenverstrahlung.

Das Wetter, Mächte von oben, oder Nebel, war es nicht Nebel? Opium fürs latent Völkische war zumindest das: Keiner sagte etwas Sagenhaftes, auf diesen Fotos und Kundgebungs-Videos, sondern bloß Untersagtes wie aufgesagt. Obwohl man wusste, dass etwas längst Vorhergesehenes vor sich ging hier. Leise, aber deutlich protestierten Schilder lediglich, obwohl sie wussten, dass etwas Zweibeiniges vor sich ging. Es ging trotz allem etwas vor sich in this world, obwohl es nobody nicht nicht wusste. Ich sprach eine Voicemessage:

„Verstehst du nicht, Credo, dass ich die Welt nicht verstehe wie du? Ich kann sie nicht wissen, für mich ist das alles wie ein Märchen – und die mitteleuropäischen Geschichten sind häufig ein nicht kinderfreundliches, grimmes Gemetzel. Ich habe jetzt einen gefunden, der soll mir Vollmond sein in der Mitternacht des Abendlandes. Bei dem will ich Kind sein dürfen mit großen Augen. Ich bin bei ihm gut und insgeheim und aufgehoben. Er ist das Größte. Das Höchste. Auch wenn du der Ehrlichste wärst, Credo, ich wär mit dir nicht so geheim, oder? Bei dir wüsste ich, von dir aus, genau, was es wär und dass es das wär. Ich der wär. Aber ich weiß doch nicht, wer ich bin."

Credo blockte mich.

Aber Jakob schrieb: *Wir könnten uns abends gerne mal treffen: Komm doch heute zu mir, Krähenweg 22, dritter Stock, so gegen 21h.*

Oh mein, oh mein, oh oh, ich sagte sofort zu, Ausfallschritt nach links, nach rechts, kleiner Dance, noch schnell Probearbeiten im Kunstverein und dann Liebe! LIEBÄ!! Ich schrieb lässig: *Klar gerne, ja, auf jeden, bis heute Abend! :)*

*

Am winzigen Backsteingebäude des Kunstvereins stand auf der Tür in Fettschrift geschrieben: *Gianni Carson*. Der Ausstellungstitel *hide and peek/Müll zu Millionen*.

Drinnen empfing mich eine Frau mit langlangen Haaren, einem geschmeidigen Pullunder, einer sehr engen, schwarzen Reiterhose, dünngliedriger Goldkette mit Anhänger. Ich hatte das halbe Herz noch in meiner Hosentasche und spielte damit, als sie mir die klapprige Hand gab. Margarete Mantyl-Pousch, stellte sie sich vor. Ihre Flosse fühlte sich an wie ein weich geschnäuztes, arktisch temperiertes Stofftaschentuch. Sie war so sehr mit Edelgasen und Pomp gefüllt unter ihrer seetangdünnen Hauthülle aus Büttenpapier, dass ich spürte, wie sie sich noch nie körperlich, sondern nur hirnverbrannt Arbeit auf die Schultern geladen hatte.

Mantyl-Pousch stockte kurz, von oben nach unten schauend. Wusste scheinbar nicht, ob sie mein Grauen kommentieren oder hinnehmen sollte, entschied sich dann für eine Grimasse und lud mich ein, ihr in das Räumchen zu folgen.

Ihr Chef sei gelernter Landwirt namens Stockholm Syndromedar, selbsternannter Kuratier-Künstler, aus Konzeptgründen ausschließlich mongolisch sprechender österreichischer Staatsbürger, der mit ihr *seulement* per Textnachrichten kommuniziere. Sie wippte auf den Zehenspitzen. Er nehme an der diesjährigen Biennale teil! Stolz blätterte sie mir seine Kataloge entgegen. Sie machte allerhand händische Andeutungen. Biennale, wiederholte ich das Wort, hatte komischerweise das Bild eines Imkers vor Augen, obwohl ich wusste, dass eine Biennale kein Insekt war oder ein Ort, wo Honig und Arbeiterinnenfleiß fließen, oder doch? In Venedig, sprach sie verträumt, da, wo Romeo und Julia spielt, sie erwähnte es, als sei ich ihr Schüler und hätte gerade „liberalisieren“ falsch betont.

„Verona“, korrigierte ich, „Mantua.“ Hatte das alles im Unterricht gelesen und schlecht benotet bekommen.

Sie schaute mich an. Ich machte allerhand händische Andeutungen.

„Ist ja nur alle zwei Jahre“, sagte sie, ihr Blick floss suchend über die Marmorwand.

„Romeo und Julia?“, fragte ich.

Ja, vielleicht auch die Zyklen epochaler Verliebtheit, sie kaute geistesabwesend ihren kleinen Fingernagel, in jüngeren Jahren noch, sie selbst in Venedig damals, meinte sie und gab mir eine der Postkarten aus dem Postkartenständer, darauf die Abbildung von Apollo und Daphne, aus der Galleria Borghese, zwei Skulpturen von Gian Lorenzo Bernini. Ich hatte keine Ahnung von so was.

Auf Daphnes Arm wuchsen Äste mit Blättern, Daphne wurde zum Baum. Ich gebannt. Dann erzählte sie, ihr Mitarbeiter sei aus Liebe vor einen Zug, erst gestern Abend, das hier sei die letzte Ausstellung gewesen, die er beaufsichtigt habe, der würde jetzt nichts mehr in zweijährigen Zyklen neu aufrollen.

„Biennale“, sagte sie. Das wär was gewesen mit him damals, die Kunst bloß ausgestellte, tote Objekte, er damals noch so lebendig. Ihr linker Mundwinkel hing. Zug statt Zyklus, „dein finales Werk, *Fiennale,* Federico.“

Ich hob waghalsig meinen Zeigefinger in ihre Endzeitvisionen. Was jetzt mit dem Job sei, hakte ich nach.

„Ach ja, genau“, sie lachte verkrampft laut, fuhr sich mit dem Unterarm übers Gesicht und fand ihren Fokus wieder. Sie drückte mich an der Schulter voran, führte mich durch weiße Säle und zeigte mir die Werke. *Müll zu Millionen.* Zu schnell für meine dilettantischen Augen. Sie kannte Kunst bereits, für sie wirkte alles gleich. Es sei die erste Ausstellung von Gianni Carson in Europa, seine neue Frau sei ja leider viel bekannter hierzulande, aber das ändere sich bald, überspielte sie unduldsam eine Hochnäsigkeit gegenüber anderen Frauenmenschen. Kali Manena.

Margarete geleitete mich durch alle Räume, bis auf den hinteren Durchgangsraum, der war mit hellweißem Kreppapier zugeklebt. Hinter dem Krepp ein Leuchten. Wie man da reinkomme, fragte ich. Sie zuckte mit den Schultern. Da sei kein Reinkommen, ohne die ganze Arbeit zu zerstören. Aha. Und mein Job? Na, Aufsicht, freute sie sich. Stellte sich hin und zeigte mir wie. Stehen und Schauen. Aufsicht. Stehen und Aufpassen.

„KEINE FOTOS!", schrie sie plötzlich und lachte dann abgehackt, verlegen. Ob ich es könne?

„Keine Fotos", sagte ich.

„HEY", brüllte sie, „BITTE NICHT ANFASSEN!"

Ich Heldenfrühstück brauchte Frühstücksgeld auf mein Konto, also stimmte ich ein, als sie meine Hand nahm und wir schmetterten gemeinsam: „BITTE NICHT ANFASSEN!"

Nach vorne durch die Ausstellungsräume zurück an eine Theke begaben wir uns wortlos. Erst da ließ sie meine Hand wieder los und ich wischte sie vorsichtig an der Potasche der Hose ab, während Margarete in ein Taschentuch schnäuzte. Sie kramte in den Stiften an der Rezeption. Es sei ja kein großes Ding, aber sie sei Aynur noch etwas schuldig und, sie stockte, das müsse jetzt wohl rasch eingelöst werden, bevor auch die –

„Bevor was?", fragte ich. Sie zuckte mit den Schultern. Ob es auch erst mal ohne Vertrag gehe, die erste Woche? Eigentlich mache sie sowas ja nicht, aber unter Bekannten. Dann klingelte es in ihrer Vibration. Ich freute mich über den Nicht-Vertrag des Moments. Sie ging ans Telefon: „MATTHEW, DARLING, HOW ARE YOU", und bedeutete mir, mich einzuarbeiten.

Nichts anzufassen. Keine Fotos zu machen. Ich ging auf Position, wie Margarete es mir vorgemacht hatte. Zwei Besucher traten herein. Ein älteres Pärchen. Die Frau sah aus wie eine Sechzigjährige, der Mann wie ein Busfahrer. Nur deshalb spazierte ich angespannt in den nächsten Raum weg, statt KEINE FOTOS zu brüllen.

Im ersten Ausstellungsraum fand sich ein schmales, weißes Pult und der auf den Fußboden markierte Umriss eines Quadrats. Auf dem Sockel ein Texttäfelchen angebracht, dessen Inhalt mich nicht tangierte, jetzt, da Herbert hier aufgetaucht war. Ich flüsterte atemlos in meine Voicemessage: „Credo, er ist hier, Herbert ist hier."

Was kümmerte einen noch das Konzept von Biennalen, wenn das Verdachtsmoment persönlich zwischen den ausgestellten, toten Objekten alte Kinderlieder summte. Ich schlich. Im zweiten Raum hing an der Wand eine gewölbte, elliptische Schale. Im dritten Raum hing ein Papierdruck direkt aus einem schmalen Spalt in der Wand. Darauf abgebildet waren zwei Menschen in Lederhosen, eine Frau mit Glatze und ein Mann mit langen Haaren. Ich schaute mich paranoid nach einer versteckten Kamera um. Der Mann trug lilafarben kolorierte Lippen und schwarze, rauchige Kohleaugen, die Frau, weiß untermalte Wangenknochen und direkt vor den beiden auf dem Asphaltboden war ein Flakon ohne Etikett abgebildet. Ich nahm das Bild genauer unter die Lupe. Meine Eltern, das konnte kein Zufall sein, mir konnte doch keiner erzählen, dass das Zufall war und Menschen abgebildet waren, die mich an Mitmenschen erinnerten, oder war das möglich, in der Kunst?

Die zwei Besucher verfolgten mich. Herbert und eine Frau. Meine Nase juckte. Verfolgten die mich? Meine Nase. Ich stand direkt vor dem Foto und nieste der Abbildung in den Schritt. Grüne Setzlinge wohnten jetzt auf der Kunst. Ich versuchte, meinen Hals freizuharken, hustete, schluckte, fasste nach meiner Stirn. Die Mandeln! Da schlurfte das Walross von damals um die Ecke und ich wich in den nächsten Raum.

Im vierten Raum bewegte sich ein Zirkel aus circa dreißig bis vierzig kegelförmigen Kunststoffgebilden, die von innen leuchteten und sich vor- und zurückbewegten. Bei unterschiedlichen Geschwindigkeiten nickten alle paar Minuten sämtliche Kegelgesichter gemeinsam wie zufällig in die Mitte ihres Kreises. Sie seufzten dabei und ich dachte, manche Kunst ist echt nicht notwendig, einfach nur da.

Ich riss der Müdigkeit wegen zwei der Kegeldinger um, lautes Geschepper, hielt meine Mandeln im Kehlkopf voll fest. War ja nicht mal krank also, nicht krank, ich nicht, ich doch nicht. In Raum Nummer fünf stand auf einem weißen Klotz der gläserne Sarg. Und darin ein Spiegel in 2D-Menschenformat. So gruselig. Ich meinte Jakob drin sehen zu können, oder Jakop, in einem Spiegel in einem Sarg, in einem Gesicht, das dumm aus der Wäsche guckte. Herberts Stimme erklang, das verstehe er nicht, wieso sei das alles zerstört hier? Der nächste und letzte Raum war nur der Durchgang, der keiner mehr war, die Kreppwand. Überall der Name, wie ein Firmenlogo oder eine Konfession drauf etikettiert: Gianni Carson, *hide and peek/Müll zu Millionen*. Hitzewellen. Mein Telefon vibrierte. Cord: Ob und wann ich endlich Aynur besuchen komme, es stehe schlecht um sie. Und ich konnte nur an mein Date denken, das am Abend auf mich wartete, oder wollte nur daran denken, doch jetzt, wo Herbert hier war, war plötzlich die Situation da, dass ich ihn würde fragen können, wo ist mein Bruder? Die Wahrheit. Aber mir wurde schwindelig davon. Ich tat einen Ausfallschritt nach rechts, hinter und vor mir die Stimmen des Pärchens, des Herberts. Das Kunstpublikum auf meinen Fersen. Pfeil durch meine Schläfe links, meine Schläfe rechts. Wie Mottenflügel an der Stirn, ein ganz andres Herz, das da im gläsernen Sarg schlug. Zu lange hatte ich in meiner Brust mich umgeschaut, Ausfallschritt rückwärts, dann ein leises Plopp und ich stand in dem geheimen Raum. Die Haut war durchtrennt. Das Krepp.

Die halbtransparente Kunst, komplett im Eimer. Alles sichtbar. Fuck. Paralyse im Herz, Muskel, Lunge, die Wahrheit. Ich, einfach aus Versehen in dieses Leben hier geplatzt: die langsamste Detonation. Würde Jakob mich lieben, wenn er es wusste? Oder hatte ich auch ihn bald auf dem Gewissen? Hatte ich im Zelt wen vergiftet mit meinen Mandeln?

In meinen Adern fiebrig das Gähnen und Fieber, der Stress, ich klappte zusammen, hinüber in die Kataplexie, die Schlafstarre, krachte auf den Fußboden und konnte mich nicht bewegen.

Die zwei Alten linsten durch den Schlitz im Papier und stiegen mir hinterher. Was für eine absurde Situation, meinte die Frau, während ich dachte, ich sterbe jetzt.

„Eine Skulptur, oder?“ Herbert kam an, pikste mit einem Finger in mein Gesicht. Die kunstinteressierte Begleiterin rückte ihre schmale, eckige Brille auf die vorderste Nasenklippe. Sie sah ihm ähnlich, vielleicht seine Schwester? Er, schnaufend, mit Herrenhandtasche daneben. Die Skulptur sehe so echt aus und sei so warm, sagte sie.

„Zu warm“, sagte Herbert wie ein Mäzen, der gern junge Biennalewerke katalogisierte. Etwas in seinem Blick stimmte nicht. Was stimmte da nicht. Nebelschwaden. Er erkannte nichts, erkannte mich nicht. Hatte Jakop vielleicht lange vergessen.

Begeistert von meiner Darbietung verließen sie den Raum, indem sie, durch die erste durchbrochene Kreppwand ermutigt, durch die andere opake Wand stießen und somit direkt ins Foyer zurückflanierten. Margarete kreischte, als wäre sie selbst von den Ausstellungsbesuchern durchlocht worden.

„WAS TUN SIE DA, DAS IST KUNST!"

Ihr Cousin habe Demenz, echauffierte sich die Begleitperson, der könne nichts dafür.

„WAS?? SIE VERARSCHEN MICH!"

Unverschämt, wie man kranke Menschen hier behandele, guten Tag! Schritte. Tür. Eine sich im Kielwasser der Beaux-Arts aufgelöste Brausetablette Margarete, die die Wände hochging.

„WO, WO?? KOPJA, du unfähiger Depp, du, OH MEIN GOTT, stirb nicht! Dagegen sind wir nicht versichert! Das ist nicht fair! Bist du, bist du Epileptiker? Narkoleptiker? Du glühst ja, heiß wie Magma, warte!"

Sie rannte und kam mit einem nassen Handtuch wieder, wrang es mir um die Schläfen, den Turban, ich sah aus wie Holles Handschuhe. Margarete so kurz vorm Burnout zu sich selbst: „Okay, ruhig Blut, komm runter Maggy, du hast schon Schlimmeres erlebt."

„Hast du?", fragte ich, als die Sprache zu mir zurückkam.

„NEIN", antwortete sie, blaffte, „nie wieder Schwarzarbeit im Whitecube", schminkte sich beim Telefonieren die Stresssträhnen und Tränen von den Lippen. Sie warf mich zur Tür hinaus. GEH ZUM ARZT, LASS DICH HIER NIE WIEDER BLICKEN. Ich war total aus dem Häuschen, leicht panisch, irgendwie charismatisch, unkontrolliert. Ich traute mich gar nicht zu fragen, wann mein nächster Arbeitstag sein würde.

Herbert war dement, das hieß, ich konnte ihn weiterhin beschuldigen? Er würde nicht widersprechen können? Oder war es an der Zeit, der Wahrheit ins Gesicht zu sehen? Mein Herz begann zu zerbrechen unter der Wucht dieses Gedankens. Ich musste mich mit Liebe kitten, reparieren. Jakob daten.

In der Heim@ duschte ich mich eiskalt auf Zimmertemperatur runter, machte mich hübscher, als meine blendende Gesundheit es zulassen wollte, tupfte meinen Schweiß, kühlte die Mandeln mit Schokoladeneis. Indessen war Holle endlich bereit ins Krankenhaus zu gehen, nun also doch, eingewickelte Mumie, mit Sonnenbrille ausgestattet, ob ich nicht mitkomme, es sei wohl die letzte Gelegenheit.

„Nein", sagte ich und erwähnte Jakob in vollster Erwartung, ich sagte ihr, ich sei so verwoben in sein Lächeln, da kondensiere etwas in meiner oberen linken Leibeshälfte, sie würde das doch verstehen. Ich sagte deutlich JA KOB.

„Von mir aus kann er Jesus Christus heißen, Freundschaft geht vor. Glaub mir, ich weiß, wovon ich rede", sagte sie und berührte beiläufig den Ex-Mann-Teil meiner Kleidung.

„Los, komm mit zu Aynur!" Aber ich wollte keinen weiteren Abschied von einer Person, die ich lieb gewonnen hatte. Ich lief aus der Tür, in der Holle wenig später stecken blieb, oder durch die sie nicht mehr durch passte, festgewachsen, gefangen sein sollte. Ihre Arme und Beine zu groß geworden, sie, eine Daphne wie auf der Postkarte, aber ich schaute mich nicht um.

Der Krähenweg 22, dritter Stock. Hörst du nicht die Glocken. Ich klingelte an der Wohnungstür. Ding dang dong, der Puls. Ich klopfte gegen die Wohnungstür. Bewahr mich, rett mich, speicher mich! Ich würde ihn fragen, wie ein Idiot. Ich würde sagen, willst du mit mir gehen? Und er würde sagen, nun ja, was würde er wohl sagen?

*

„Na, Großer?“

„Hallo.“

„Ach, du bist’s.“

„Ich bin’s“, sagte ich eingeschüchtert und aufgeregt.

„Na, dann komm mal rein.“

Weiße Räume traten ans Augenlicht, wie im Kunstverein, nur ohne Ausstellungsstücke. Ich rieb meine Augen. Schläfst du noch? Es gab nicht einmal Möbel oder Einrichtungsgegenstände. Lediglich die hellblau eingespannte Matratze, auf die Jakob mich legte und auf der er fragte: „Wie geht’s?“

Die Tür fiel allein ins Schloss. Ich war wirklich bei ihm, sagte: „Okay geht’s“, was eine virale Untertreibung war, aber alles, was im Hinterkopf vor sich ging, ließ ich mal außen vor.

Dann zog er sich sofort aus und lächelte rastlos wie einer im Zelt, einer auf Reisen. Seine Haut fertig an meine Finger. Hormonelles Gemetzel in meinen Synapsen. Ich hatte wie ein Suchtkranker darauf gewartet, glaubte ihm erneut mit Haut und Haaren, als er die Arme um meine Hüften warf. Klamotten wie Laub von meinen umstürmten Resten. Seine Arroganz, seine Messerschärfe im Lächeln. Immer wieder sein Mund und seine Augen, bis zwei gesättigte Leckermäulchen auf seiner Matratze aneinander sich ausgepresst hatten. Ich hing neben seinem Rücken wie an einer Düne und versuchte, ihn schlafen zu lassen. In seinem linken Ohr ein Fleck. Ich würde für immer von ihm wissen, diesem kleinen Fleck.

Die paar Fotos musste er, bevor ich gekommen war, aus seinem Portemonnaie geschüttelt und neben der Matratze aufgereiht haben. Auf einem umarmte Jakob eine junge, hübsche Blondine. Auf dem zweiten verstrubbelte er jemandes Locken. Und auf dem dritten Foto stand jemand im Berliner Holocaust-Denkmal wie in einer Sehenswürdigkeit. Und ich erkannte den Typ. Es war der junge Lockenkopf Locki vom Bahnhof, der Gewinner der TALENT*nacification*.

Jakob schmatzte und schob sich erneut an mich ran, er lokalisierte mich, erinnerte sich, dass ich da war, aber mein Anblick langweilte deutlich. Er verließ das Zimmer ohne ein Wort, kam zurück mit einer Flasche Wein. Ob ich wolle.

„Nein, danke", lächelte ich ihm mit Rehaugen zu, vollends sein Publikum. Er trank. Wie ihm diese plumpe Art der Nacktheit, die er an den Tag legte, egal war, genierte mich. Er steckte sich eine Zigarette an und rauchte und trank und sah mich gezielt dabei an wie übrig gebliebene Essensreste auf einem lange ignorierten Abwasch. Ich wusste nicht weiter. Wir hatten uns nichts zu sagen.

Er kam näher, die Hälfte der Flasche schon leer, kniete sich aufs Deckbett: „Was willst du eigentlich von mir?"

Weil ich die Frage nicht verstand, presste ich meine Lippen auf seine. Und auch, damit keine weiteren gestellt würden. Er drückte silbernen Speichel in mich hinein und ich trank ihm die destillierte Verzweiflung wie Quellwasser vom Rand. Er ging und holte nackt, wie er war, noch eine Flasche Wein für mich. Ich hörte nicht hin, wo die Gewissensbisse an meinen Fersen nagten. Versuchte freundliche Konversation, als er wieder ins Zimmer kam, die Kippe auf dem Fußboden ausdrückte. Ich lächelte, war doch wirklich bereit. Er hielt mir seine Hand an die Stirn. Ob ich krank sei.

„Nein", sagte ich, sei fit, gesund und normal. Pragmatisch packte er meinen Schopf und stocherte seinen Penis zwischen meine leicht entflammbaren Lavamandeln, als wolle er ein Tor mit diesem Speerschlüssel aufbekommen. Da befand sich aber kein Schloss, das dem Schlüssel in den Kram passte, und so probierte er, wenigstens seine Enttäuschung in mir abzuschütteln. Ich verschluckte mich dran. Fühlte mich dumm, versalzen.

„Hast du gut gemacht, Großer."

Er war profan, aber ich schaltete alles Empören innerer Stimmen aus.

„Quid pro quo", sagte er, „jetzt du."

Dann aß er sich auf meiner stehenden Tiefe fest, leckte meinen Schwanz mit der Maschinerie einer geübten Betätigung. Die Magie war verloschen. Wie in einem Hometrainer hängte er sich an mir drauf. Ich drosselte die großen Gefühle in mir auf ein realistisches Level, also unter Null, rügte meine bescheuerten Erwartungen tot. Er kaute wie ein Hund auf dem Liebesknochen.

Sieh nicht hin, dachte ich. Fühl da nicht hin. Es war ganz blamabel, ich hilflos, ausgestellt, wie ich ihm zum ersten Mal das Maul stopfte. Bis er sein Mäulchen frei machte, um die Worte zu sagen: „Fick mich."

Und ich fand mich nach den Regeln der pornografischen Filmindustrie tätig an ihm. Spuckte auf seine pulsierende Rosenblüte und schob meinen Penis rein, ein szenischer Fick, flach wie im Bildschirm, wie aus dem Netz. In einem weißweißen Schauraum, wie für Kunstwerke, tote Objekte. Ich beobachtete wie von außen, dass eine Installation aus zwei Menschen die Einseitigkeit einer nichtsmeinenden Zweisamkeit demonstrierte. Das Kondom, nicht benutzt, noch originalverpackt, eingeschweißt, fühlte sich wie zu Hause vergessen, zwischen den Laken, und guckte ebenfalls zu. Nur er sah nicht hin, sah nichts, wie es schien, verschloss vor etwas die Augen. Meine Haltung wurde unstet, ich würde bald kommen, und ja, ich wollte wenigstens *etwas* in ihm gewesen sein, sagte aber: „Ich komme gleich", doch nervös musste ich beschleunigen, weil *er* das von einer technischen Kooperation lauthals verlangte.

„Tiefer, KOLJA, tiefer, KOLJA", schrie er, „JA!" Hatte der meinen Namen auch noch vergessen?

„KOMM SCHON“, rammte er sich selber da dran, „KOLJA, KOMM IN MIR.“ Und trotz etwas wie Selbstekel entsprach er doch zu hundert Prozent meinen Lustprinzipien, sodass sich die Plackerei eruptiv in ihn hinein entlud.

Doch dann zog ich meinen Schwanz aus ihm raus, kam wieder zu mir, wollte ihn nicht anstecken, aber ich war zu schnell, sodass sich vorn ganz arg etwas verdunkelte und er mit brauner Lava auf meinen Stiel driftete. Oh Himmel. So was könne beim Analsex schon mal passieren, schimpfte er, ohne dass ich was gesagt hatte, er sagte noch: „Ach Scheiße.“

Bitte. Nicht. Anfassen. Keine Fotos.

Komischerweise war ich es, der uns in die Dusche bugsierte und alle Hebel zog. Er war ja besoffen. Ich wusch ihn plötzlich unerotisch, wie ein kleines Kind, bis nichts mehr an ihm dran war. Er selbst konnte kaum stehen. Er war davon betroffen, wie ein Kind, und ich kannte dieses Kind, war dieses Kind. Ich fragte, wo all seine Sachen seien. Er antwortete, er habe nichts mehr außer den Schlüssel zu *seiner* Wohnung. Wessen Wohnung? Das konnte nicht wahr sein, dachte ich, trocknete mit dem Kopfkissen erst ihn und dann mich ab, warf das lustig befärbte Bettzeug aus dem Fenster in den Hinterhof. Er legte sich. Mit einer grobmotorischen Geste berührte er das Foto von dem Locki-Gewinner. Obwohl oder weil ich splitterfasernackt mitten im Raum stand und ihn gerade gesäubert hatte, im wahrsten Sinne von seiner ganzen Scheiße gereinigt hatte, sagte er: „Ich vermisse dich“, und meinte na wen wohl. Nicht mich. Ich setzte mich zu Jakob aufs Bett, streichelte ihn und fragte mich, was ich hier noch machte. Er schielte mir auf die einst zerbombte Nase.

„Weißt du eigentlich, wie schön du bist?“

„Wenn du das sagst.“ Ich wühlte in meiner Hose, überlegte kurz, aber dann hielt ich ihm seinen Anhänger hin.

„Woher hast du, gib mir das bitte."

„Es ist nur eine Hälfte."

„Natürlich ist es eine Hälfte, was soll das. Gib!"

„Ich kann dir ein Ganzes schenken."

„Mann, laber nicht. Gib die Kette, Kolja!"

„Ich heiße Kopja." Ich schloss die Faust, zunächst aus Gewohnheit, dann aus Angst vor der Gewissheit. Das Wissen tat weh und tat so weh und ich kannte mich nicht wieder, aber wir kennen dich, Kopja, sagten die Stimmen in mir, du glaubst und glaubst und glaubst an das Gute, egal, was dir widerfährt.

Und ich hätte mir was anderes einreden wollen, aber die Realität war: Jakob schlug mit Worten zu, sagte: „Dann behalt es doch!" Er fuhr mit Fingern in seine Strähnen, hatte auch wen verloren. Er zog sich an, nahm seine Fotos und rannte. So schnell er konnte. Und ich blieb mit einer zerrissenen Hälfte in der Hand, bis das Licht draußen unterging.

Ich erstarrte zu Sandstein, starrte auf die offene Tür, bis das nächste Tageslicht am Fenster aufging. Und weiter bis es wieder unterging. Kein Anruf. Keine Meldung. Keine Rückkehr des Ausreißers. Weiter, weiter, bis das Sonnenlicht erneut aufging. Mein Hirn ein weißer Raum ohne Inhalt, während ein weiterer Tag sich neigte und am dritten Tage mein Fieber runtergegangen war, Verstand wieder einsetzte, Magen knurrte.

Ich hängte mir das halbe Herz um, zog mein Zweifell mit der goldenen Seite fest um mich, da standen auch schon Makler und Mietinteressenten in der Tür. Ich hob den Schlüssel vom Boden und machte die Übergabe. Mein Körper war ausgezehrt, meine Lungen wund, meine Stirn von Bächen gewellt, Mandeln und der Mund trocken. Durst auf Fruchtsaft trieb mich an und die Blicke der Mietnomaden nach draußen. Der

Schritt über die Türschwelle nach draußen war in Wahrheit der Schritt über eine sehr alte Delle.

… UND DIE TOTEN. ICH GLAUBE AN DEN HEILENDEN SCHWEISS, …

Jahrelang hatte ich mir eingeredet, dass er noch lebte, und verdrängt, was wirklich passiert war.

Wie ein räudiger Köter strandete ich durch die Wahrheit und die ungewohnt menschenbevölkerte Stadtstadt. Eine Demo war dabei sich zu formieren. Sollte ich endlich am echten Leben teilnehmen? An der Realität? Vielleicht war es nach den letzten drei Tagen nicht der Rede wert, dass ich wie ein Depp zwischen mehr oder minder politischen Demonstranten auf dem Bürgersteig zusammenklappte. Dann Blaulicht.

Aber eine Stimme in mir sagte: DU HAST DAS ZIEL FAST ERREICHT, ICH BIN SO STOLZ AUF DICH, als betete sie/ich nun zu mir. Und wie ich so dalag, antwortete ich dieser Stimme in mir, die neuerdings ein bisschen wie Pinky klang, aber ein bisschen auch nicht, ich sagte ihr: JA, ICH GLAUBE … ICH GLAUBE, DU HAST RECHT, NOCH EIN PAAR METER, DANN IST ES GESCHAFFT. ICH HAB DICH SO GERN.

Sie hoben mich auf eine Trage und ich dachte an Aynur und Cord, fragte, ob ich einen HIV-Test machen könne, und ich war so glücklich wie nach einem gelaufenen Marathon. Die Siegerehrung würde ich auch noch packen.

* * *

Mein Glaubensbekenntnis
würde dran glauben müssen, für das, was ich vorhatte.

Ich wachte auf im Gang des Krankenhauses. Zivilpolizei neben Zivildemonstranten hingen einander matt von den Schultern, malvenfarbene Tupfer, die ihnen unter die Haut gegangen waren, von Steinen oder Schlagstöcken. Etwas ging vor sich in der Stadt. Eine Erinnerung holte mich ein und bewegte sich am Rande des verbliebenen Scharfsinns, wie am Rande einer Weltscheibe, die immer schon eine total platte Angriffsfläche gewesen war.

Ich wollte mich befreien von meiner Geschichte. Doch dafür musste erst mal die Nadel aus meinem Arm entfernen. Wozu brauchte ich einen Tropf? Da purzelte auch schon ein mit Leinenstoff gestärkter Krankenpfleger heran, um mir, störrischem Patienten, den Stecher wieder reinzuverfügen. Der müsse drinbleiben, ich sei total dehydriert, wie es mir gehe, ich sei auf offener Straße zusammengebrochen, also unpolitisch, im Gegensatz zu all den lädierten Demonstranten, aber dennoch gebrochen. Er fingerte an meinen Augen, meiner Haut, ob das bekannt sei, meine Haut, ob das bereits untersucht sei, er wolle mich besser auf eine andere Station verlegen, ansteckungsbedingt. Ich schob ihn von mir, das sei nur Blässe, ich sei Egoholiker, deswegen. Ich sei sonst aber gesund und fit und alles, kein Problem. Ein Arzt komme gleich, ermahnte mich der Pfleger, aber es sei ein ziemliches Chaos im Moment, wegen der Demo. Nein, nölte ich, ich bräuchte keinen Arzt, es sei nur ein bisschen Fieber gewesen und ich fühle mich schon viel besser, ich müsse jetzt gehen, rennen, habe es eilig. Aber der Kümmerer ließ nicht locker. Er hätte noch Papiere hier und außerdem müsse mich erst ein Arzt untersucht haben, diktierte er. Ich pulte an meinem Splitter im Finger und tat so, als würde ich ungeduldig, aber brav auf meine Entlassung warten.

Es kamen neue Schnittmuster verletzter Demonstranten rein. Geprügelt, geschlagen, gekränkt. Aber auch passable Passanten mit Kopföffnungen, wo keine Kopföffnungen hätten sein sollen, zwei Polizistinnen mit Sprühfarbe im Gesicht. Pflegepersonal schwirrte überfordert aus den Zimmern in den Flur und von dort in das Schwesternstübchen, kodierte oder codeinierte im Vorbeigehen den Platzverwunderten provisorische Abdichtungen drauf.

Sekunden bevor der Tropf sich geleert hatte, beschloss ich, mich auf den Weg zu machen. Ich erhob mich glimpflich und schliff den Ständer bis zu einem Wagen mit Binden und Urinbeuteln. Verkeilte die Zähne ablenkungstechnisch ineinander und zog mir ratschend das Stiftchen aus dem Kanal. Paar Blutströpfchen. Hobbyprofessionell stöpselte ich ein Stück Watte vom Waggon aufs Nadelöhr in meiner Armbeuge und band ein bisschen Klebeschnur drum. Wunderhübsch sah es aus, wundhübsch. Zufrieden mit meiner Ersten Hilfe orientierte ich mich an den Zimmern und suchte dann nach der richtigen Station. Das ganze Krankenhaus stand Kopf. Die Verletzten im Gang sahen aus wie geschminkte Komparsen aus einem Kriegsfilm. Ihre Megaphone hingen wie abgeboxte Brillen schräg vom Gesicht. Ich rief sofort Jakob an, zu wissen, ob es ihm gutgehe, aber die number sei temporarily not available, hieß es. Tja.

Einige Gänge weiter fand ich, worauf ich gehofft hatte. Cord stand vor mir am Snackautomaten und schlug dagegen.

„Kopja?"

Der Kaffeewagen fuhr an uns vorbei, verschlammte in zwei dickeren Herren und drehte die Reifen vollbrünstig durcheinander. Über das Geschrei und Getöse im Kugellager, war

Cord fast nicht zu begreifen. Er nahm uns archaisch zwei Kannen Kaffee von der tobsuchtsanfälligen Service-Pflegerin und stahl uns davon. Ans Bett protokollierte er uns, schüttete Kaffee für mich, danke, ach Cord, ja das reiche schon, danke und eigentlich wollt ich nur eine Sache versuchen.

Das sei Aynur, zeigte er und ich wusste die Sache Bescheid. Sie lag auf dem mordsmäßigen Bett wie eine Winterstarre persönlich. Die Schläuche und Saugnäpfe staken dekorativ an und in ihrem durchtrainierten Gestell. Das Bobhaar unverändert hinter den Nacken gepfercht. Die Kissenfalten pfeilten kreisförmig an ihren Kopf, der Heilgenschein, auch das wie gehabt.

„Hallo", flüsterte ich, aber Cord gab zu verstehen, dass Aynur noch schlafe.

„Ja, Koma", sprach ich es aus, „nein, schlafe", knisterte er. Sie könne sich mit Blinzeln verständigen. Aha. Ich wusste nicht, was ich darauf antworten durfte. Trank große Schlucke vom Kaffee. Machte mir trotz allem noch Sorgen um Jakob, wie ein diplomierter Volltrottel. Aber darum ging es jetzt nicht, ich räusperte mich verlegen, äußerte meine Bedenken zu den Vorhängen hin, aber dass ich Aynur gern zur TALENT-*nazification* fahren wolle. Es sei doch ihr Traum.

Darüber habe er auch nachgedacht, nickte er verständig, aber dafür brauche sie eine falsche Nase und ein Pseudonym, damit ihr Stalker sie nicht finde. Ich nahm Pflasterband, das mir wie ein Armreif ums Handgelenk hing, und klebte ihr eine lustige Schnabelnase auf. Wie einen Schokoladenbart. Er nickte. Erschrak. Na toll, jetzt sei sie aufgewacht. Sofort schirmte er sich über das zwinkernde Talent: „Heey." Und ich konnt's nicht drin halten, in mir, ohne es mit einem weiteren Tässchen Kaffee gegenzuschüttern. Ich schaute auf die Jahreszeit vorm fest geschlossenen Krankenfenster, dann auf die Uhr an der Wand. Tick tack. Der Kalender. Tick. Wie lange hatte selbst ich in völliger Umnachtung gelegen? Das Casting fand statt. Tack. Es war der erste Tag des mehrtägigen Castings! Auch wenn wir beide nicht eingeladen waren, das Bild eines Farbfotos schnellte geschmacklos schnell auf meinen Autoaggressionsnerv: der Locki, zahnpastaweiß, Casting-Gewinner, Jakobs ultimativer Freund, natürlich! Cord, das ist heute!

„Was ist heute?"

Aynur blinzelte.

Die Tür blätterte auf und eine Kaffeeschwester hatte es wagenfertig bis zu uns ans Zimmer beschafft. Noch Kaffee?

„JA", flennte ich mit flammendem Haar. Immer her damit und kippte mir die halbkalte Plörre direkt in den Kanister, um widerlich, widderlich, vom Sternzeichen her gesehen, määh, wieder aufzufüllen, besann mich eines Becheren und beschlagnahmte den kompletten, verrammelten Waggon an meine Seite. Die Schwester oder den Pfleger warf ich zurück in den demonstrantischen Orkus. Tat mir ein bisschen leid, aber es gab keine Zeit zu verlieren. Cord und Aynur noch immer fassungslos an meinem Plan angespannt, rief ich: „Cord, ICH MUSS AUS SEINEM SCHLAFENDEN VULKAN AUSBRECHEN, AUS JAKOPS SCHATTEN, mich öffnen, ohne dass jemand anderes explodiert!" Die Wahrheit endlich eingestehen.

„Geht es dir gut, sag mal?"

Mir prellte die Offensichtlichkeit so hammertief rein, dass ich kaum atmen konnte vor Kaffeewucht. Ein paar Tränen liefen auch runter. Es erschien mir auf einmal alles so simpel. Gleichzeitig dachte ich, wenn ich gewinnen würde, haushoch, höher als der Locki-Lover, den Jakob gelovt hatte, vielleicht käme dann wenigstens der zu mir zurück? Es kam mir beinahe dumm vor, so logisch war es, hin- und hergerissen zwischen Loslassen und Festhalten, Kaffee trank ich, KAFFEE. Aynur wolle auch so gern, trauerte der Cord sich wiederholt in meine Hörnähe, sie habe das eben gezwinkert, Morse, weißt du. Wenn sie unbedingt wolle, hier! Ich bot ihr Kaffee in den Schlauch.

„Zur TALENT*nazification* meinte ich", stöhnte Cord und schlug mir den Käff aus der Hand.

„Bist du sicher? Ja dann nehmen wir sie mit."

„Das geht nicht, sie kann ohne die Geräte noch nicht."

„Das klappt schon, los, die Zeit läuft uns davon!"

„Wir können da nicht raus, mit den Demos und allem, die Hölle ist los!" Und im Gegensatz zum immer milden Cord wurde ich so richtig größenwahnsinnig.

„Wir machen das einfach." Nebenbei seilte ich kleine Augen auf mein Megaphone, um das Tohuwabohu der Straßenkämpfe selbst auszukundschaften und tatsächlich schien eine Pforte von unten geöffnet, denn die Bilder und Amateurvideos, die meine Pixelfläche von allen Seiten zudeckten, ließen kein Erbarmen mehr zu. Aber was war denn wirklich wichtiger als das eigene Überleben? Na? Richtig.

„Auf geht's", posaunte ich und hob Bodyguard Cord auf den in Glasaura folierten Körper seiner schönsten Whitney im Land. Er weigerte sich zwar, aber ich pferchte ihn von schräg oben nach schräg unten in das Schuhfach des Bettgestells. Ich hatte jetzt keine Nerven für seine Lappalie, rollte den Bettwagen von der Wand ab und die Kabel an Aynur spannten. Sie blinzelte wie Spelunkenfenster während einer Thekenschlägerei.

„Ja, ist ja gut", streichelte ich das Huhn in ihr, riss ein Notstrom aus der Wand und stöpselte Aynurs USB-Stecker direkt in den vorläufigen Blitzkasten Belebungsapparat. Ich hupte eine letzte Warnung in den Breitengrad.

„Wahrheit“, prustete ich, „jetzt sagen wir einmal die Wahrheit, Jakop!“ Und mit einem Affenzahn segelte ich durch die Zimmertür, kegelte alle Leichen und solche, die es noch werden wollten, aus meiner Bahn. Nichts konnte mir mehr im Wege bestehen. Durch die Gänge prellten wir an Ecken und Kanten, Cord schrak auf, wollte zurück an Aynurs Anschluss, sie sichern. Aber hier gab es kein Halten und Sichern mehr, Aynur wollte schließlich auch talentiert und gesehen sein. Über Bande stürmte ich sie schubhastig durch alle Menschbälger, bis wir die Gebäudemauer des Krankenhauses wie eine Schwimmhaut durchschnitten hatten, skalpellmesserfroh.

… durch zeilige, listige Türchen, …

Auf den Straßen war die Endzeit, wie man sie aus dystopischen Romanen kennt. Es prügelten sofort die anderen Geister auf uns ein, Kommandeure, Deserteure, minderjährige Linke und Rechte, die gleichgesinnten Alten saßen derweil in Büros und kommentierten gehässig, was sie sich nicht trauten oder als Jugendsünden betrauerten, und zählten ihr Geld. Ich hatte davon Verweise gesehen, auf meinem Megaphone, in Berichten und Newsblogs, die physische Realität allerdings zerdrückte einem die Seele auf bedrückendere Weise. Ich holte deswegen schleunigst das Phone hervor, den Kompass, klemmte mir meinen Windschutz vor die Augen, auch aus Respekt vor den realen Ausschreitungen auf den Straßen, denn wenn ich es über einen Bildschirm sah, war es weniger echt. Wie ein pfeifendes Zäpfchen torpedierten wir drei durch den Mastdarm tobender Massenansammlung, stießen vor, hups, huch, sorry, durch geistig verstopfte Menschenwellen. Die Leute schlugen, rissen und schossen einander ab, peng, peng, peng. Blutsalven prickelten durch die Luft wie Bier oder O-Saft Perlen in den Werbefilmen. Aber wir demonstrierten da nicht mit, wir demolierten uns von Ort und Stelle hin zum nächsten Ort der Schwelle. Mit gay abgeknickten Handgelenken säbelte ich alles nieder, was mich besprang, manövrierte über Bürgersteige, Parkplätze, befahrene Straßen, die blaugraue Rennbettfahrt zur Stadthalle, zum Casting, kam unserem Ziel näher, doch ich dachte, wir können uns niemals allein casten lassen. Es benötigte eine Gang, eine Gruppe von Kidz, von mehreren, eine diverse Einheit der Vielen, um das darzustellen, mich, Aynur, uns darzustellen, eine Gruppe, um sichtbar zu werden.

Hastig chiffrierte ich die Nachricht ins Phone @alle:

#brauche #DEINE(jede): Hilfe. Casting für TALENTnazification in weniger als sofort-vielen Sekunden. KOMM und reih dich ein in eine Performance und die enormgrößte Schau des Planeten, hihi, ihr wisst schon @Stadtstadthalle #sofort.

Die Vibration der Antworten zog Schlieren unter meinen Scheibenwischern.

Pinky: Hey, ich hab Zeit.

„YES! Bring Perücken! Kostüme!"

Pinky: Alle?

„Alles, was du dahast."

Pinky: Kannst du haben! Rosa kommt auch.

Cord, Aynur und ich preschten durch die umstehenden Böcke, Themenblöcke von unzähligen änderungszornigen Leuten, Lumpen und Lärmbelästiger_Innen*XXY:TQIA+, die alle eigentlich so gar nicht mehr wussten, wo sie hingehörten oder welcher „Verfassung" sie schwören mussten, sobald die Demo vorbei war. Alles immer austauschbar im Rausch.

Vor uns die Stadthalle. Das Casting rief. Es führte nur ein Weg dorthin, und das war der eigene. Wir brachen durch die letzten Mänaden und Satyrn, rollten in die Stadthalle, trafen am Eingang Pinky und Rosa, begrüßten uns und mensch war'n wir alle baff, noch am Leben zu sein, Rosa und Pinky ein Poly-Paar übrigens, im Partnerlook. Ich liebäugelte.

Dann ging es direkt auf den Stand zu, an dem sich die TALENT*nazifaction*-Mitarbeiter*innen verdingten. Ein Praktikant wartete explizit auf mich und pinnte mir eine Nummer an die Brusthöhe. Ich bedankte mich und die Kameras, die Augen des Mediengottes, schwebten in Teams auf uns zu. Schnittig erklärte ich Pinky und Rosa, dass wir alle Perücken bräuchten. Und ersie freute sich, es gebe einen ganzen Pferdewagen voll mit Kleidern, Requisiten und Feuerwerk. Da wusste ich, wir würden in die Geschichte eingehen und meine Geschichte reenacten wie damals auf dem Festival, kapiert?

„Kapiert."

Praktikanten wuselten und pinnten auch Aynur ihr Schildchen mit Bewerbernummer dran, ihr Name war jetzt Sertab Güngöl. Ich schaute Cord an, der schaute in die ausgeschaltete Deckenbeleuchtung der Halle. Runde Löcher. Fünfzigerjahre-Bau. Aufgrund der Demonstration seien wir die einzigen Kandidaten, die sich hergetraut hätten, sagten sie uns. Damit zäunte der Oberpraktikant uns in die Schneise zum Hinterraum und schob mich an die Bühne. Ich würde nur als Gruppe auftreten, erklärte ich stur.

An der Hinterbühne sammelten sich sofort weitere Kameras mit Suggestivfragen an, interviewten irgendwelche alten Kamellen aus meinem Hirn raus. Familie, Freunde, Partner, alles wollten die Kameras wissen, wie ich aufgewachsen, wer meine Vorbilder, was meine Story, mein Label sei. Kommt gleich, sagte ich. Rosa und Pinky fuhren ihre Requisiten bis an den Vorhang. Dann gab ich den beiden ein Zeichen, das wir nie abgemacht hatten, aber sie wussten augenblicklich, was zu tun war, und rüsteten sich – auf die Plätze fertig los.

Das jüngste Gericht oder Gedicht oder mehrere Gesichter etablierten sich vor meinen vielerlei Persönlichkeiten, als wir auf die Bühne traten.

Die medienmächtigste Fernseh-Jury aus Musikbusiness-Nazi, Promi-Nymphe und Ruhm-Nulpe sah uns erwartungslos an.

… Geheimkraft der Weiligen, …

Diese drei sollten jetzt über meine, unsere Tauglichkeit entscheiden. Ich steuerte meine Augen selbstsicher in die unbeeindruckten Vertiefungen gehobener Augenbrauen und ohne ein Wackeln in der Stimme sagte ich: *„Guten Abend liebe Jury! Laufen die Kameras? Gut.*

*Dies ist die Geschichte, wie ich meinen Zwillingsbruder aus Versehen … umbrachte, mich … aus Versehen … in ihn verliebte, als ich ihn Jahre später wiedertraf … ja, wiedertraf! Und wie meine Freund*innen und ich während einer Naturkatastrophe erst herausfanden, was es bedeutet, ein echter Mann zu sein … Und warum die große Liebe mir selbst da wieder durch die Lappen ging … Also, die Story beginnt zunächst etwas toxisch, aber rasant, männlich eben, sind Sie bereit dafür? Ich bin es.*

Let's go …“

Während meine Freund*innen dieses Theater auf der Bühne mitspielten, ein Leben im Schnelldurchlauf in die Medienaugen inszenierten, machte die Jury ihre Notizen. Als wir in meiner Erzählung beim Casting, also bei der Gegenwart, angelangt waren, atmete ich tief durch.

Jury1 (männl.): Das war's?

Jury3 (neutr.): Was ist mit Ihrem Bruder?

Ich hatte Jakop beim Schlafen beobachtet in der Nacht, bevor er ausgerissen ist. Ich habe ihm eine goldene Locke abgeschnitten. Mit dem Unkrautmesser, die Locke direkt neben den Schläfen. Aber wenn ich ehrlich bin, hatte ich schon da die Veränderung bemerkt.

Er atmete nicht mehr.

Ich bin das hier auf der Bühne zum ersten Mal alles durchgegangen, glaube ich. Ich habe noch nicht einmal sein Grab besucht. Es gibt da eine Urne, mit Asche drin. Dafür gab es keine Sprache.

Jury1 (männl.): Generell gesagt, Ihre Geschichte gehört nicht auf eine Mainstreambühne. Ändern Sie Ihre Story, dass sie etwas mehr Gehalt kriegt. Und mit Gehalt meine ich, Sie wissen schon. Konto. Stimmen wir also ab.

Jury2 (weibl.): Ich will sehen, was er uns in der nächsten Sendung auftischt.

Jury3 (neutr.): Ich wähle ihnsie auch eine Runde weiter!

Jury1 (männl.): Ich weigere mich.

(Empörte Blicke der Jury2 und Jury3)

Jury2 (weibl.): Wir haben uns aber doch schon entschieden. Zwei zu eins. Die Vorstellung ist weiter.

Jury1 (männl.): Meine Stimme zählt doppelt. Dreifach.

Jury2 (weibl.): Die Zeiten haben sich geändert Bürschchen.

Die weibliche Jury zog ihm barsch die Uniform aus, trat ihn vom Podium, knüllte die Ecken eines herumliegenden Zettels zusammen, kaute darauf und begann den Jury1 mit Spuckebällchen zu befeuern. Danke, rief sie, NÄCHSTE! Praktikanten kehrten Requisiten und Möbel, die Kuckucksuhren, Fotoalben, Kleider, Zapfen und Schminke von der Bühne. Rosa und Pinky kümmerten sich um den Requisiten-Anhänger. Die Show war gelaufen, die Geschichte erzählt. Jetzt musste ich nur noch ausgestrahlt werden. Ich wollte bereits den Raum verlassen, da regte sich Cord.

„Was ist mit Aynur?“

Jury1 (männl.): Küss sie wach, Trottel!

Und Cord begann mit großem Unbehagen sich ihr sexualisiert zuzuneigen. Noch bevor seine Lippen die ihren berührten, wachte Aynur schlagartig auf, presste ihn kaltschnäuzig von sich, knöpfte zittrig das Namensschild von der Brust und sagte, so was Überholtes brauche *sie* nun wirklich nicht. Überhaupt, sie dürfe nicht ins Fernsehen, Cord, kannst du keine Morse deuten? Was, wenn der Typ mich sieht? Cord machte Augen und Fragezeichen in die Luft. Dann seine Augen voller Hilfeschreie zur geliebten Person Aynur. Sie beruhigte ihn, sie habe keine Lust mehr auf fame, unter uns, sie wolle mal besser das Land verlassen, vielleicht Frankreich oder die Niederlande. Aber zunächst von dieser Trash-TV Bühne runter Leute.

Applaus von den Praktikant*innen. Aynur stand auf, stützte sich auf Cord, da ihre Muskulatur käsig wie nie zuvor von den Knöchlein hing. Sie verbeugte sich. Mehr Applaus. Ob Cord nicht Lust habe sie zu begleiten, wo immer es hingehe, ihr Albino-Pfau, penibler Engel-Freund zu sein, eine Gehhilfe. Er mit dem Kopf wie ein Welpe aus offenem Autofenster. Volle Fahrt voraus! Wir traten alle gemeinsam raus aus der Stadthalle. Die Demo hatte sich gelegt wie ein Wetterleuchten. Nur noch Müll und Speisereste lagen in der Übrigkeit verstreut, wenige Gliedmaßen. Ich atmete auf. Pinky, Rosa und ich umarmten einander. Sie packten den Lastanhänger voll mit den Kostümen und brachten alles zurück zum Reitgestüt. Wir winkten. Luftküsse. Es blieben Aynur, Cord, ich und abgesägte Wahlplakate. Die Wahlen waren gewählt und wir hatten alle nichts davon mitbekommen, weil wir beschäftigt gewesen waren mit so Sachen.

„Mit Koma“, sagte Aynur, an ihr liege es auf jeden Fall nicht, wenn das Land vor die Wölfe gehe. Sie sagte, sie habe keinen Bock auf ihr wisst schon was. Sie verabschiedete sich von mir, wolle lieber gleich den Kontinent verlassen, hätte genug Geld gespart und vielleicht war big business doch nicht ihr Ding. Nicht hier. Lieber Abenteuer, gerne mit Cord, „als Freund, nicht als Flirt“, sagte sie. Er quiekte zufrieden wie ein Lämmchen. Mehr habe er nie gewollt. Er kam zu mir, sagte, er habe nur ständig gedacht, er müsse so sein. Besitzergreifend. Er sagte: „Mein Junge, wird es ohne uns gehen? Du bist jetzt alt genug.“

Ich sagte: „Laber nicht“ und küsste meine Freunde auf ihre Münder, damit ich wenigsten dadurch mitteilen konnte, wofür mir der herkömmliche Wortschatz eines emotionsarmen Landesvokabulars nicht ausreichte, außerdem sei ich kein Junge.

Die zwei freuten sich für mich, sie zogen von dannen.

Und ich fragte mich: Ist es das gewesen? Mein bisheriges Dasein ein mordslanges Selbst-Casting? Ein Auswahlverfahren der vermeintlich richtigen Man(n)ieren und Entscheidungen, der angeblich richtigen Körper, Geschichten, Sexualitäten? All diese Charaktere, die wir eben auf der Bühne nachgespielt hatten – sie mochten alle ich gewesen sein, vielleicht niemals echte Menschen aus meinem Leben, sondern Charakterstärken und -schwächen, anhand derer ich mich in der Vergangenheit selbst behandelt, betrachtet und geformt habe?

Also natürlich waren sie alle echt. Diese Figuren in meiner Erzählung. Absolut echt. Ja, ja. Ja.

Aber was wäre, wenn alles bloß Charakterzüge von mir gewesen waren, auf deren Gleise ich mich gelegt hatte. Auf deren jeweils spezielle Weisen ich mich stets bewertet, verurteilt, vorverurteilt hatte, bis zu diesem jetzigen Punkt in meinem

Leben, an dem ich sie alle an die Oberfläche gesprengt sichtbar gemacht hab, reflektieren kann, denke, glaube, sie reflektieren zu können. Hieße das dann, die Geschichte ist hier zu Ende? Ich – fertig? Das ewige Selbst-Erobern vorbei? Möglich. Jedoch dauert das Leben für gewöhnlich weiter an, nach einer, wie heißt das – Selbsterkenntnis?? Besser: Nachdem mensch sich zum ersten Mal durchgecasted und die Auswahl aus den vorhandenen Persönlichkeiten getroffen hat – die wirkliche Arbeit fängt doch erst genau danach an! Wenn die Auserwählten zum Einsatz kommen! Ey, wenn ich wüsste, wen ich behalten und wen ich loslassen will, welche Eigenschaften, welche Anteile ebendieser Figuren aus meiner Vergangenheit, welche von ihnen vermischen, als in mir zusammengepferchten Cast von Abdrücken, Schatten, Schablonen, Spuren, die ich eigenhändig aus jeder Begegnung abgeerntet, wie frisches Magma aus mir, wie Fruchtsaft, Öl, eine Essenz nun auf den Teller meiner Zukunft ausgestülpt hab, wie damit weitermachen? Wie?

Dies ist die Geschichte, wie ich genau das hinzufüge! Das behalten, das los … Lassen Sie uns also noch ein winziges Stück den kommenden Weg entlangstrolchen, sagte ich mir, wie eine Jury der Selbstjustiz (im wahrsten Sinne), oder wie ein Showmaster, sage es mir – bin immer auch mein eigenes Publikum und sage es uns, euch, wem auch immer, all denen, die auch in der Erwartung auf die nächste Folge, von noch mal und noch mal Fortsetzung folgt verfolgt werden: wir, oder: ich, mit Popcorn gebannt auf mich selbst als 16:9-Teaser starrend, spreche den Dialog im eigenen Film mit, sage … *nur ein kleines Stück weiter wollen wir brennen, verglühen, übers Ende hinaus,* um das Erkalten dieses Casts, dieses neuen Fundaments, dieses handverlesenen und ineinander legierten Amalgams in die Story mit einzuebnen, und wie sich der Lauf der

Dinge nach der eigenen Eruption nicht umdreht, auserzählt, denn: *Dies ist (auch) die Geschichte (wie jede Geschichte vielleicht), von dem, was der unaufhaltsame Lauf der Dinge tut, wenn wir Teile in uns festhalten oder loslassen – was der Lauf der Dinge tut, nach deinem Vulkanausbruch … bist du, sind wir:*

Sind Sie bereit dafür?

Ich ging also heim zu meiner Holle, der ich so wenig Aufmerksamkeit geschenkt hatte wie bisher sonst auch allen, die nicht ich selbst waren. Das musste sich nun ändern. Aynur und Cord hatten mir das wohl verziehen, indem sie nun selbst sich verzogen, mich zurückließen und ich verstand erneut etwas.

Während ich umtriebig gewesen war und meinen angestauten Inhalt fast gänzlich in das Casting geschüttet hatte, war mit Holle derweil ein schreckliches Wunder geschehen. Sie hatte ihren Kokon aus alten Frotteetüchern gesprengt und saß zu Hause im Wohnzimmer voll versteift. Sie war eingewachsen in ihren Urwald, war ein ganz großes Kraut geworden mit harter, fetter Borke. Wirklich, ich glaube, sie war ein mirakulöses Unkraut geworden, knorrig wie ein menschgroßer Affenbrotbaum. Ich glaube ganz fest dran. Warum sonst bewegte sie sich nicht? Es gab keine andere Erklärung für ihre Veränderung, außer die extrem seltene, warzenartige Hautkrankheit *Epidermodysplasia verruciformis*, an der sie, wie ich jetzt feststellte, litt. Sie saß ganz stumm auf ihrem Sofa und ich setzte mich auf ihre kalten Füße, oder das, was von denen abwucherte, und schaltete den Fernseher an. Auf dem Flimmerkasten liefen Nachrichten.

Ohne Ton kamen Sequenzen von Menschen, die mit Banknoten anders aussehende Menschen fütterten, wirklich, und Bilder von Pflanzen in den Städten und von gewählten Wölfen, also Bestien, glaub ich. Da sagte ich zu Holle: „Die Faschos glauben, im Leben gäbe es Unkraut."

Und sie antwortete hölzern: „Was wächst, kann kein Unkraut sein."

Ja. Und da, glaube ich, schaute ich auf meinen Finger und tatsächlich, der Splitter war hinaus, war mir ausgefallen. Hier, das ist die Narbe, seht. Seht doch! Und dann, was war dann? Ein paar Tränen liefen runter. Ein paar viele enorm feinadrige Tränen liefen und liefen, weil er tot war und ich das jetzt einsah, ganz bewusst wusste, dass Jakop, mein Bruder, tot war, plötzlicher Kindstod, und auch endlich verstand, dass das Abschneiden einer Locke ihn nicht umgebracht hatte. Sie liefen, die Tränen, und ich konnte kaum Atem aufnehmen, so unbändig liefen sie, er war tot und tot, zum ersten Mal beweinte ich meinen kleinen Bruder und ließ die ganze Sache los, verlor den Boden, verlor ihn endlich, ließ los, wählte das Loslassen, öffnete die Arme, öffnete Augen, öffnete diese Schatulle, welche Schatulle, eine Schatulle, aus der liefen die Tränen, eine rote Schatulle, eine blaue Schatulle, eine graue Schatulle, eine schlaue grausame Schatulle, die das Gift in sich gehalten hatte. Ich glaube, kindlich tätschelte ich Holles Wurzeln und sagte, mir sei da was ins Auge gekracht, und dann sagte ich lachend, ich weine bloß.

Der Bildschirm flimmerte Promi-News über mein kleines Drama. Eine deutsche Jungdesignerin war mit dem Prinzen von Schweden liiert, was für ein Skandal war bitte der Altersunterschied! Polit-News. Ein junger Schwarzer in Hemd und Krawatte auf Tribünen, an oppositionellen Mikrophonen. Und dann, Breaking-News, die Ablenkung schlechthin:

Der Laacher See, ein Calderasee des gleichnamigen Vulkans in der rheinland-pfälzischen Vulkaneifel, sei zunächst über Wochen aufgedampft, hätte Temperaturen in ganz

Mitteleuropa gehoben und für abstruse Naturereignisse gesorgt, die Intensität der Sonneneinstrahlung durch chemische Umwandlung der Luftatome überladen, eine Art Epoche der Pflanzen eingeläutet.

„Mach mal lauter", raschelte Holle, aber die Batterien der Fernbedienung waren leer. Wir konnten nur am Bildrand mitlesen. „Vulkanausbruch" stand es da. „Vulkanausbruch" und Bilder von einem dunklen Horizont, durchstoßen von glutroten Aufblähungen, elektrischen Entladungen. „Die Aschewolke kommt" zog der Wortstrom am unteren Bildrand entlang. Supervulkan. Explosion. Labile Atmosphäre. Eine Frage der Zeit. Keine Evakuierung mehr möglich. Das gesamte Naturschutzgebiet in die Luft geflogen. Eine Wissenschaftlerin sagte: „Mal sehen, ob wir das aushalten."

Von schräg unten nach schräg oben stand auf dem Bildschirm: „Naturkatharsis", das musste ein Schreibfehler sein, dachte ich, das hieß doch Katastrophe.

„Guck mal, Holle", klatschte ich ihr auf den Schenkel, aber sie war ein Baum wie keine andere Daphne vor ihr. Dass so was einfach passieren konnte! Es konnte. Glaub mal. Mann glaubt sonst nur das, was Mann sieht. Mensch!

Auf dem nächsten Sender sah eine Rotte knollnasiger Volksvertreter den Donner und Blitz und den Ton der Posaune und den Berg fauchen, den Vulkan als Zeichen für eine neue Weltordnung. Bitte, nein!

Da sie aber solches sahen, flohen sie und traten von ferne mit Kameras zu. JHWH, Gott des Tanachs, eines Texts jüdischer Glaubensgemeinschaften, von den Christen übernommen als Raubkopie, in die Bibel gepresst als Mann, seine Herkunft sei womöglich der Berg Sinai und sein frühester Kult der eines Vulkangottes, Feuergottes, Ausbrechers, Gewalttäters.

So was erzählten sie, aber die Lautstärke war nicht vorhanden und ich konnte Lippenlesen nur halb so gut wie Augenblicke am Tresen. Glaubt doch, was ihr wollt, dachte ich. Macht ihr so oder so. Hab ich auch gemacht. Wirklich verrückt. Glauben.

Mehrere Tage lag ich so vor dem Fernseher. Holle war kaum noch zu erkennen. Nur die großen Zähne staken in der Rinde und ließen's erahnen. Die Hälfte Deutschlands lag mittlerweile vollkommen unter einer Wolke begraben und abgeschnitten von jeglicher Erreichbarkeit. Dejan schrieb, Hey Kobraboy, wir feiern eine Weltende-Party, haben ein endsgeiles Haus bei einem Kumpel von mir besetzt, dem Alfons von Omega, komm und bring deine Freunde, wir sterben alle gemeinsam! Wir schleudern uns vollkommen weg! Am Pommernkamp 7, heute Abend.

Pommernkamp, dachte ich, das hast du doch schon mal gehört, in einem anderen Leben. Ich fragte Holle, ob sie wolle, aber die grinste nur herbstlich. Ich informierte Pinky und Rosa, stand auf, um mich für immer von dieser Heim@ und Hebamme zu verabschieden, nahm sie fest in die Arme, die Äste, ein Knacken.

„Vielen Dank für den Unterschlupf, Tante Holle." In dem Moment fühlte ich an meinen Schläfen je eine Knospe, so natürlich war mir. Holle rührte sich keinen Zentimeter mehr. Die Transformation war abgeschlossen. Die Seele getrocknet. Ob mir das auch bevorstand? Lässig streifte ich durch die Gräser der Wohnung hinaus. Die Tür hinter mir lehnte ich an, so wie Holle es mochte. Meine Haut glitzerte in den Schatten des Tages, als ich nach draußen trat. Meine Lippen leuchteten wie frisch geküsst. Meine Haare glommen wie aufgeworfene Lava. Ein Duft von Holzkohle lag in der Luft. Ich fühlte mich so homo Mensch, homo gleich, und homo schwuchtelig schön. Doch war ich nicht nur Alliteration, sondern auch ohngeschlechtiges Ego, beizeiten hohl, bedürftig die Persönlichkeiten andrer Leute als holy Gänze in mich aufzusaugen, Egoholiker, süchtig danach, einen Anblick aufzuessen, mit bloßen Händen fingernd zu verinnerlichen, Lykaner, andre ganz in mich hineinschlingend, ein Schlingel zu werden, wie ein jedes mythologisches, unlogisches Wesen, Gottchen, ein Anderes, das so lecker bittersüß schmeckte, das war mein Zuhause: ein Gemenge in mir drin. HOMO EGO HOLY K. Das K steht natürlich für ihr wisst schon. Ich, Homo Egoholyka, uneinzigartig war's, die Kopie einzigartiger Kopien zu sein. Ich wartete an der Straße auf Pinky und Rosa, auf so was wie Geschwister, entfernte Geliebte, auf einen familiären Abend in einem besetzten Haus am Pommernkamp 7, der Schiefervilla der großen O, um dem Ende meiner Welt, wie sie einst war, mit einem Lächeln zu begegnen.

* * *

Das Fiennale
erwischte alle Körper, auch die aggressiven.

Jahrelang hatte ich mir eingeredet, dass er noch lebte, dass sein Geist mich belebte, aber Jakop war tot. Er hatte in mir gespukt seit dem Morgen, an dem der Förster das Fenster geöffnet hatte und ich in einen Schatten gestürzt war, mich entschlossen hatte so zu werden wie ein Vulkangott. Aber ich war unter dieser Fassade nie wirklich Jakop gewesen. Sondern das Kind, das versuchte, alle zum Lachen zu bringen, das Freude bringen wollte, und vielleicht hätte ich damals das Konzept von Unkraut bereits hinter mir lassen können, aber die Welt um mich rum war nicht dafür gemacht gewesen und ich war noch ein Kind. Das ist okay. Ich war jetzt hier und hatte es durchgestanden mit gutherzigen Absichten und gutherzigen Helfer*innen am Wegesrand und wusste, es ist okay nach einer heilsameren Liebe zu fragen oder sich an jemandes Schulter auszuruhen.

Mein Kopf lag in Pinkys Schoß, Rosa fuhr die kulturell von einem verlassenen Geschäft in der Stadt angeeignete Rikscha zwischen den zurückgelassenen Autos auf der Straße im Slalom. Fahrzeugtüren und Kofferräume standen vielerorts offen, die Wagen kreuz und quer. Wir bewegten uns langsam fort, ab und zu klingelte Rosa die ausgestorbenen Fahrzeuge mit der Radklingel an. Pinky legte den Arm um meinen Bauch. Ersie trug die lila Perücke, gelben Lippenstift und eine schwarze und eine weiße Blume im Haar. Das Navigationssystem in meinem Megaphone war akkutechnisch ausgelaugt, aber ich wusste, wo der Pommernkamp war. Ich solle Dejan ihr überlassen, flüsterte Pinky, Rache für Aynur! Aber war es das noch wert? Überhaupt: Gewalt? Ich wusste es nicht.

Daraufhin kurvte Rosa in die Auffahrt. Lethargisch dehnten sich heruntergekommene und mit Flechten bewachsene Linden auseinander. Sie hatten schon bessere Zeiten gesehen. Alle Sträucher und neu gewucherten Blumenschmarotzer blühten in der hoch temperierten Umweltverschmutzung erst so richtig auf. Vor meinen Augen stand, umgeben von einem vollständigen Baumzirkel, auf einem kleinen Hügel das besetzte Haus, die große Schiefervilla. Kinder, wie die Zeit vergeht, dachte ich und wir stiegen alle aus. Gemeinsam traten wir näher. Manisch tanzten schräge Lichtgestalten, von Kopf bis Fuß in Festglanz gehüllt, den Bewuchs im Vorgarten narbig. Der Villa zitterte eine neue Haut aus Efeu über die Kanten. Schritt für Schritt rückten wir drei näher an die Pforte, bekamen fliegende Flaschen ab und Blütenkränze aufgesetzt. Wie in einen fremden Traum eingedrungen, in ein verlorenes Bild, mitgeschleppt von einer Idee, von zwei Ideen, Rosa war ja auch dabei, lugten wir durch die Fenster in das knitternde Farblicht der Party. Pinky klopfte energisch an.

Die Tür ging auf. Vor uns ein Bison von Mensch zwischen all den Feen und hinter ihm ein Schattengewirr, Insassen feiernd, vögelnd, frei. Im Türbogen weit oben sein breitbreites Grinsen, überschwänglich, ich war mir nicht sicher, hatte ich schon mal so viele Zähne auf einmal fletschen sehen? Nicht mal bei Holle.

Dejan lud uns mit solch einer offenherzigen Geste herein, dass selbst Pinky sich nicht traute, ihm eine Rache für Aynur reinzuhauen.

Zigarettenasche, fatamorganische Orgien hinter den Vorhängen aus Gruppengetuschel, alles wie Zuckerwatte in meine Augen. Meine Haare klebten feucht an der Stirn. Wie hypnotisiert drückte ich mich zwischen den springenden Genussmenschen hindurch, frottierte hier und da an den schönen

Bäuchen und Wangenknochen mit der Erlaubnis anderer und ihren Händen an meinem eigenen Brustbein. Die Kuckucksuhren hingen noch im Flur, aber sie tickten nie mehr. Wie spät war es überhaupt, wie lange konnte es dauern bis zum Ende einer Weltende-Party? Tanzend verflüchtigte ich mich durch die Küche. Die Öfen fehlten, stattdessen standen Sofas und Sessel nun hier, ich setzte mich kurz, bemerkte Rosas und Pinkys Abwesenheit. Ich suchte nach ihnen. Tanzte ins Wohnzimmer, das tanzte, und küsste meinen Weg mit Fingerspitzengefühlen bis zur Terrasse frei. Hügel von Bierkästen standen hier und Menschen bedienten sich.

Am Ende der Gartenallee, am Horizont konnte ich an der großen, kommenden Nebelwand erschaudern. Vulkanasche aus dem Erdkern. Die Erde hatte einen Kern. Ich musste lachen. Aber der Kern war ja flüssig, fluid. Die Aschewolke zog in Zeitlupe herüber und ich beobachtete einen Menschen am Ende der von Großmutter gebauten Landebahn. Der Sumpf dort war noch tausendfacher überwuchert als jeder Teil der Stadt. Flechten, Farne, riesenhafte Moose bewohnten jetzt das Gebiet. Die von einer Großmutter in den Grund gehauene Terrassenbahn erkannte ich nur, weil ich sie kannte. Aber wer lief da hinten Amok, was war da los am anderen Ende? Ich knautsche die Augenlider zusammen. Ich nahm das Kissen, das neben mir auf einer Bank lag, denn ich erkannte das kleine Menschlein hinten im Nebel.

… Verdrehung von Gründen, Ausersehung der Boten, in das ewige Weben – …

Der Vulkansmog reichte jetzt bis an die Allee. Er wölbte sich in Kilometerhöhe den Himmel hinauf oder hinunter. Da blieb nicht mehr viel Nacht von unserer Partyzeit übrig. Deshalb hopste ich flapsig von Kopfstein zu Kopfstein über die Landebahn der O. Zwischen mannshohen Dornen und Gräsern, über sesselbreite Mooskissen sprang ich, um noch vor der grauen Aschewand bei ihm zu sein. Das Kissen unterm Arm. Ich schaffte es bis an den Rand. Da lag er im Sumpf und arbeitete daran, aus dem Schlick zu kommen, oder in den Schlick rein sich zu wurmen wie in einen Schlafsack. Was bei ihm los sei, fragte ich nett. Wie eine Hebamme. Es war Jakob mit b.

„Ich hab ihn nicht mehr erreicht!"

„Deinen Freund von dem Foto?", fragte ich lieb.

„Was willst du noch?"

Nie war auf dieser Landebahn ein Flieger runtergekommen, das wusste ich irgendwie. Und Jakob lag sensenförmig vor mir. Die Oberfläche des Sumpfs wirkte wie hauchdünner Schimmel an ihm, oder wie kurzgeschorene Hautschuppen, wie Flocken Milch im Kaffee, ein temperaturloser, heißgefrorener Rauch. Jakob einige Zentimeter tief eingesunken. Erde schmatzte. Er sank. Ich beugte mich hin und verstand, was für ein ihm eigener Sud das war. Denn unsere Eigenarten gehören nicht zu uns, sondern wir zu ihnen. Aber wir suchen uns manchmal ganz andere aus.

… Omen.

Er griff nach mir, oder griff nach dem Kissen, das ich ihm hingab, sodass er es bis an die Brust zog, als sei es eine Decke.

„Ich kann nicht mehr, kann nicht mehr ohne", sagte er, während es in meiner Tasche vibrierte. Er sei müde, ob ich ihm nicht helfen könne.

„Ja", sagte ich wie zu einem Huhn, „ich helfe dir, schau." Er schaute, verwirrt: „Was hilfst du mir denn?!" Ich kniete daneben, streichelte wissend.

„Was hilfst denn du“, krähte er gekränkt, sein Blick fand das Halbherz an meinem Hals und fragte mich mit zappelnden Seehundsaugen danach, „darf ich?“

„Es gehört dir.“ Ich löste das Band, legte das geformte Metallplättchen in seine Fläche. Er schloss es fest an sich, sagte: „Ich dachte, wir wären Freunde. Ich kann nicht mehr, Kolja. Ich hab ihn nicht mehr erreicht!“

„Weiß ich doch. Schlaf jetzt.“

„Lebt er mich nicht? Ich lebe ihn so sehr!“

„Jakob, guck“, ich zeigte auf die Aschewolke, lächelte behutsam, erklärte einfühlsam, das sei doch hier nicht mehr wichtig, „erhol dich gut, Bruder.“

Und daraufhin glitt er wie von eigenen Gewichten beschwert in die schwarzgraue Torfbutter. Er berührte mit der ausgestreckten, freien Hand noch mein Gesicht und ich mit meiner das feucht werdende Kissen auf seiner Brust. So kitschig waren wir im Angesicht dieser Sache da, die sich auf uns zuschob. Ich fand es ja auch ein bisschen komisch, aber vermiesen wollt ich ihm den Abgang nicht.

„Du hast da was“, wunderte er sich und stahl zwei Mottenflügel wie Wimpern von meinem Gesicht weg. Sie segelten wie Laub hinein in den Rauch, der uns säumte. Ich schob Jakob das Kissen über die Maske und drückte ihn sanft in sein Bett. All seine Kraft war ins Ohnkraut geflossen. Mein akkuleeres Megaphone plärrte unaufhaltsam, ich zog es mit der anderen Hand aus der Hosentasche und warf es voraus in den Horizont, der keiner mehr war. Dort klingelte es weiter. Mein Phone flog in Zeitlupe weiter, bis ich es nicht mehr sah. In der Ferne im Nebel bimmelte es noch, ohne aufzuschlagen. Mit beiden Händen leitete ich Jakob von schräg oben nach schräg hinunter in einen anderen Schlaf. Als er ganz zwischen Moos und Kissen zu verschwinden drohte, ließ ich los.

Kurier dich aus! Das Kissen sank von ganz allein hinterher und erst jetzt bemerkte ich, dass ich selbst gar keinen Druck ausgeübt hatte. Er war weg. Ich war frei. Oder? Das Klingeln aus dem Nebel prallte objektlos auf mich zurück und schlug mir lochend in die Stirn. Jetzt sah ich an mir herab. Mit Bart und Glatze stand ich vom Boden auf, in Frack und Stiefeln wandte ich mich ab, mit Nasenring und Brille folgte ich der Landebahn zurück bis zum Haus, in blond und brünett schöpfte ich ein letztes Getränk, zog mir die weiße Bomberjacke über das Kleid und öffnete meine Krawatte, um tiefer ein- oder auszuatmen, beschwipst und betagt bekreuzigte, oder kratzte ich mich über dem angeeigneten Traumfänger an meiner Brust, wischte das Blut aus meinen kristallblauen schwarzen Augen, den Schweiß von meiner verbrannten Faust, die Bilche von meinen Blütenblättern an den Schläfen und zündete mir die letzte Zigarette des Abends an, während ich durch das Wohnzimmer und die Küche mich zwängte.

Dejan trat vor mich in seiner ganzen Gestalt und mit einem einfachen Handschlag streichelte ich ihm über die Wange, ich umarmte ihn und flüsterte einen Abschied in sein Ohr, all das in einer einzigen Bewegung. „Ach du scheiß Punker", lachte Dejan freundlich, als sei ich sein alter Kumpel Costa, dessen kleine Schwester Cora auch hier rumtanzte. Vielleicht war ich auch das. Lachend stahl ich mich ich durch den Flur und wollte gerade aus der Haustür, als mich Pinky zurückhielt.

„Hey, Kopja, sag mal, da ist so einer, der sieht exakt aus wie du, bis auf die Haare, wie aus dem Gesicht geschnitten, ich wollt ihn schon angraben, weil ich dachte, du wärst's, doch er meinte, er sei nicht Kopja aber kenne dich, dann fragte er nach dir, kannte deinen Namen, als kenne er dich von früher und ich hab ihm deine Nummer gegeben, aber du gehst scheinbar nicht an dein Megaphone."

Ich wusste nicht, was Pinky wollte, fragte, wer sehe wie wer aus?

„Na, wie du sieht er aus. Als wär er dein Zwilling. Der da." Pinky zeigte in die Menge auf jemanden und ich sah bloß einen goldblonden Hinterkopf, genauer schaute ich gar nicht mehr hin: „Lass gut sein, Pinky!"

„Kennt ihr euch? Wir könnten zu dritt? Morgen wird es zu spät sein!"

„Ich glaub nicht", denn jetzt, dachte ich, ist genau die richtige Zeit, um aus mir rauszukommen. Ich tat etwas Weiches. Drehte mich um und verließ das Ende der Weltparty. Ich glaub, hinter mir hörte ich Pinky noch jemanden rufen, aufgeregt, Stimmen, aber da war ich bereits durch die Haustür. Mit Qualmschub im Rücken spazierte ich durch den Vorgarten, an der Rikscha vorbei, begann eine Melodie zu pfeifen, einen Popsong, den ich kannte. Dachte an die Begegnungen. Komische Zufälle. Noch vereinzelt Menschen um mich herum. Viele im Sinn. Andere flohen vor der Wand. Am Anfang der Lindenallee dann verließ ich das Grundstück und lachte über mich selbst, darüber, wie ich immer gedacht hatte: soundso müsse Mann sein. Dabei musste kein Mensch zwingend Mann sein. Ich atmete auf. Wurde von hinten umschlossen, atmete Wolke, wurde Wolke, Möglichkeiten der Asche eines alten, erloschenen Feuers, und glaubte es kaum: Dieses brenzliche Feuer war aus. Und in der Wolke sah ich sogar mit geschlossenen Augen etwas. Wir sahen es – ein.

Wie kontrastlose Tröpfchen erst sichtbar werden im aufgefächerten Licht, genauso erscheinen wir Menschen wahrhaft lebendig erst als all unsre Facetten von Farbe im Nebel im Wind.

***

DANK:
allen meinen Eltern, Geschwistern, Freund*innen, Familien und Lehrer*innen, der Welt um mich rum, und mir.

In Verbindung mit diesem Text besonders:

der Autor*innenwerkstatt Prosa des LCB, 2016 – Thorsten Dönges, Inka Parei, Donat Blum, Helene Bukowski, Lydia Dimitrow, Mia Frimmer, Stefanie Gerhold, Marius Hulpe, Angela Lehner, Denis Pfabe und Eva Raisig sowie Joachim Helfer.

des Weiteren – Philine Janus, Luise Würth, Laura und Leonie Ott, Sivan Ben Yishai, Miriam Rausch und Friederike Jäger, Mazlum Nergiz, Andreas Steinhöfel ca. 2007, Harry Meech ca. 2005, David Specht ca. 2001. Jenny. Filip Henin, Teresa Profanter und Jürgen Lagger!